Birgit Waßmann
Spirituelle Krise oder Psychose?
Dunkle Pfade zur Erleuchtung

AF139648

1

*Schizophrenie gilt als die rätselhafteste
unter den
psychischen Störungen.*

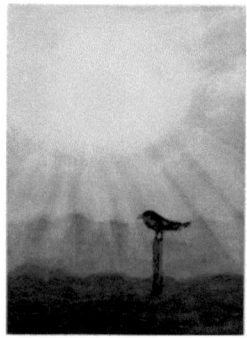

*Das innere Haus der Seele ist großartig
und zerbrechlich.*

Birgit Waßmann

Spirituelle Krise oder Psychose?

Dunkle Pfade zur Erleuchtung

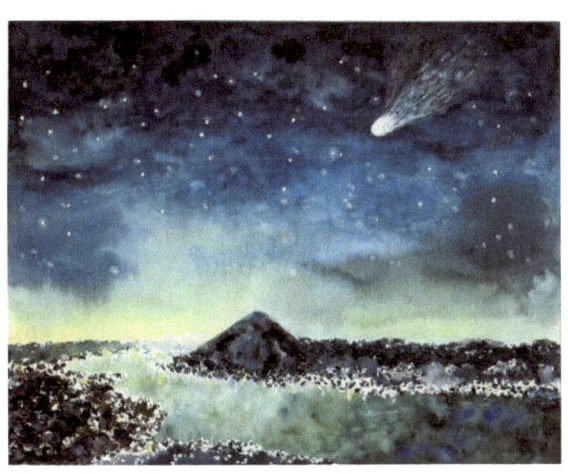

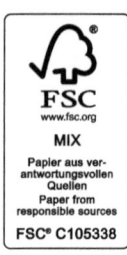

Bibliografische Information der Deutschen Nationalbibliothek:
Die Deutsche Nationalbibliothek verzeichnet diese Publikation
in der Deutschen Nationalbibliografie, detaillierte bibliografische
Daten sind im Internet über dnb.dnb.de abrufbar.

TWENTYSIX – Der Self-Publishing-Verlag
Eine Kooperation zwischen der Verlagsgruppe Random House und
BoD – Books on Demand

© 2020 Birgit Waßmann

Herstellung und Verlag:
BoD – Books on Demand, Norderstedt

ISBN: 978-3-7407-6503-3

Inhalt

Vorwort

Der Begriff *Schizophrenie* stellt die Erlebnisse von Menschen, die einen Blick hinter die Kulissen des Geistes wagen, durchweg in ein negatives Licht. Schizophrenie bedeutet im Grunde, dass ein Bewusstsein den eng begrenzten Rahmens der normalen Wahrnehmung gesprengt hat. Der Betreffende empfindet sich jedoch als Opfer der Situation, da ihn die Erfahrungen im erweiterten Bewusstseinszustand überordern.

Eine plötzliche und willkürliche Erweiterung der bewussten Wahrnehmung ist in der Tat nicht ungefährlich. Die vielfältigen Probleme, mit denen schizophrene Patienten zu kämpfen haben, sind ein deutlicher Hinweis darauf. Einerseits kann es sehr interessant sein, eine völlig neue Welt zu entdecken, doch die ungewohnte Sicht kann andererseits auch unzählige Schrecken in sich bergen. Niemand beschützt den abenteuerlustigen Wanderer an dem fremden, unbekannten Ort; er steht allein da auf weiter Flur.

Auch kann die neue Wahrnehmungswelt nicht ohne weiteres wieder zurückgedrängt werden. Der Wanderer gerät unter Umständen in eine Krise, die ihn in die Mühlen der Psychiatrie bringt. Unheimliche Visionen tauchen auf, dunkle Schattengestalten nähern sich dem Betrachter und rufen Ängste hervor. Bald fühlt er sich bedroht und verfolgt. Ärzte diagnostizieren in solchen Fällen in der Regel eine schizophrene Erkrankung, ohne ein grundlegendes Verständnis dafür, was in der Psyche vor sich geht.

Aus der Sicht des Erlebenden sind seine unterschiedlichen Halluzinationen nicht lediglich Erzeugnisse einer krankhaften Phantasie (wie ihm von fachlicher Seite unterstellt wird), sondern für ihn haben sie durchaus Realitätscharakter. Er hat Einblick in eine geheimnisvolle Realität; er schaut in eine Welt, die den meisten Menschen verborgen bleibt. Es ist eine Sphäre, in der Energie sichtbare Formen annimmt.

Oft wird behauptet, dass zwischen einem Mystiker und schizophrenen Patienten eine gewisse Verwandtschaft besteht. Tatsächlich sind die zahlreichen Berichte über problematische Entwicklungen ein Zeichen dafür, dass in spirituellen Transformationsprozessen unvorhergesehene Konflikte auftauchen können. Leider wird dieses Thema in esoterischen Foren kaum erwähnt.

Daher ist es ein Anliegen dieses Buches, auf die Hindernisse hinzuweisen, denen viele spirituell Interessierte, die sich mit entsprechenden Übungen befassen, begegnen und denen sie meist überraschend und unvorbereitet ausgeliefert sind.

Das Schwergewicht dieser Publikation liegt auf spirituellen Krisen und ihren Parallelen zu Stationen des geistigen Entwicklungsweges. Tatsächlich lassen sich – trotz des teilweise sehr chaotischen Verlaufs – Merkmale erkennen, die mit den Stufen spiritueller Erfahrungen große Ähnlichkeiten aufweisen. Das Erkennen dieser Zusammenhänge kann ein Licht auf psychotisches Erleben werfen sowie Erklärungsmuster aufzeigen, die ansonsten im Dunkeln blieben.

Psychologie und Grenzgebiete des Wissens

Vision und Wirklichkeit

Die Traumebene verbindet als Mittler die geistige Ebene und die materielle Welt.

Außergewöhnliche Begebenheiten faszinieren seit jeher die Menschheit. Was ist Wirklichkeit, wann kann man von einem ungewöhnlichen Phänomen sprechen? Es gibt eine Tendenz, für geheimnisvolle Dinge allzu leicht eine Erklärung zu finden, ebenso wie es die Neigung gibt, für außergewöhnliche Begebenheiten überhaupt keine Erklärung zu haben und sich damit zufrieden zu geben.

Die Wissenschaften der Neuzeit haben sich vorwiegend die Analyse der empirisch fassbaren Realität zum Ziel gesetzt, fragen aber kaum nach Sinn und Ziel dieser Wirklichkeit. Doch die Realität ist vielschichtig und lässt sich aus ganz unterschiedlichen Perspektiven deuten und verstehen.

Außerordentliche Bewusstseinsphänomene werden in verschiedenen Kulturen als Zeichen des Übernatürlichen aufgefasst, während sie im westlichen Denken meist als pathologisch angesehen werden. Zu ihnen gehören außersinnliche Wahrnehmungen wie: Hellsehen und Hellhören, spiritistische Phänomene, Spuk, außerkörperliche Erfahrungen, präkognitive Träume, automatisches Schreiben, Berichte über Reinkarnation und Telepathie. Auch Dèja-vu-Erlebnisse, bedeutungsvolle Zufälle sowie paranormale Heilungen gehören in das Spektrum der außergewöhnlichen Phänomene.

Ein Teil der Erfahrungen wird in der psychischen Innenwelt wahrgenommen, während sogenannte ‚externale Phänomene' in der materiellen Außenwelt lokalisiert werden. Auch wenn in vielen Fällen die

Erfahrungen unerklärlich scheinen, ist es dennoch angebracht, zuerst die naheliegendsten und einfachsten Erklärungen heranzuziehen.

Immerhin sind laut repräsentativen Umfragen die besonderen Erfahrungen bei 10-15% der Bevölkerung so außergewöhnlich, dass sie unkonventionelle Erklärungsmodelle rechtfertigen. Die Annahme einer übernatürlichen Ursache für ein Vorkommnis wird häufig als Aberglaube abgetan, obwohl es für diese einseitige, kritische Auffassung keinerlei Beweise gibt.

Ch. Siry erzählt von seinen Erlebnissen auf dem Jakobsweg, zu denen auch abenteuerliche Visionen gehörten. Er bezeichnet den Wahnsinn als ‚siebten Sinn', der außergewöhnliche Dinge und Mysterien zeige. „Dem, der ihn versteht, ist der Wahnsinn ein guter Freund" (S.79). Er sei die Pforte zum Urzustand, zum allumfassenden Geist. Die Seele dürste nach dem Geheimnisvollen, doch für den normalen Menschen bleiben die Türen verschlossen

Die Fähigkeit, die normalen Grenzen des bewussten Geistes zu überschreiten, ist ein wertvolles Charakteristikum der menschlichen Natur. Die Grenzen zwischen den Welten sind fließend. Um sich davor zu bewahren, zwischen den Türen verloren zu gehen, hilft oftmals die einfache Frage: ‚Träume ich oder bin ich wach'? Diese Frage stellt sich der Visionär und Träumer immer wieder, denn sie erzeugt eine Verbindung zwischen den Bewusstseinsebenen.

Die Phänomene an den Grenzen des Wissens, die nur unzureichend verstanden werden, haben mit den Alltagsvorstellungen von Wirklichkeit nicht viel gemein. Sie lassen sich nicht ausreichend mithilfe des gegenwärtigen Kenntnisstandes erklären, denn sie bewegen sich außerhalb des üblichen wissenschaftlichen Verständnisses von Raum, Zeit und Energie.

Paranormale Erlebnisse

Der Glaube hat die Macht, die Wirklichkeit zu formen.

Menschen, die an einer psychischen Störung leiden, glauben vermehrt an die Existenz übernatürlicher Kräfte. Dies bedeutet aber keineswegs, dass außergewöhnliche Wahrnehmungen als eine psychische Störung anzusehen sind. Allein durch psychopathologische Verarbeitungsprozesse können diese nicht zufriedenstellend erklärt werden.

Die psychologische Wissenschaft geht davon aus, dass Menschen mit paranormalen Überzeugungen besonders gefährdet sind, eine psychische Störung zu entwickeln. Auf der anderen Seite können außergewöhnliche Erfahrungen auch zu psychischer Gesundheit oder zumindest zur Stabilisierung beitragen. Ob dies der Fall ist, hängt davon ab, wie das Erlebnis eingeschätzt wird, ob die Betroffenen sich ausgeliefert fühlen und welche Reaktionen die Umwelt zeigt.

In den meisten Fällen reicht es nicht aus, ungewöhnliche Erlebnisse als Täuschung oder Fehlwahrnehmung zu deklarieren, auch wenn Menschen mit psychischen Auffälligkeiten häufig davon berichten. Paranormale Erlebnisse allein sind keineswegs ein Indikator für psychische Auffälligkeiten. Sie sind häufig bei geistig völlig gesunden, unauffälligen Personen anzutreffen. Dennoch spielen traumatische Lebenserfahrungen bei der Entwicklung von paranormalen Überzeugungen eine wichtige Rolle. Sie können als Bewältigungsstrategie für den erlebten Verlust der Kontrolle dienen. In Kombination mit sozialem Rückzug, mit der Interpretation zufälliger Ereignisse als persönlich bedeutungsvoll und allgemeinem Misstrauen gegenüber jedermann können die paranormalen Erlebnisse Teil eines Krankheitsbildes sein.

Während der überwiegende Teil der außergewöhnlichen Erfahrungen spontan auftritt, wird ein gewisser Anteil im Rahmen von meditativen Übungen, okkulten Praktiken, Hypnose, mithilfe psychoaktiver Substanzen oder durch Fasten bewusst induziert. Auch nach dem Aufsuchen von Heilern, Kartenlegern oder Wahrsagern treten bei einigen Klienten plötzlich ungewöhnliche Erlebnisse auf.

Der typische Verlauf dabei ist, dass anfänglich positive Erfahrungen plötzlich ins Negative kippen, da sie als unkontrollierbar und aufdringlich erlebt werden und sich die Klienten ungewollt fremdartigen Beeinflussungen ausgesetzt sehen. Den meisten Beteiligten ist nicht klar, dass zwischen sensitiven Personen in stärkerem Maße telepathische Übermittlungen stattfinden, als dies im Normalfall geschieht.

Sobald einer der Partner intensiv seine Gedanken auf den anderen richtet - und sei es nur, um den Therapieverlauf zu überdenken -, entsteht eine mentale Verbindung. Unsichtbare Kanäle ermöglichen einen Energiefluss in Richtung der betreffenden Person, bei der plötzlich Unruhezustände auftreten. Die Beeinflussung seitens des Heilers ist meist ungewollt, dennoch findet sie statt und wird als unangenehm und bedrohlich empfunden. Die behandelte Person erlebt den Absender als Störfaktor, der ihre Integrität missachtet.

Dem Heiler werden nicht selten böswillige Absichten unterstellt, auch wenn diesem keineswegs der Sinn danach steht. Meist handelt es sich bei den Vorwürfen um Missverständnisse, da beiden Seiten - in Unkenntnis der unsichtbaren Übertragungswege - die nötige innere Distanz nicht wahren. Das Empfinden, unverhältnismäßig beeinflusst zu werden, könnte durch mehr Aufmerksamkeit für diese Zusammenhänge verhindert werden.

In einzelnen Fällen treten außergewöhnliche Erfahrungen so unerwartet auf, dass sie nicht in das bislang vorherrschende Selbstbild integriert werden können. Manchmal entwickelt sich eine unvorhersehbare Eigendynamik. Dies kann soweit gehen, dass sogar alltägliche Erfahrungen außer Kontrolle geraten, da sich veränderte Bewusstseinszustände verselbständigen. Dies geschieht vor allem infolge okkulter Praktiken, wie z.B. Gläserrücken und automatisches Schreiben, wodurch veränderte Bewusstseinszustände und dissoziative Prozesse gefördert werden.

Auch unheimliche Spukerscheinungen, präkognitive oder luzide Träume und Ahnungen kommenden Unheils stellen sich oft unerwartet ein. Sie entziehen sich der Kontrolle des bewussten Ichs und lösen Gefühle von Hilflosigkeit und Überwältigung durch unbekannte Kräfte aus. Dies geschieht vor allem dann, wenn die Inhalte belastend oder unheimlich sind. Dazu gehört bspw. das Träumen von einem Unglück oder Todesfall, der sich anschließend tatsächlich ereignet.

Außergewöhnliche Erlebnisse werden besonders dann positiv bewertet, wenn sie als normale menschliche Erfahrungen angesehen werden. Sie erhalten eine besondere Bedeutung, sobald sie mit spirituellen Phänomenen in Verbindung gebracht werden.

Der Umgang mit außergewöhnlichen Erfahrungen

Phänomene kann man nicht erklären, und dass man
sie nicht erklären kann, liegt nicht an
den Phänomenen, sondern an uns.
Hippokrates

Religiös-mystische Erfahrungen können in ihrer Vielfalt kaum erfasst werden. Zu ihnen zählen Offenbarungen, Visionen, Erleuchtungserlebnisse, Stigmata, Ekstasen, akustische oder optische Halluzinationen, Besessenheit u.v.m. Mystische Erfahrungen liegen außerhalb der Reichweite des rationalen Verstandes. Die auftretenden Phänomene gehen über alltägliche Vorstellungsbilder hinaus. Die

Psychiatrie des 19. Jhdts heftete daher außergewöhnlichen Erfahrungen rundweg das Etikett des ,religiösen Irrsinns' an. Das Auftreten von Erweckungsbewegungen wurde als ,ansteckende Hysterie' betrachtet.

Erlebnisse, die als paranormal oder transzendent eingestuft werden, vermitteln bei den Erlebenden häufig den Eindruck, von einer geistigen Macht oder einem höheren Wesen geleitet und überwacht zu werden. Nicht selten haben sie eine grundlegende Änderung des Weltbildes zur Folge. Der Sinn und die Bedeutung des Daseins erscheinen plötzlich in einem neuen Licht. Manche Individuen fühlen sich ,auserwählt' und gelangen zu der Überzeugung, ihnen sei eine besondere Mission im Leben auferlegt worden. Von ihnen würden daher grundlegende Änderungen in ihrer Lebensführung erwartet.

Die augenfälligen Ähnlichkeiten zwischen Schizophrenie und religiösen Vorstellungen können anfangs auf den Behandler eine Faszination ausüben. Doch manches an den Inhalten, die mitgeteilt werden, erscheint undurchsichtig und geradezu unheimlich, wodurch der Therapeut nicht ermutigt wird, weiter in dieser Richtung zu forschen. Tatsächlich können einige ungewöhnliche Erfahrungen auf einen Außenstehenden äußerst verstörend wirken.

Destruktive außergewöhnliche Bewusstseinserfahrungen liegen vor, wenn:

▶ ein Ruf zur Selbstschädigung oder Schädigung anderer Menschen vernommen wird,

▶ die Bewusstseinsphänomene langfristig nicht zur Stabilisierung des Ich, sondern zur Zerrüttung der Psyche führen,

▶ infolge solcher Ereignisse die sozialen Beziehungen langfristig nicht geheilt, sondern zerstört werden.

C.G. Jung fand heraus, dass Geisteskrankheiten vor allem in Momenten intensiver Emotionen zum Ausbruch kommen. Die Ähnlichkeit von psychiatrischen und mythologischen Phantasien hat zur Entwicklung der psychologischen Lehre C.G. Jungs geführt. Die

Grundannahme seiner Archetypenlehre basiert auf der Überzeugung, dass es eine gewisse eingeborene Kraft geben müsse, die derartige Phantasien in den Träumen von Kindern und Erwachsenen und auch in der Wahnwelt von Psychotikern auftauchen lässt. Religiöse und mythische Inhalte werden zur natürlich angelegten Disposition in der Psyche der Menschheit erklärt.

Zwischen den psychologischen Wissenschaften und religiösen Überzeugungen existiert seit jeher ein Spannungsverhältnis. Die Psychiatrie hat von Anfang an eine gewisse Abneigung gegen die Religion gehegt, da sie die exaltierten religiösen Zustände für gefährlich hielt in Bezug auf die geistige Gesundheit. Auch die Psychoanalyse, darauf bedacht, die innere Freiheit des Individuums zu fördern, steht damit im Gegensatz zu vielen religiösen Lehren.

Wenn es um Themen geht, die den psychologischen Grenzgebieten bzw. der Parapsychologie zugeordnet werden, herrscht in der psychotherapeutischen Fachwelt ebenfalls nach wie vor große Zurückhaltung. Die ambivalente Einstellung führt dazu, dass denjenigen Therapeuten, die sich mit diesem Themenbereich auseinandersetzen, oft mit einer gewissen Skepsis begegnet wird. Diese ablehnende Haltung spiegelt sich auch in der therapeutischen Arbeit mit Menschen wider, denen ihre außergewöhnlichen Erfahrungen ein Rätsel sind und die eine Beratung aufsuchen.

Die Beurteilung außergewöhnlicher Phänomene wirft die Frage auf, was für die Psyche zuträglich ist und was die Grenzen des Normalen überschreitet. Dabei muss vor einer zu simplen Grenzziehung zwischen Normalität und Pathologie gewarnt und bei der Beurteilung die Gesamtpersönlichkeit des Erlebenden mit einbezogen werden. Es gilt zu berücksichtigen, ob die außerordentlichen Bewusstseinszustände im Gesamtleben integriert sind oder nicht.

Je nach kultureller Zugehörigkeit werden außergewöhnliche Erfahrungen unterschiedlich erklärt und bewertet. Die Einstellung einer Gesellschaft zu besonderen Wahrnehmungen entscheidet darüber, ob diese als Anzeichen einer psychischen Störung oder als Ausdruck besonderer Fähigkeiten gewertet werden.

Menschen, die außergewöhnlichen Erfahrungen ausgesetzt sind, werden häufig von der Angst getrieben, den Verstand zu verlieren. Dies ist insbesondere dann der Fall, wenn das bislang gültige Weltbild in Frage gestellt wird und keine befriedigende Lösung für die Verarbeitung und Integration der Wahrnehmungen gefunden wird. Die Betroffenen suchen im Rahmen von Beratung und Therapie nach Möglichkeiten, das Erlebte zu verarbeiten und einzuordnen. Die Aufgabe des Therapeuten besteht darin, Mittel und Wege zu finden, um die Erlebnisse psychisch zu verarbeiten und zu integrieren.

Oft ist es dringend erforderlich, Hilfe bei der Verarbeitung traumatischer Erlebnisse anzubieten. Zum zentralen Anliegen können Fragen nach Sinnhaftigkeit und Bedeutung werden. Liegen Beeinflussungserlebnisse vor, müssen Strategien der Abgrenzung und Immunisierung vermittelt werden.

Ein primäres Anliegen von Ratsuchenden ist es, Aufklärung und Informationen über ungewöhnliche Phänomene, mit denen sie sich auseinandersetzen, zu erhalten. Dies erfordert von den Beratern ein grundlegendes Expertenwissen auf Gebieten, welche die Menschheit seit jeher beschäftigen, die aber kaum Gegenstand akademischer Ausbildung sind. Für eine kompetente Beratung sind ausreichende Kenntnisse zu den betreffenden Themen unerlässlich. Wichtig dabei ist es, die geschilderten Erfahrungen nicht vorschnell als Krankheit einzuordnen oder als Fehlwahrnehmung herabzustufen. Ein echtes Verständnis für das, was die Betroffenen erlebt haben, wird ansonsten behindert. Die Anerkennung der Wahrnehmungen als subjektive Realität ist eine wichtige Basis für die therapeutische Arbeit.

Grundlegende Kenntnisse über mögliche Zusammenhänge zwischen außergewöhnlichen Erfahrungen und psychischen Störungen sind sinnvoll, um die Wahrnehmungen einordnen und verstehen zu können. Die Erkenntnis darüber, welche Inhalte als bedeutsam oder verwirrend einzuordnen sind, macht eine Entdramatisierung der Erfahrung möglich. Eine rationale Auseinandersetzung mit Problemfeldern, die mit dem Erlebnis verknüpft sind, wird gefördert.

Die Erlebnisse ereignen sich bevorzugt in Krisenzeiten und in Phasen psychischer Instabilität. Sie stehen mit der psychischen Befindlichkeit der Person in Wechselwirkung. Die Mehrzahl der Ratsuchenden fühlt sich durch die außergewöhnlichen Erfahrungen belastet und wünscht, sie besser kontrollieren zu können oder möchte sie völlig zum Verschwinden bringen.

Die Befürchtung vieler Betroffenen, als unglaubwürdig oder psychisch krank abgestempelt zu werden, ist mehr als berechtigt. Sinnvoll wäre es daher, die Gründe für das Entstehen der besonderen Erfahrungen zu hinterfragen. Es hilft den Ratsuchenden, wenn sie erfahren, dass sie mit den Erlebnissen nicht allein sind, sondern dass außergewöhnliche Erfahrungen insgesamt gesehen weit verbreitet sind.

Wenn sich das Dasein sich nur noch um die besonderen Wahrnehmungen und die damit einhergehenden Fähigkeiten dreht, wird die Auseinandersetzung mit den Forderungen des Alltags vermieden. Durch eine überwiegende Konzentration auf besonders herausragende Erlebnisse verkümmern möglicherweise andere Ressourcen; gewisse Chancen und Entwicklungsmöglichkeiten werden vernachlässigt.

In manchen Fällen haben die außergewöhnlichen Wahrnehmungen symbolische Bedeutung und weisen auf bislang vermiedene Lebensaufgaben hin. Eine Auseinandersetzung mit dem Phänomen in Verbindung mit der Lebensgeschichte kann dazu führen, dass belastende Erfahrungen ein Ende finden. Die Voraussetzung dafür ist, ein Bewusstsein für mögliche Zusammenhänge zwischen den besonderen Wahrnehmungen und den Inhalten der eigenen Psyche zu entwickeln. Dabei trägt die Qualität der Beziehung zwischen Therapeut und Hilfesuchenden ebensoviel zum Therapieerfolg bei, wie der Inhalt der Gespräche.

In der Vergangenheit wurden Menschen, die bei außergewöhnlichen Erlebnissen Rat und Hilfe suchten, häufig nicht ernst genommen und zum pathologischen Fall erklärt. Dies hat die Entwicklung angemessener Beratungs- und Therapiekonzepte bis heute erschwert.

Vieles, was Schizophrene erleben, lässt auf eine transformative Entwicklung und einen damit verbundenen Lernprozess schließen, für den allseits bekannte Erklärungsmuster nicht ausreichen. Die Annahme einer Verursachung durch das persönliche Unterbewusstsein oder ‚Teilpersönlichkeiten' kann für einen Großteil der Phänomene keine nachvollziehbare Erklärung liefern.

Vielfach scheint eine Art ‚Schulung' stattzufinden, die eine entfernte Ähnlichkeit mit okkulten Meister-Schüler-Beziehungen aufweist. Der Kontakt findet oft auf telepathischem Wege, für Außenstehende unbemerkt, statt. Aus Tibet sind telepathische Übermittlungen bekannt, über die A. David-Néel in *Meister und Schüler* berichtet. Über große Entfernungen hinweg übermitteln die Lehrmeister Handlungsanweisungen an die Adepten. Die angemessene Ausführung derselben gibt einen Hinweis auf die Aufnahmefähigkeit und den Entwicklungsstand der Probanden.

Menschen, die zu psychotischen Entgleisungen neigen, sind als Kandidaten denkbar ungeeignet, wenngleich viele von ihnen ein großes Interesse an okkulten Themen haben. Für sie ist eine Kontaktaufnahme mit unsichtbaren Geistebenen, in welcher Form auch immer, von Nachteil.

Das Selbst psychotischer Patienten ist äußerst empfindsam und verletzlich. Sie nehmen alle möglichen Eindrücke von außen auf, ohne sie zurückweisen zu können. Das Leben lehrt die meisten Menschen, sich innerlich zu distanzieren und Grenzen im zwischenmenschlichen Bereich zu ziehen, indem einerseits Nähe und auf der anderen Seite Rückzug zur rechten Zeit gelernt wird. Für Schizophrene dagegen ist es anstrengend, eine Grenze zwischen ihrem Selbst und Eindrücken von außen zu setzen. Sie haben Angst vor dem Anderen, Fremden, weil sie Belastungen nicht standhalten können und ihnen die Abgrenzung nicht ausreichend gelingt.

M. Schindler hält einen ‚geistigen Ankerpunkt' in solchen Fällen für dringend erforderlich. Eine Kontaktaufnahme mit höheren Geistebenen könnte das notwendige Wissen vermitteln, um einen festen inneren Halt zu erzeugen, der die Ich-Auflösung und das ungesteuerte Hin- und Herwechseln durch verschiedene Bewusstseinszustände aufhielte. Zudem wäre es von Vorteil, Buch über die verschiedenen Erfahrungen und Bewusstseinszustände zu führen, um Erlebtes rational zu strukturieren und beim Schreiben zu neuen Erkenntnissen zu gelangen.

Wichtig dabei ist, sich nicht zu weit von der Welt zurückzuziehen, denn dann wäre der Rückweg in das Leben unnötig mühsam. Das Ziel besteht darin, eine Balance zu finden zwischen einem schützenden Ruhepunkt und den Anforderungen der Welt. Ein materieller ‚Ankerpunkt' wird benötigt, damit die Zustände nicht zu einer Entwurzelung führen und der Halt vollends verloren geht.

Eine psychotische Episode kann unter Umständen ein Selbstfindungsprozess sein. Die Erkenntnisse sind so vielschichtig, dass es kaum möglich ist, alles, was geschieht, nachzuvollziehen geschweige denn, es der Umwelt zu vermitteln.

Die Gefahr der spirituellen Entwicklung liegt in den Zwischenstationen, in denen ein Wanderer stecken bleiben kann, bevor die höchste Ebene erreicht wird. Dort, wo kein Bild, keine räumliche Beziehung, keine Zeit mehr existiert, kann der Suchende auf Zwischenebenen geraten, wo er Klänge hört, Visionen hat und von Erlebnissen jenseits des bisher Gekannten verunsichert wird.

Das Licht der inneren astralen Ebenen reflektiert gleichzeitig die eigenen Hoffnungen, Sehnsüchte und Ambitionen. J.H. Brennan weist auf die Notwendigkeit einer fundierten Selbsterkenntnis hin, ohne die es unmöglich sei, die inneren Ebenen zu erkunden und sich auf eine Kontaktaufnahme einzulassen. Es wird „wichtig sein, zwischen einer Reflexion der Inneren Ebenen und einer Projektion Ihres Unterbewusstseins zu differenzieren. Das einzig brauchbare Werkzeug dafür ist Selbsterkenntnis" (S.91).

Die Projektionen des eigenen Unterbewusstseins können subtil und faszinierend sein, doch ohne ausreichende Selbsterkenntnis tauchen unvermutet Gefahren auf. „Selbst wenn Sie nicht auf eine schwere Psychose zudriften, so gibt es doch unzählige Schattierungen der Selbsttäuschung", warnt der Autor. „Ohne ausreichende Selbsterkenntnis werden sie bestenfalls dahin gelangen, ein wichtiges Unternehmen in einer Serie von Illusionen zu zerstückeln" (ebd.).

Der tibetische Buddhismus rät seinen Anhängern, die geschauten visionären Bilder „als eine Projektion der schöpferischen Tätigkeit des eigenen Geistes zu erkennen, und alle Gestaltungen wieder aufzulösen. Tut man das nicht, bleibt man ‚ver-rückt' im wahrsten Sinne des Wortes" (in: E. Asshauer, S.127). Vielleicht sind Mystiker und Seher Menschen, die sich weit in unbekanntes Gelände vorwagen, weil sie den Rückweg kennen?

Außergewöhnliche Erfahrungen kommen so häufig vor, dass ein angemessener professioneller Umgang mit ihnen und ein ausreichendes Verständnis eine Selbstverständlichkeit sein sollte. Ratsuchende können zu Recht ein grundlegendes Wissen im Hinblick auf die Themenbereiche, die ihnen Probleme bereiten, erwarten. Ein entsprechendes Behandlungskonzept, das ihnen aus der Krise heraushilft, sollte zur Verfügung stehen. Doch in der Regel werden die Hilfesuchenden enttäuscht. Erlebnisberichte über ungewöhnliche Vorkommnisse, die nicht mit den allgemein akzeptierten kulturellen Normen übereinstimmen, werden immer noch als Halluzinationen, als Ausdruck einer psychischen Störung, stigmatisiert.

Die Haltung der Therapeuten sollte von Offenheit und Toleranz gegenüber unterschiedlichen Weltbildern geprägt sein. Bei günstigen

Voraussetzungen erklären sich viele Patienten bereit, ihre Erlebnisse und ihr Weltbild aus unterschiedlichen Perspektiven zu betrachten. Manche finden in den Erfahrungen die Möglichkeit, ihrem Leben Sinn und Bedeutung beizumessen. Die paranormale Begabung zeichnet sie aus und macht sie zu etwas Besonderem. Es gibt sogar Patienten, die den psychotischen Schub als authentische religiöse Erfahrung erleben. Andere sehen sich als Opfer magischer Beeinflussungen und erklären negative Ereignisse damit, dass sie Auswirkungen von magischen Angriffen seien. Oft haben die außergewöhnlichen Erfahrungen, so sonderbar sie auch scheinen mögen, einen Bezug zur eigenen Lebensgeschichte, den es aufzudecken gilt.

Aufgrund der häufigen Verknüpfung außergewöhnlicher Erfahrungen mit psychischen Störungen ist von einer traditionell schulorientierten Behandlung abzusehen. Angemessen ist ein Vorgehen, das die verschiedenen Aspekte berücksichtigt und eine individuelle Therapie ermöglicht. Der jeweilige Einzelfall und die sich daraus ergebende Problemlage erfordern eine entsprechende Herangehensweise.

Die Psychose ist eine extreme Verdichtung von Erfahrungen auf verschiedenen Seinsebenen. Auf einer höheren Ebene ist sie nichts anderes als das Rätsel der Sphinx. Die Lösung des Rätsels ist letztendlich die Erkenntnis des eigenen Selbst.

Die metaphysische Seite von Psychosen

Außergewöhnliche Krankheiten bedürfen
ebensolcher Methoden.

In alten Überlieferungen ging man davon aus, dass die sichtbare Welt das Abbild einer dahinter verborgenen geistigen Welt sei. Es gab Pforten und Durchgänge zwischen den Ebenen. Der Übergänge waren fließend, so dass eine Kontaktaufnahme mit Wesen anderer Bereiche sowie der Empfang von Bildern, Eindrücken und Impulsen zum natürlichen Erleben gehörten.

Viele Menschen waren in der Lage, die unsichtbare Welt zu sehen und sich mit den Wesen, die sie bevölkerten, auszutauschen. In der heutigen Zeit werden solche Menschen leicht als verrückt angesehen, bedauert W. Ferrari: „Ver-rückt ist dabei vielleicht nur eine Beschreibung dafür, dass jemand die Ausrichtung seines Bewusstseins in eine andere Sphäre verrückt hat, wodurch er Dinge wahrnehmen kann, die anderen verborgen bleiben" (S.12f.).

Der erste Mensch, der sich mit dem Begriff ‚Wahnsinn' auseinandersetzte, war Platon. In seinem *Phaidros* - Dialog unterschied er zwei Hauptformen:

▶ Jenen Wahnsinn, der durch menschliche Krankheit entsteht

▶ und jenen, der durch göttliche Gabe verursacht ist.

Demzufolge traf er bei psychischen Krankheiten eine Unterscheidung zwischen natürlichen und übernatürlichen Ursachen. Während der krankheitsbedingte Wahnsinn von Übel war, wurde der ‚göttliche Wahnsinn' mit dem Nimbus des Heiligen versehen.

Der griechische Philosoph beschrieb den göttlichen Wahn als ein ‚Geschenk der Götter'. „Nun aber werden die größten aller Güter uns durch den (Wahn) zuteil, wenn er als göttliches Geschenk verliehen wird." Der Wahn sei etwas Schönes, wenn er durch ‚göttliche Schickung' entsteht. (Zitiert in: St. Grof: Die stürmische Suche nach dem Selbst, S.88). Menschen, die durch eine psychotische Erkrankung tiefes Leid erfahren haben, fällt es sicher schwer, diese Auffassung vorbehaltlos zu teilen.

S. Freud kam zu der Auffassung, die Geisteskranken hätten „sich von der äußeren Realität abgewendet, aber eben darum wissen sie mehr von der inneren, psychischen Realität und können uns manches verraten, was uns sonst unzugänglich wäre" (vgl.: Ges. Werke, Bd XV, S.64). Psychisch Kranke haben demzufolge einen weiten Horizont und die Gabe, außergewöhnliche Sinnzusammenhänge und übersinnliche Wahrnehmungen besser zu erkennen als ihre Behandler.

Vielen Schizophrenen enthüllt sich ihre Umgebung als besonders vielsagend und bedeutungsvoll, im Gegensatz zur eingeschränkten Sichtweise der Allgemeinheit, die sich eher wie ein gleichgültiger Zuschauer verhält. Die moderne Wissenschaft reduziert Wahrheit zu experimentell beweisbaren Tatsachen. Krankheit wird in diesem Sinne definiert als Abweichung von den in der westlichen Kultur gültigen Übereinkünften, die besagen, was Gesundheit ausmacht, wer in das vorgegebene Schema hineinpasst und wer außen vor bleibt.

Psychotische Zustände sind charakterisiert durch eine tief sitzende Störung der Fähigkeit, die Welt in Begriffen wahrzunehmen, die kulturell und gesellschaftlich akzeptiert sind. „Die Gruppe von psychischen Störungen, die als *Psychosen* bezeichnet werden, stellt für die westliche Psychiatrie und Psychologie eine große Herausforderung und ein ziemliches Rätsel dar", meint das Therapeutenpaar St. und Chr. Grof. Und sie ergänzen: „In Anbetracht der Tatsache, dass es keine klare Übereinstimmung darüber gibt, was die Ursachen von funktionellen Psychosen sind, wäre es passender und ehrlicher, zuzugeben, dass wir nichts über ihr Wesen und ihren Ursprung wissen…" (in: Spirituelle Krisen, S.24f.).

Ein Blick in unbegreifliche Tiefen öffnet sich manchmal für Schizophrene und führt sie in andere, erhabenere Welten – oder aber in die Verdunkelung des Geistes. Neuartige Erlebnisse, die plötzlich aus zeitlosen Tiefen des Bewusstseins auftauchen, wirken entweder faszinierend und aufregend oder aber dämonisch und beängstigend. Ein Schrecken erregendes Chaos einerseits, andererseits eine Offenbarung, deren Höhen und Tiefen zu ergründen ein gewaltiges Unterfangen ist und das menschliches Bewusstsein zu übersteigen scheint. Dabei geht es um Grenzbereiche, deren eindeutige Zuordnung der psychologischen Wissenschaft kaum möglich ist.

Berichte über außergewöhnliche Erfahrungen werden von Psychologen und Psychiatern oft vorschnell als Geistesstörung verunglimpft. Die therapeutischen Maßnahmen, die gegenwärtig praktiziert werden, sind daher in der Regel außerordentlich begrenzt, da das Verständnis für die inneren Prozesse bei weitem nicht ausreicht. Das grundlegende therapeutische Ziel ist die Anpassung an eine Gesellschaftsordnung, die in wesentlichen Zügen das menschliche Potenzial unterdrückt. Die gängige Psychologie unterscheide lediglich zwischen ‚kranken' und ‚normalen' Geisteszuständen, kritisiert H. Kalweit.

Außerordentliche Geisteszustände und Bestrebungen, die das normale Maß überschreiten, gelten gemeinhin als krank. Der Autor kommt zu dem umgekehrten Schluss: „Unsere über den normalen Alltag hinausgehenden Erfahrungen machen unser wahres Leben, unsere ursprüngliche Gesundheit und unseren tiefsten Lebensimpuls aus" (in: Liebe und Tod, S.26).

Viele verschweigen ihre besonderen Erfahrungen aus der Angst heraus, als nicht normal zu gelten. Sie trauen ihrer eigenen Wahrnehmung nicht und lehnen sie daher ab aus Angst vor Diskriminierung. In einer Welt der Theorien, Begriffe und Bewertungen gelingt es dem Erlebenden nicht, übersinnliche Erfahrungen einzuordnen. Er verdrängt sie daher umgehend. „Die entscheidenden und vitalsten Erfahrungen unseres Lebens sind so in den Untergrund gedrängt worden", bemängelt Kalweit (S.222).

Das, was gemeinhin als Wahnvorstellung bezeichnet wird, ist u.a. eine persönliche Interpretation des Erlebenden in bezug auf außerordentliche Geschehnisse, die dem behandelnden Therapeuten zumeist unbekannt sind und mit denen er daher wenig anzufangen weiß. Dem Patienten werden häufig bewusstseinserweiternde Erfahrungen zuteil, die in ihrer Dynamik nicht immer einfach zu verkraften sind. Im Gegensatz zu Mystikern verarbeiten schizophrene Patienten die subjektiv gefärbten Begebenheiten auf eine pathologische Weise. In den

24

Wahninhalten kommt zwar noch das ursprüngliche Geschehen zum Ausdruck, jedoch in mehr oder weniger verzerrter Form.

Menschen, die unter einer Psychose leiden, geraten oftmals unfreiwillig und unvorbereitet mit der übersinnlichen Welt in Berührung, während Mystiker die gleichen Bereiche in meditativen Versenkungen unbeschadet betreten, erklärt Daskalos. Er war seinerzeit als Heiler auf Zypern tätig. Mystiker sind in der Lage, die materielle, grobstoffliche Welt klar von den geistigen Dimensionen zu unterscheiden und die Wahrnehmungen, für die sie sich geöffnet haben, zu kontrollieren.

Schizophrene Menschen hingegen öffnen die Pforten der Wahrnehmung infolge ungewollter, gewaltsamer Einflüsse und sind diesen mehr oder weniger ausgeliefert. (Vgl.: K.C. Markides, Heimat im Licht, S.46f.) Elektroschocks, die sehr umstritten sind, könnten in einigen Fällen tatsächlich dabei helfen, die Tore – zumindest vorübergehend – zu verschließen, denn sie versetzen den Organismus kurzzeitig in einen höheren energetischen Zustand. In schwierigen Fällen allerdings sei eine Heilung kaum möglich. Dann wäre es hilfreicher, den Mantel des Vergessens um quälende Erinnerungen zu hüllen.

Zeitweilig finden die geistige Existenz bedrohende Kämpfe mit zerstörerischen Kräften statt. Archetypische Mächte greifen nach der Seele, die von tiefsitzenden Ängsten erschüttert wird. Die inneren Umwälzungen werden von den einen als grausam, von anderen eher als heilsam empfunden. Dabei geht es darum, polare Gegensätze in der Psyche auszubalancieren und die dunklen Seiten durch die Kraft und die Helligkeit des Bewusstseins umzuwandeln. Die Erfahrungen erlauben manchen Menschen, die eigenen Tiefen besser zu verstehen und schrittweise ein wacheres Bewusstsein zu erlangen.

Der Psychiater und Psychoanalytiker St. Grof, der sich durch die jahrzehntelange Erforschung außergewöhnlicher Bewusstseinszustände einen Namen gemacht hat, sucht nach neuen Zugängen für zumindest einen Teil der psychotischen Zustände jenseits medizinischer Betrachtungsweisen. Die meisten Psychiater widmen den besonderen inneren Erfahrungen psychotischer Menschen kaum Aufmerksamkeit, da diese ihnen unverständlich und pathologisch erscheinen.

Die strenge Abgrenzung der Psychiatrie-Ärzte gegen die absonderlich anmutenden Behauptungen von Patienten hindert sie daran, zu Erkenntnissen zu gelangen, die ihnen unter anderen Umständen zugänglich gewesen wären. Die Wahnsysteme einiger schizophrener Patienten bieten hinreichende Aufschlüsse, denn sie weisen eindeutige Parallelen zu religiösen Überzeugungen und den Lehren indischer Philosophen auf. Diesen Schluss zieht G. Bychowski, der die Beschwerden eines erkrankten Philosophen in Beziehung setzt mit der indischen Vedanta - Lehre (S.138f.).

Mancher Patient erblickt bspw. in allem, was ihn umgibt, einen Teil von sich selbst. Ob Menschen oder leblose Gegenstände, mit allem identifiziert er sich ohne Ausnahme. In ähnlicher Weise sehen die Anhänger des Vedanta in Brahman, dem gemeinsamen Wesen aller Dinge, gleichzeitig das innerste Prinzip des Menschen, sein Selbst. Das schizophrene Denken vollzieht sich allerdings unter Umgehung allgemeingültiger Normen und realer Gegebenheiten, weshalb Widersprüche ohne einen Bezug zur umgebenden Wirklichkeit das Bild prägen. Vernünftige Denkansätze werden mit blankem Unsinn vermischt, der aber in der Psychose irgendwie einen Sinn ergibt.

Die therapeutische Suche richtet sich vorwiegend auf frühkindliche Erfahrungen. Dabei werden andere, wichtige Faktoren, die zur psychischen Destabilisierung beigetragen haben, übersehen. Allerdings sind nicht alle Patienten offen genug, um die eigentlichen Hintergründe ihrer Probleme besser kennenzulernen, da dies starke Ängste bei ihnen auslösen würde. Die Aufdeckung verborgener Motive würde ihnen wichtige Illusionen rauben, die sie zur Aufrechterhaltung eines stabilen Gleichgewichts benötigen. Es gilt daher im Zweifelsfall, im therapeutischen Gespräch die Abwehr ängstlicher Patienten zu respektieren, um eine Überforderung ihrer desolaten psychischen Verfassung zu vermeiden.

H. Kalweit erwähnt eine geistige Bewusstseinsebene, von der die moderne Psychologie kaum Notiz nimmt. Das menschliche Bewusstsein sei fähig, jenseits der normalen Denkvorgänge bestimmte Inhalte sofort in ihrer Ganzheit zu erfassen und größere Zusammenhänge zu erkennen. Die Beschränkung auf ein rational denkendes Ich sei zeitweilig aufgehoben, denn dieses berührt nicht unser wahres Sein. „Dieses Ich ist größer, weiter, flächendeckender, so dass sich zwangsläufig alle paranormalen Escheinungen daraus ergeben wie Hellsehen oder Zukunftsschau, weil es auch die Zukunft, andere Wesen usw. in sich hinein nimmt. Das ist keineswegs irrational oder paranormal, das ist die Grundlage des Seins..." (2004, S.66).

Der Psychologie wirft der Autor eine komplette Unkenntnis vor in Bezug auf die Gliederung der Seele und die tieferen Dimensionen, die ein Lebewesen ausmachen. Die moderne Psychotherapie ist demzufolge vor allem ein Abwehrmechanismus, deren Erkenntnisse an der Oberfläche des Bewusstseins verharren. Das Oberflächenbewusstsein erlaubt es aufgrund seiner Konditionierung nicht, dass der Mensch sich ihm löst und in die Tiefenschichten der Seinserfahrung eindringt. Er ist einseitig verstrickt in die materielle Ebene, die ihn in Abhängigkeit bringt, so dass er die wahre Natur des Daseins nicht erfährt.

Wahnvorstellungen und fixe Ideen machen einen großen Teil der psychotischen Symptomatik aus. Daher sollte Therapeuten mehr daran gelegen sein, Einblicke in das Seelenleben psychisch kranker Menschen zu erhalten. Nur so können sie in der Tiefe verstehen, was sich in ihrem Innern abspielt und welche therapeutischen Interventionen – neben der Medikamentenvergabe - hilfreich wären, um die Leidenden in ihren Irrgängen zu erreichen und sie letztendlich von abstrusen Ideen und Empfindungen zu befreien.

Ein Therapeut, der Patienten aus dem Irrgarten, in dem sie sich verlaufen haben, hinausführen will, muss erst einmal in ihre Nähe gelangen, um die Ängste und wahnwitzigen Ideen nachvollziehen zu können, unter denen sie leiden. Nur auf der Basis von Einsicht und Empathie ist es möglich, Strategien zu entwickeln, die von den Patienten angenommen und umgesetzt werden. Medikamente allen reichen bei weitem nicht aus, denn sie geben den Patienten keine ausreichende Handhabe, mit der psychotischen Symptomatik fertigzuwerden.

Die stetige Wiederkehr von fixen Ideen und Wahnvorstellungen im Krankheitsverlauf resultiert zu einem großen Teil aus dem Unvermögen von Ärzten und Therapeuten, nachvollziehbare Erklärungen für die außergewöhnlichen Erlebnisse, unter denen psychotische Menschen leiden, zu finden. Für die Patienten sind ihre Wahrnehmungen äußerst real. Die Ursachen und Hintergründe der psychotischen Symptome liegen meist tiefer, als allgemein vermutet wird. Daher sind lapidare Erklärungen, es handele sich um krankhafte Ideen ohne Realitätsbezug, nicht hilfreich, denn sie berühren nur die Oberfläche.

Am Beginn einer schizophrenen Entwicklung steht nicht selten eine überwältigende metaphysische Erfahrung, die nicht steuerbar ist und einer Initiation gleichkommt. Darauf reagieren einige Probanden mit Verwirrung und verzerrten Vorstellungen als ein Versuch, das Geschehen zu verstehen und zu bewältigen. Doch die einseitige Annahme einer ,wahnhafte Umgestaltung' der subjektiven Wirklichkeit, die nach Ansicht von Psychiatern stattfindet, ist in vielen Fällen eine zu engstirnige Interpretation eines übersinnlichen Geschehens. Diesem kann, obwohl es dem normalen Bewusstsein nicht ohne weiteres zugänglich ist, dennoch der Anschein der Wirklichkeit nicht abgesprochen werden (vgl. R. Mundhenk, S.164).

,Wahnhafte Ideen' sind oft nichts anderes als subjektiv erlebte Einblicke in andere Realitäten, bei denen metaphysisches Schauen möglich wurde. Es existieren aufschlussreiche Gemeinsamkeiten mit den Berichten von Metaphysikern und Mystikern, die alles andere als ‚verrückt' waren. Diese Gemeinsamkeiten aufzuzeigen und sichtbar zu machen, sollte Therapeuten ein Anliegen sein.

Die Patienten haben ein Recht darauf, verstanden zu werden und nicht mit oberflächlichen Erklärungen und der Verordnung von Medikamenten abgespeist zu werden. Die Psychosetherapie muss in Zukunft effizienter werden, andernfalls sind die hohen Kosten, die für die Behandlung aufgewendet werden, nicht gerechtfertigt.

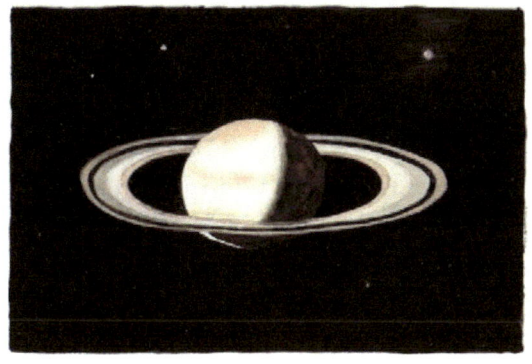

Die geheime Welt der Symbole und Zeichen

Die innere Bilderwelt

Manchmal bricht etwas ohne unser wissentliches Zutun
in unsere Sphäre ein.

Die Frage nach der Entstehung halluzinatorischer Wahrnehmungen ist nicht leicht zu beantworten. Ein Teil der bildhaften Eindrücke bezieht seine Inhalte aus der individuellen Psyche des Menschen. Erinnerungsbilder, gefühlsbetonte Eindrücke, die gesamte Vorstellungswelt der bewussten und der unbewussten Psyche ist bei der Entstehung von halluzinatorischen Erlebnissen beteiligt.

Zwischen gedanklichen Vorstellungen und Halluzinationen existiert häufig keine scharfe Trennlinie. Es sieht so aus, als habe sich die Psyche von den für die objektive Welt geltenden Begrenzungen befreit. Die Erscheinungen wirken überaus realitätsnah. So beklagt sich ein Patient bspw. darüber, dass er die Dinge, an die er gerade denkt, zum Greifen nah vor sich sieht! Sie erscheinen ihm in photographischer Deutlichkeit.

S. Freud beschäftigte sich eingehend mit der phantastischen inneren Bilderwelt. Eine Phase der ‚stürmischen Halluzinationen' fasst er als Heilungsversuch der Psyche im Kampf gegen verdrängte Inhalte auf. (Vgl.: Das Interesse an der Psychoanalyse, in: Gesammelte Werke, Bd VIII, S.313f.) Dieser Heilungsversuch wird von vielen Therapeuten für die Krankheit selbst gehalten. Freud zeigt Verständnis für die Bilderflut und stellt einen Zusammenhang mit dem Seelenleben des Patienten her, indem er die Mittel der Psychoanalyse auf sie anwendet.

Für Delirien, Halluzinationen und Wahnsysteme von Psychotikern gilt: „Überall da, wo bisher nur die bizarrste Laune zu walten schien, hat die psychoanalytische Arbeit Gesetz, Ordnung und Zusammen-hang aufgezeigt oder wenigstens ahnen lassen, insoferne diese Arbeit noch unvollendet ist. Die verschiedenartigen psychischen Erkran-kungsformen erkennt man aber als Ausgänge von Prozessen, welche im Grunde identisch sind..." (S.401).

Auch bei in der Normalität verankerten Menschen kann sich die Ideenwelt dissoziieren, wie G. Bychowski aus eigener Erfahrung weiß (S.62f.). Während seine Aufmerksamkeit bei schwieriger Lek-türe zeitweilig nachlässt, hat er den unmittelbaren Eindruck, in eine tiefere Schicht des Bewusstseins hineinzugleiten. Bildhafte Formen tauchen auf. Überlässt er sich passiv dem Bilderstrom, dringen im-mer weitere Eindrücke hervor. Sie versetzen ihn in eine Tagträume-rei, in der sich verschiedene Szenerien und Situationen abwechseln. Die Assoziationskette wird dabei immer lockerer. Der Eindruck, durch verschiedene Bewusstseinsschichten zu gleiten, entsteht. Einen ähnlichen Zustand erlebt der Schläfer, kurz bevor er in den Schlaf sinkt, wenn die physische Realität bereits zu einem gewissen Grad verblasst ist.

Der dynamische Charakter der Ideenverbindungen wirft ein Licht auf die schizophrene Assoziationsstörung. Ein Unterscheidungs-merkmal zwischen normalen und pathologischen Halluzinationen scheint im Grad der Ausprägung und in der bewussten Kontrolle zu liegen. Nur bei einer sehr tiefgehenden Problematik der Grundbezie-hung Psyche – Welt ist der schizophrene Mensch von einem totalen Verlust der objektiven, allgemein gültigen Kategorien bedroht. Die Einheitlichkeit der Erfahrungen erleidet weitgehende Veränderungen und Irritationen. „Wir vermuten, dass das Verständnis des Pathologi-schen und des Normalen auch hier gegenseitig von großem Nutzen sein können", bemerkt Bychowski.

Normalerweise liegt dem menschlichen Denken und Erkennen eine Auswahl zugrunde, so wie auch die Handlungen das Resultat zahl-reicher verschiedener Möglichkeiten sind. Zwar sind die bekannten logischen Normen Grundlage und Voraussetzung jeder Erfahrung, doch haben sie auch einschränkenden Charakter und sind daher nicht zum Verständnis von etwas anderem als der allgemein akzeptierten Wirklichkeit geeignet. „Eine Halluzination ist weder irrealer noch realer als jede andere Wahrnehmung. Ihr fehlt lediglich der Beifall des Kollektivs", behaupten T. Detlefsen und R. Dahlke (S.319). Ein Teil der Sinnestäuschungen weise denselben Objektivitätscharakter auf wie die normale Wahrnehmung, während den sogenannten *Pseudohalluzinationen* dieser Wirklichkeitscharakter fehlt.

Die andrängenden Bilder in der Psychose hingegen haben einen eigenartigen Charakter. Die Inhalte werden als fremd und nicht zur eigenen Psyche zugehörig erlebt, als von außerhalb des eigenen Geistes ins Bewusstsein dringend. Der Eindruck der geschauten Bilder ist fremdartig und gleichzeitig von einer plastischen Deutlichkeit, die Außenstehenden nur schwer vermittelt werden kann. Der Patient fühlt sich in die Rolle eines passiven Beobachters gedrängt, der - teils geängstigt, teils fasziniert – der inneren Bilderflut ausgesetzt ist. Ein eigener Assoziationsvorgang, der immer neue Bilder aus der momentanen Ideenwelt des Geistes entstehen lässt, findet meist nicht statt. Diesem wichtigen Aspekt des Fremden, sich Aufdrängenden, wird bei der Einschätzung der Psychose in der Regel zu wenig Beachtung zugebilligt.

Die Vielfältigkeit der Halluzinationen wird normalerweise von der Suggestibilität der dafür empfänglichen persönlichen Psyche beeinflusst. Einfache äußere Reize genügen oft schon als Auslöser. Das Unterbewusstsein verwendet diese zum Aufbau komplizierter Szenen, die das Bewusstsein gefangen nehmen. Die anfangs zufälligen Bilder gewinnen durch Autosuggestion und äußere Reize einen phantastischen Inhalt, der sich bis zu einem gewissen Grade automatisch weiter fortsetzt.

Ein bekanntes Beispiel hierfür schildert C.G. Jung: Er erwähnt Goethe, der, „ wenn er mit vornüber geneigtem Kopf dasitze und sich eine Blume lebhaft vorstelle, sehe, wie sich dieselbe selbständig verändere, indem neue Kombinationen und Gestaltungen auftreten" (vgl.: Psychiatrische Studien, S.15). In seiner Schrift *Zur Naturwissenschaft im Allgemeinen* beschreibt Goethe selbst diese Gabe. Bei dem Dichter hielt sich die Gestaltung der Bildmotive in gewissen Grenzen, im Unterschied zu Tagträumereien, bei denen die anfängliche Vorstellung automatisch auf benachbarte Gebiete übergreift und sich immer neue Bilder hinzugesellen. Eine gewisse Kontrolle über die geistige Bilderflut trägt dazu bei, dass das psychische System standhält und nicht einen irreversiblen Schaden davonträgt.

Bei Menschen mit erweiterten Wahrnehmungen, die zu heftigen Gefühlsausbrüchen neigen und deren Innenleben unausgeglichen ist, besteht die Gefahr von Horrorvisionen und alptraumhaften Vorstellungen und als Folge davon die Destabilisierung der Psyche und seelische Zerrüttung.

Psychiater schieben die lebhaften Bilder einem ausufernden Vorstellungsvermögen zu ohne irgendeinen Bezug zur Realität. Doch diese Sichtweise wird dem Phänomen in keiner Weise gerecht. Denn eine Erscheinung, die nicht in gewisser Hinsicht real ist, könnte auch nicht wahrgenommen werden. Es geht darum, eine Unterscheidung zu treffen zwischen der physischen und der seelischen Wirklichkeit.

Auch wenn etwas physisch nicht greifbar ist, kann es dennoch existieren, wie die Physik hinreichend bewiesen hat. Halluzinative Bilder, die wahrgenommen werden, entspringen keineswegs lediglich der eigenen Psyche des Erlebenden. Er sieht ganze Szenen vor seinem geistigen Auge ablaufen und nimmt Gestalten wahr, die auf der astralen Ebene tatsächlich, unabhängig von seiner Phantasie, existieren.

Phantasie und astrale Wirklichkeit vermischen sich und erschweren die Einordnung der Halluzinationen. Die kreative geistige Tätigkeit des Individuums korrespondiert mit astralen Eindrücken und zieht diese aufgrund einer gewissen Affinität an. Weder den eigenen noch den fremden Bildern mangelt es an Realität; letztere entspringen lediglich einem anderen Bereich, einer feinstofflichen Ebene.

Manche Menschen sind umsessen von Wesen aus der Astralsphäre. Diese spiegeln dem Bewusstsein Illusionen vor, die als sehr real empfunden werden. Medien können diese Wesen, die eine Person umschwirren, wahrnehmen und mit ihnen in telepathischen Kontakt treten.

Die Fähigkeit zur Hellsicht ist eine Tatsache und die geschauten Bilder sind ebenso real, wie ein Gedanke real ist, der, wenn er mit genügend Nachruck und Dauer wiederholt wird, sogar materielle Formen annehmen kann. Die Frage nach der Entstehung von Halluzinationen findet eine plausible Erklärung in der magischen Schulung.

Eine der wichtigsten Forderungen bei der magischen Ausbildung ist die Schulung der Vorstellungskraft, der plastischen Imagination. Die Fähigkeit, Gedanken nach eigenem Wollen zu lenken und zu beherrschen, ist eine wichtige Voraussetzung für ein praktisches Arbeiten in magischen Disziplinen.

Um die Fähigkeit ur Imagination zu steigern, konzentriert sich der Magier-Lehrling auf eine einfache Zeichnung oder ein einfaches Symbol, wie z.B. einen Kreis, ein Dreieck, ein Quadrat etc. Er betrachtet dieses Bild einige Minuten und versucht, es im Geiste so genau wie möglich zu rekonstruieren.

Anschließend geht der Übende zu einfachen dreidimensionalen Körpern über, dann zu Gegenständen des täglichen Lebens. Ist er in der Lage, auch komplexere Körper plastisch vor dem geistige Auge vor sich zu sehen mit den dazugehörigen Farben, dann beginnt er, die Gegenstände auch mit offenen Augen zu imaginieren. Diese müssen wie in der Luft hängend plastisch sichtbar sein, bis sie regelrecht greifbar erscheinen.

Gedanken sind Kräfte. Es kommt auf die Intensität des Willens und die Ausdauer bei den Übungen an, um entsprechende Resultate zu erzielen. Auch Lebewesen können in den folgenden Stufen plastisch und lebensnah im Geiste erzeugt werden, bis sie als sichtbares Bild erscheinen.

Derartige Übungen entwickeln die geistigen Kräfte im Menschen und erwecken seine magischen Fähigkeiten. Es sind Vorübungen für telepathische Experimente, mentales Wandern, Hellsehen und weitere okkulte Praktiken.

Was der Magier anstrebt und schult, wird für den Psychotiker zu einem Problem, denn die von ihm geschauten Bilder tauchen unerwartet, ohne ihre bewusste Absicht, vor ihm auf und erzeugen oft heillosen Schrecken. Es liegt nahe, anzunehmen, dass er in früheren Zeiten – möglicherweise in einer Vorinkarnation – sein imaginatives Vermögen ausgebildet hat, das nun seiner Kontrolle entglitten ist und sich ihm als Schreckensvisionen aufdrängt.

Für einen Menschen, der seine geistigen Anlagen entwickelt, ist es von Belang, zwischen den eigenen Geisteserzeugnissen und transzendenten Erfahrungen eine Unterscheidung zu treffen. Die Psyche erzeugt Bilder, deren Eigenanteil erkannt werden und von Eingebungen aus geistigen Ebenen abgegrenzt werden muss. Andenfalls findet eine chaotische Vermischung beider statt und der Betreffende hält seine eigene überbordende Phantasie für höhere Eingebungen, denen unbedingt zu folgen sei.

Der Mangel an Ungerscheidungsfähigkeit führt zu Wahnvorstellungen, die zum Teil kuriosen Charakter annehmen. Therapeuten gehen in der Regel wenig sensibel mit dem Thema um, indem sie keine Unterscheidung zwischen Halluzinationen und Eingebungen treffen. Im Ergebnis fühlt sich der Patient zu Recht unverstanden, da das therapeutische Gespräch in der Folge an der Oberfläche bleibt, weil der Behandler selbst nicht begreift, was vor sich geht.

Vorstellungen jenseits der Realität

Ein jeder verfügt über genügend innere Weisheit,
um zu handeln.

Die Ausbildung phantastischer gedanklicher Bilder und Szenerien, die manchmal ans Pathologische grenzen, ist eine dem Menschen innewohnende Möglichkeit, deren eigentliches Wesen von Psychiatern nicht eindeutig definiert wird. Kennzeichnungen wie: abnormes Bedeutungserleben, krankhafter Ich-Bezug, Vorliegen einer unvergleichlichen subjektiven Gewissheit seien lediglich oberflächliche Aspekte eines tieferliegenden Geschehens, betont Ch. Jacob. „Letztlich verlaufen alle Versuche, den Wahn in verschiedene Phänomene aufzugliedern oder seinem Wesen nach zu beschreiben, unbefriedigend" (S.1f.).

Auch Bestrebungen, Wahnvorstellungen mit Hilfe der psychoanalytischen Theorie zu deuten, können zum Verständnis nicht grundlegend beitragen.

Unterschieden wird gemeinhin zwischen:

♦ Wahnstimmung,
♦ wahnhafter Realitätswahrnehmung und
♦ ‚echten' Wahnideen.

Wahnhafte Vorstellungen entstammen einem chaotischen Innenleben und wirken daher auf Außenstehende unlogisch und inkohärent. Sie stehen in engem Zusammenhang mit Halluzinationen, verzerrten Wahrnehmungen und einer ungesteuerten Ausbreitung der eigenen Gedankenwelt und spiegeln die Grenzen menschlicher Existenz, wobei das Erlebnis der Existenzbedrohung maßgeblich mitbeteiligt ist. Da der Kontakt zur Realität eingeschränkt ist, wird unbeirrbar an bizarren Überzeugungen festgehalten. Eine kritische Überprüfung gelingt nicht mehr.

Viele Ärzte halten ‚hirnpathologische Zusammenhänge' für ausschlaggebend bei der Wahnentstehung und beschränken sich auf diese Deutung. Bei etlichen schizophrenen Patienten wurde tatsächlich ein erhöhter Dopamingehalt im Gehirn gemessen. Dieser Botenstoff liefert eine plausible Erklärung für die hohe Sensibilität der Wahrnehmung. Auch andere für die Nerven wichtige Stoffe weisen bei Schizophrenen eine Veränderung auf. Ob diese Veränderungen aber Auslöser oder Folge der schizophrenen Erkrankung sind, ist nach wie vor ungeklärt.

Um ein psychoanalytisches Verständnis für die absurden, unlogischen Einfälle und Überzeugungen seelisch Kranker bemüht sich C.G. Jung. Ein unlösbar scheinendes Problem, bei dem starke Affekte mitbeteiligt sind, überfordere die Psyche der Patienten. In vordergründig sinnlos scheinenden Verhaltensweisen und Überzeugungen, den ‚Verrücktheiten', könne der einfühlsame Therapeut dennoch einen Sinn entdecken. Der ‚Sinn im Wahnsinn' zeige die menschliche Seite der Erkrankung. Der Patient bleibe immer ein Mensch und „nicht eine in Unordnung geratene Gehirnmaschine" (vgl.: Psychologie und Religion, S.10). Die Symptome seien nicht lediglich Ausgeburten kranker Hirnzellen, sondern die Wahnideen enthüllen - bei genügender Aufgeschlossenheit – ein in Ansätzen sinnvolles System.

Einblicke in das desolate Seelenleben der Patienten zeigen, dass von einer geistigen Verarmung nicht die Rede sein kann. Kein Symptom kann als grundlos bezeichnet und als psychologisch unsinnig abgetan werden. *Demzufolge gehört Schizophrenie zu den Geisteskrankheiten, die nur sehr ungenügend verstanden werden*, meint C.G. Jung. Er betrachtet die Wahnbildungen weder als Mittel zur Befriedigung infantiler Wünsche, noch stehe einseitig das Streben nach Macht im Vordergrund. Jung versucht, sie auf der subjektiven Ebene zu verstehen. Zum Wesen des Subjektiven aber gehört unzweifelhaft, dass es sich einer objektiven Beurteilung entzieht.

Bei den Wahnformen lassen sich grob gesehen drei Gruppen unterscheiden:

▶ Realitätsverkennungen aufgrund einer gestörten Psyche, die meist mit schwierigen oder traumatischen Kindheitserinnerungen einhergehen und das Ergebnis von persönlichen Verarbeitungsstrategien sind. Sie weisen ansatzweise eine Verbindung zu tatsächlichen Ereignissen in der Außenwelt auf, die aber auf eine sehr eigenwillige, pathologische Weise interpretiert werden.

▶ Phantastische Ideen und Interpretationen, die auf Vorkommnissen in der Außenwelt sowie auf außergewöhnlichen inneren Bewusstseinserfahrungen basieren, die nur schwer verkraftet werden, da sie außerhalb des bisherigen Erfahrungshorizonts liegen und weder verstanden noch verarbeitet werden können.

▶ Die betreffenden Erfahrungen sind weder psychotisch noch illusionär, doch die Reaktionen einer instabilen Psyche, die sich in Ängsten und Zweifeln verliert und auf Unverständnis seitens ihres Umfeldes stößt, begünstigen eine pathologische Verarbeitung des Geschehens.

Der psychotischen Erkrankung geht eine oft schleichende Veränderung der Persönlichkeit voraus. Die Realität erscheint plötzlich in einem anderen Licht. Realitätsferne Überzeugungen sind für psychotische Menschen oft die einzig gültige Wirklichkeit. Sie benötigen weder Beweise noch Begründungen, denn in ihrer Welt existieren keine unvereinbaren Widersprüche. Die Umgebung wird als verändert wahrgenommen. Diese Veränderung beziehen die Patienten auch auf sich und verbinden damit etwas Unheilvolles. Das bislang Selbstverständliche wird in Frage gestellt, wodurch bisher tragfähige Auffassungen ins Wanken geraten und Sicherheiten verloren gehen. Eine angstvolle Erwartung stellt sich ein, der die Überzeugung zugrunde liegt, irgendetwas Unheilvolles, nicht Greifbares sei im Gange.

Über die Wahninhalte berichtet A. Finzen: „Der Wahn und die Bedrohung des Betroffenen können die Vernichtung ihm nahestehender Personen zum Inhalt haben. Krankheiten breiten sich im eigenen Körper oder in dem von Geschwistern und Eltern aus. Apparate, über die sie gesteuert worden sind, wurden bei ihnen oder anderen eingepflanzt. Wahnthemen sind von der Erlebniswelt der Betroffenen mitbestimmt" (S.63f.).

Die Bildung eines Wahnsystems habe nichts mit fehlender Intelligenz oder einem Mangel an Kritikfähigkeit zu tun, selbst wenn die Betroffenen auf ihren bizarren Standpunkten beharren. Im Gegenteil: „Das Denken bei intakter Intelligenz und Bewusstseinsklarheit ist vielmehr die Grundvoraussetzung für die Ausgestaltung der Wahnidee zum Wahnsystem und zum Wahn", meint Finzen. Das kritische Bewusstsein stellt sich in den Dienst des Wahns. Analogien zu mythologischen Inhalten finden sich in den Patientenberichten häufig. Sie sind eine wertvolle Quelle für die vergleichende Forschung.

Um zu einem Verständnis des absonderlichen, unangepassten Seelenlebens zu gelangen, werden in den Therapien verschiedene Methoden angewandt. C.G. Jung beschreibt die analytisch-reduktive und die konstruktive Methode: Die analytisch-reduktive Methode habe den Vorteil, einfacher zu sein als die konstruktive Methode, denn sie „reduziert auf im wesentlichen bekannte allgemeine Grundlagen höchst einfacher Natur", erklärt der Autor.

Die konstruktive Methode hingegen „nötigt den Forscher, alle diejenigen Mächte, die in der menschlichen Seele am Werke sind, voll in seine Rechnung einzusetzen... Wenn eine derartige Arbeit weit über empirische Grundbegriffe hinausgeht, so liegt das in der Natur der menschlichen Seele, welche sich noch nie mit der Erfahrung allein begnügt hat. Alles Neue des menschlichen Geistes geht aus der Spekulation hervor. Die geistige Entwicklung erfolgt auf dem Wege der Spekulation, nicht aber auf dem Wege der Beschränkung auf bloße Erfahrung." (In: Der Inhalt der Psychose, S.42f.)

Eine Teil der Patienten findet auch nach langer Zeit nicht in den normalen Zustand zurück: „Sie gehen verloren in den Irrgängen eines Zaubergartens, wo sich eine und dieselbe alte Geschichte in zeitloser Gegenwart immer und immer wieder abspielt", berichtet C.G. Jung (S.17). Einer seiner Patienten habe eine zeitlang das träumerische Gefühl gehabt, als „wenn er auf der Grenze zweier verschiedener Welten ginge und nicht weiß, ist rechts oder links die Wirklichkeit" (S.15).

Der Inhalt der wahnhaften Vorstellungen ist häufig von der persönlichen Lebensgeschichte und den Besonderheiten der aktuellen Lebenssituation geprägt. Auch der jeweilige Kulturkreis spielt eine Rolle.

Die intuitive Methode der Behandlung, die gleichfalls bei Jung erwähnt wird, strebt keine wissenschaftliche Theorienbildung an, sondern ist bestrebt, ein intuitives Verständnis für psychopathologische Inhalte zu entwickeln. Sie weicht damit von Interpretationen auf der reinen Verstandesebene ab. Für unerklärliche Dinge eine Erklärung zu finden könnte dazu führen, die damit verbundenen Ängste zu bewältigen.

Die geheime Bedeutung der Dinge

Hinter scheinbaren Zufällen steht höhere Weisheit.

Außergewöhnliche Erfahrungen bringen manche Menschen dazu, auch in alltäglich scheinenden Ereignissen einen besonderen Sinn zu suchen. Im Extremfall kann diese Einstellung dazu führen, dass alle möglichen Begebenheiten und Wahrnehmungen mit einer besonderen Bedeutung aufgeladen werden. Einige Worte, im Vorübergehen aufgeschnappt, ein besonderer Gegenstand, der plötzlich ins Blickfeld gerät, sind Vorfälle, in denen ein besonderer Sinn gesucht wird.

Schizophrene Patienten gleiten in Erlebniswelten ab, die sich deutlich von der allgemein anerkannten Realität unterscheiden. Diese Welten werden von Psychiatern oft als bizarr und absurd empfunden, da sie entlegenen Bezirken des menschlichen Geistes entstammen. Den Wahrnehmungen, die aus der Umgebung einfließen, wird ohne verständlichen Anlass eine enorme Bedeutung zugemessen und alle möglichen Vorkommnisse werden auf die eigene Person bezogen.

Leblose Gegenstände stehen nicht länger ruhig und unbeachtet an ihrem Platz. Der Raum enthüllt und entfaltet ein unheimliches Leben, in dem nichts zufällig scheint. Alles enthält Anspielungen und geheime Bedeutungen. Wohin der Blick schizophrener Menschen auch fällt, alles hat mit ihnen zu tun und gilt ihnen; das gesamte Weltgeschehen dreht sich um ihre Person.

Manchmal werden verschiedene Zahlenreihen, die sich aus Geburtstagen, Auto- und Telefonnummern ergeben, ‚sinnvoll' kombiniert. Aus den willkürlich zusammengestellten Zahlenkombinationen werden Hinweise für Entscheidungen entnommen, die man nicht eigenständig zu treffen vermag. Derartige phantastische Konstruktionen wirken sich negativ auf die Lebensbewältigung aus, da sie viel Raum einnehmen. Dennoch ist es den Betreffenden kaum möglich, andere Erklärungen zuzulassen.

Mit einer starken Ausprägung abnormer Wahrnehmungen ändert sich die gesamte Wahrnehmungsstruktur und schließlich löst sich das gesamte Bewusstseinsfeld von realen Dingen immer weiter ab, bis es dem Traumleben ähnlich wird. „Die Betreffenden sind zwar in der Lage, Situationen als Ganzes zu überblicken, jedoch wird eine Umstrukturierung vorgenommen. Das Wissen um besondere Bedeutungen zwingt sich oft unmittelbar auf in der Art einer Offenbarung", erklärt K. Conrad (S.48). Dies sieht er als ein wesentliches Kennzeichen des Erlebens an, das zum Verständnis beiträgt.

Die Betroffenen befinden sich in einem seelischen Zustand, der ein zufälliges Geschehen und auch die Neutralität von Wahrnehmungen ausschließt; das ‚Hintergründige' beginnt die gleiche Bedeutung anzunehmen wie der jeweilige Vordergrund. Die Dinge sind nicht mehr dieselben wie früher. Sie erscheinen in einem anderen Sinnzusammenhang und haben damit ihren Charakter verändert. Nichts bleibt von dem Bedeutungszuwachs ausgeschlossen. Alles und jedes gewinnt an Wichtigkeit, wobei allerdings zunächst nicht klar wird, worin diese besteht.

Das Selbst psychotischer Patienten ist äußerst empfindsam und verletzlich. Sie nehmen alle möglichen Eindrücke der Außenwelt ungefiltert auf, ohne sie zurückweisen zu können. Das Leben lehrt die meisten Menschen, sich innerlich zu distanzieren und Grenzen im zwischenmenschlichen Bereich zu ziehen, indem Nähe einerseits und Grenzsetzung und Rückzug andererseits gelernt werden.

Für Schizophrene dagegen ist es anstrengend, eine Grenze zwischen ihrem Selbst und äußeren Eindrücken zu setzen. Sie haben Angst vor dem anderen, weil ihnen die Abgrenzung nicht ausreichend gelingt und sie Belastungen nicht standhalten können.

Einige Patienten sind davon überzeugt, einer Prüfung unterzogen zu werden, auch wenn die Zeichen nicht eindeutig sind. Vieles wird aus Andeutungen entnommen. Aufgrund sonderbarer Gespräche und dem scheinbar eigenartigen Verhalten anderer Leute meinen sie zu erkennen, dass diese spezielle Instruktionen erhalten haben. Aus ihrem Benehmen geht hervor, dass sie über spezielles Wissen verfügen.

Nichts, was in der Umgebung die Aufmerksamkeit von Schizophrenen erregt, ist zufällig entstanden, sondern eigens für sie vorbereitet worden, um ihre Achtsamkeit zu prüfen und festzustellen, ob ihnen irgendetwas auffällt.

Psychotische Menschen machen den fatalen Fehler, selbst trivialen und zufälligen Umständen des Lebens eine Bedeutung beizumessen, die weit über jede sinnvolle Überlegung hinausgeht. Sie nehmen alles, was ihnen begegnet, übertrieben ernst. Darüber hinaus mangelt es ihnen an Sinn für Humor, der ihnen helfen würde, vielen Situationen gelassener zu begegnen.

Unter dem Einfluss intensiver Gefühle bilden sich bei psychotischen Menschen Ideenverbindungen, die unangemessen sind und nahezu absurd erscheinen. *Der gewohnte Sinn- und Bedeutungsgehalt der Umwelt erscheint in der Psychose völlig verändert. Alle Ereignisse und Dinge des Alltags haben einen erregenden neuen Sinn erhalten, der allerdings nicht immer richtig verstanden wird. Die Umwelt erscheint plötzlich fremd, doch in einer merkwürdigen Weise auf das Individuum bezogen. Die subtilen Anspielungen auf ihn, die ihn erreichen, sind irritierend und aufdringlich.*

Wo das rationale Unterscheidungsvermögen fehlt, um wahnhaftes Denken von Bedeutungsinhalten zu unterscheiden, müssen oft zufällige Ähnlichkeiten dafür herhalten, innere Zusammenhänge und symbolische Beziehungen herzustellen.

Einen veränderten Bewusstseinszustand, der bei Schizophrenen und auch Mystikern in unterschiedlicher Ausprägung anzutreffen ist, erleben auch Haschischraucher und Leute unter LSD-Einfluss. Ein mysteriöser Geisteszustand offenbart sich, in dem sich die Tiefe des Daseins in einem unaussprechlichen Schauspiel enthüllt. Symbolische Zusammenhänge erwachen plötzlich zu ungeahntem, reichem Leben.

Da die Ich-Funktionen herabgesetzt sind, entgleitet das sich den Sinnen offenbarende Panoptikum der Kontrolle. Der erste beste Gegenstand wird zu einem sprechenden Symbol, das die Aufmerksamkeit unwiderstehlich in seinen Bann zieht. Einfache Worte, triviale Ideen erhalten ein neues bizarres Gewicht. Ideenverbindungen und Wortspiele teilen sich ungehemmt einem Bewusstsein mit, das dem Schwall von Eindrücken hilflos ausgeliefert ist.

Alle Einzelheiten der Umgebung nehmen eine ungewohnte Lebhaftigkeit an, durchdringen den Geist und überladen ihn auf eine despotisch anmutende Art. Es finden sich unzweifelhaft Anklänge an das

Erleben psychotischer Menschen, denen ebenfalls die Kontrolle über die Vorgänge in ihrem Innern entglitten ist und die wie ein Halm im Wind den Bilderstürmen und Stimmen ausgesetzt sind, die in ihnen toben.

Ein spiritueller Mensch strebt eine Erweiterung seines Bewusstseins an und lässt sich nicht von verzerrten Wahrnehmungen hinters Licht führen, die jeder Vernunft widersprechen. Die Vorgänge in der Alltagswelt werden analysiert und auf Zeichen hin überprüft, die aufschlussreiche Hinweise enthalten und neuen Einsichten ermöglichen. Angenehme und unerwünschte Ereignisse kündigen sich oft im Voraus an, sobald der Adept gelernt hat, seine visionären Bilder und Ahnungen ernst zu nehmen und entsprechende Schlüsse daraus zu ziehen.

Diese Art von vermehrter Aufmerksamkeit und intuitiven Schlussfolgerungen erhält einen normalen Platz im Alltag. Dabei wird tunlichst vermieden, in eine phantastische Vorstellungswelt mit unbegründeten Annahmen abzugleiten.

Sobald ein Individuum die Tür des profanen Daseins öffnet und neue Ebenen betritt, gewinnt sein Dasein eine gewisse Bedeutsamkeit, denn alles, was ihm begegnet, ergibt plötzlich einen nie gekannten Sinn. *Alles Vergängliche ist nur ein Gleichnis,* meinte bereits Goethe. Die Beschränkung der Aufmerksamkeit auf die äußere Form ist aufgehoben und die Konzentration auf die Bedeutung dessen, was wahrgenommen wird, tritt in den Vordergrund (vgl.: CH. Jacq, S.55).

Bei starker innerer Erregung dehnt sich das Energiefeld des Körpers beträchtlich aus. Dies bewirkt, dass alle sensorischen Eindrücke deutlicher und schärfer wahrgenommen werden (vgl.: W. Reich). Die Dinge im Raum verändern sich und nehmen einen lebendigen Ausdruck an. Sie wirken so, als seien sie belebt und sendeten Mitteilungen aus. Die außergewöhnlichen Wahrnehmungen von Psychotikern entbehren somit keineswegs jeglicher Grundlage, denn sie entsprechen dem intensivierten Energiefeld, das sie umgibt.

Die Sinneswahrnehmungen sind intensiviert; alle Farben, Geräusche und Gerüche gehen mit lebhaften Eindrücken einher und wirken verstärkt auf die Psyche ein. Die Welt erscheint einzigartig, eine neue Bedeutsamkeit umgibt den Betreffenden von allen Seiten. Die Welt der intensiven Farben und Gerüche ist sehr lebendig und real. Die Unmittelbarkeit und Klarheit der Eindrücke ist überwältigend.

Dieser beunruhigende und gleichzeitig aufregende Zustand erscheint wie ein Besuch in einer anderen, vergessenen Welt, einer Welt der reinen Wahrnehmung, die reichhaltig und bunt gestaltet war und an die sich Teile des Unterbewusstseins mit einer seltsamen Sehnsucht erinnern.

Auch der Schizophrene erlebt ganz ähnlich wie der Adept eine Veränderung seiner Umgebung. Sie erscheint ihm vorwiegend unheimlich, da sie mit Anspielungen und Signalen geladen ist. Leblose Gegenstände wollen ihn auf etwas hinweisen, etwas zum Ausdruck bringen. Nicht immer wird sofort klar, was gemeint ist. Zunächst erscheint alles äußerst verwirrend, chaotisch und erschreckend. Altbekanntes scheint nun plötzlich nicht mehr gewöhnlich, sondern trägt einen verborgenen Sinn und wird zum Zeichen, zum Signal.

Das Neuartige und Bedeutungsvolle erschüttert das Seelenleben des psychotischen Patienten. Ihn befremdet und erschreckt der plötzliche Verlust der altbekannten Gewissheiten, während sich der Mystiker durch den Zuwachs an Sinnhaftigkeit, den seine Umgebung offenbart, bereichert fühlt. Während ein Patient hinter den Signalen, die ihn erreichen, häufig eine dämonische Absicht vermutet, die ihn zutiefst verunsichert, deutet ein spiritueller Mensch die Zeichen, die er wahrnimmt, als Fingerzeige einer höheren Macht, die ihm auf seinem Weg hilfreich zur Seite steht.

Schizophrenes Erleben bleibt noch nach Jahren eine unbewältigte Erinnerung, denn den Betroffenen ist klar geworden, dass ihnen etwas Außergewöhnliches widerfahren ist, das ihre Auffassungsgabe übersteigt, und auch für die behandelnden Ärzte ein ungelöstes Rätsel bleibt.

Die traditionelle Psychiatrie beharrt streng auf kausalen Erklärungsmustern und hat das Phänomen der Synchronizität, das sich auf ein sinnvolles Zusammentreffen zeitlich oder räumlich getrennter Ereignisse bezieht, noch nicht akzeptiert, kritisiert St. Grof. Psychiater verwerfen alle Anspielungen auf bedeutungsvolle Übereinstimmungen und gehen grundsätzlich bei Patienten von einer verzerrten Wahrnehmung aus, der ein pathologischer Prozess zugrunde liegt. „Die transpersonale Forschung hat gezeigt, dass Menschen bei dem Prozess der spirituellen Öffnung oft echte Synchronizitäten im Sinne von Jung erleben", betont der Autor (1991, S.135f.).

Synchronizitäten zeigen den Einfluss der anderen, unsichtbaren Dimension auf die Materie. Es ist fast so, als sei das Leben in ein geheimnisvolles Muster eingebettet, das sich in gewissen Momenten blitzartig zeigt. Diejenigen, die Zugang zu derartigen Ereignissen haben, erkennen deren außergewöhnliche Natur. Die Verbindungen, die sich zeigen, sind zutiefst bedeutsam und oft auch mit Humor gewürzt. Grof hält es für eher unglaubwürdig, derartige Übereinstimmungen in kausalen Begriffen verstehen zu wollen oder ausschließlich dem Zufall zuzuschreiben.

„Die Häufung von übersinnlichen Geschehnissen verschiedener Art kann sehr beunruhigend sein", bemerkt der Autor. „Wenn solche Episoden so überwältigend und überzeugend werden, dass man sie schlecht abtun kann, wird die Situation ziemlich bedrohlich…" Die alten Grundfesten sind erschüttert worden und eine unbekannte, mysteriöse Welt tritt in Erscheinung. Die Verwirrung kann überhand nehmen. Die Psyche baut monströse Phantasiegestalten auf, wobei die Grenze zwischen tatsächlichen Synchronizitäten und wahnhaften verzerrten Denkmustern immer mehr verschwimmt.

Jemand, auf den das sich öffnende Reich der übersinnlichen Phänomene eine übertriebene Faszination ausübt, vermutet bald hinter jeder Ecke einen geheimen Wink des Schicksals. Er begreift ihr Vorkommen als besondere Berufung und als Hinweis auf die eigene Überlegenheit. Diese Haltung beinhaltet die Gefahr einer Überhöhung des eigenen Ichs, die leicht in Größenwahn ausartet.

Auch für Angehörige von Naturvölkern steckt die Welt voller Dinge, die oberflächlich gesehen nichts miteinander zu tun haben, die aber sehr wohl miteinander verknüpft sind. Kein Ereignis geschieht isoliert. Das Sichtbare ist mit dem Unsichtbaren, das Physische mit dem Seelischen verkettet und läuft ihm parallel. Jedermann erhält fasst täglich gewisse Hinweise und Fingerzeige, die sich als Zufälle tarnen. Werden sie nicht beachtet, entgehen einem wichtige Informationen. Man versäumt eine Menge, wenn man die Zusammenhänge nicht sieht.

R. Steiner beschreibt die Veränderungen, die in den feinstofflichen Körpern geschehen, sobald sich ein Individuum für den geistigen Weg öffnet. Alle Dinge erhalten eine neue Bedeutung, sie teilen sich dem ‚innersten Wesen' mit. Die Gabe des ‚inneren Wortes' stellt sich ein. Der Adept sieht das Leben in seiner Umgebung in einem neuen Licht, denn seine Energiezentren beginnen, sich zu entfalten. Er gewinnt ein neues Verständnis für überlieferte geistige Lehren und Offenbarungen fließen ihm zu vom inneren Wesen der Dinge (vgl.: 1987, S.144f.).

Auf ganz alltägliche Handlungen richtet Steiner seinen Blick: „Die geringste Handlung, jeder kleine Handgriff hat etwas Bedeutungsvolles im großen Haushalt des Weltganzen, und es kommt nur darauf an, ein *Bewusstsein* von dieser Bedeutung zu haben. Nicht auf *Unter*schätzung, sondern auf *richtige Ein*schätzung der alltäglichen Verrichtungen des Lebens kommt es an."

Bei allen Dingen, denen ein spiritueller Wanderer begegnet, unterscheidet er zwischen dem, was unwirklich ist und dem Bedeutungsvollen. Er beobachtet die Außenwelt gewissenhaft und schult sich darin, Wesentliches von Unwesentlichem zu unterscheiden. Gelingt die Unterscheidung nicht, besteht die Gefahr, alles und jedes mit Bedeutung aufzuladen. Wahnhafte Vorstellungen, die jeder vernünftigen Grundlage entbehren, treffen auf fruchtbaren Boden.

Das rationale Selbst des Menschen entscheidet, welche Bedeutung einer Begebenheit beigemessen wird und wie sie mit anderen Ereignissen verknüpft ist. Das Bewusstsein ‚rationalisiert' diese Eindrücke im Lichte der Vernunft. Geschieht dies nicht oder nur in fehlerhafter Weise, können destruktive Eindrücke überhand nehmen und einen seelischen Schaden verursachen.

Rätselhafte Botschaften und Zeichen

Alles, was wir sehen, sind Zeichen, die auf
das Dahinterliegende deuten.
Pir Vilayat Inayat Khan

Psychotische Menschen scheinen mit der ganzen Welt in einer intensiven persönlichen Beziehung zu stehen. Die Wirklichkeit wird in ungewohnter Weise wahrgenommen, so als wäre sie verwandelt. Jedes Geschehen bezieht sich auf die eigene Person und enthält besondere Mitteilungen speziell für sie. Auch die Naturphänomene, ein Gewitter, einen Sturm, ein Hagelschauer, werden persönlich genommen.

Die Äußerungen der Außenwelt werden vom Bewusstsein als verschlüsselte Mitteilungen aufgefasst. Ein beliebiges Wort, zufällig aufgeschnappt, wird zur geheimen Botschaft. Die Schlagzeilen der Morgenzeitung oder bestimmte Sätze in den Nachrichten enthalten Anspielungen auf die jeweilige persönliche Situation. Schizophrene können zu den Einflüssen der Außenwelt nur schwer Distanz gewinnen und reagieren daher überempfindlich auf die Verhaltensweisen anderer.

Sogar das Zwitschern der Vögel vor dem Fenster kann einen geheimen Bezug zur eigenen Person haben. Ein Patient, der sich eine zeitlang von Vogelstimmen bedroht fühlt, hört plötzlich eine Stimme, die ihm rät, er solle den Vogelstimmen vertrauen und in ihnen Gott suchen. Dies hilft ihm, seinen Wahrnehmungen eine positive Seite abzugewinnen.

Aus der besonderen Weltsicht resultieren religiöse Vorstellungen und Größenideen. Die Reaktion auf eine verwirrende Situation, die ihre Vorhersagbarkeit verloren hat, ist die Suche nach einer schlüssigen Erklärung bzw. ängstliches Misstrauen und Rückzug.

In der Phantasie erhält das äußere Geschehen eine eigentümliche Dynamik. Die psychischen Vorgänge geraten in den Bannkreis seltsam schillernder Überzeugungen, die durch keine vernunftgemäße Überlegung begrenzt sind. Scheinbar beliebige Objekte und Vorkommnisse werden zueinander in Beziehung gesetzt. Die Dinge der Umgebung beginnen, sich den Betreffenden durch Warnzeichen mitzuteilen. Eine magische Sinngebung verwandelt alltägliche Vorkommnisse in unmittelbare Beeinflussung.

Eine übersteigerte Phantasietätigkeit kann immensen Schaden anrichten, wenn Ereignisse dramatisiert werden, bis schließlich hinter jeder Ecke Feinde lauern, die Übles im Schilde führen. Alle Geschehnisse, und seien sie noch so banal, werden mit einer Botschaft versehen und gewinnen eine eigentümliche Bedeutung. Von da ist der Weg nicht mehr weit zu wahnhaften Überzeugungen, die alltäglichen Ereignissen ein besonderes Gewicht verleihen. Im Laufe der Zeit wird es immer schwieriger, sich von bizarren Ideen zu distanzieren.

Das Urteilsvermögen ist grundlegend gestört, daher ist das Ergebnis in den Augen der Mitmenschen eine wahnhafte Vorstellungswelt. Für die Betroffenen allerdings sind ihre Wahrnehmungen sehr real. Sie sehen und hören tatsächlich außergewöhnliche Dinge, die anderen Menschen nicht zugänglich sind.

V. Aderhold wirft einen Blick hinter die Fassade, wenn er erklärt: „Die wahnbildende Projektion macht sonst eher versteckt Vorhandenes überdeutlich und so kann sich im Wahn etwas darstellen, was bislang aus der inneren Lebensgeschichte ausgeschlossen blieb" (S.146). Unverarbeitete Lebenserfahrungen werden auf diese Weise dem Bewusstsein zugänglich. Demnach bietet wahnhaftes Erleben eine Chance, seelischen Ballast aufzuspüren und aus dem Weg zu räumen.

Aus dem Erleben von Borderline-Patienten ergibt sich eine interessante Möglichkeit, Verständnis für die schwierige Symptomatik, bei der es ansonsten an Einsichtsmöglichkeiten mangelt, zu gewinnen. G. Benedetti äußert die Ansicht: „Mitunter sagt uns der psychotisch Erkrankte in seiner wahnhaften Sprache Dinge, die an Wahrhaftigkeit und Treffsicherheit alles übersteigen, was ein Gesunder zu formulieren vermag" (S.202). Und weiter: „Dem Schizophrenen gehen bisweilen Zusammenhänge auf, die den Gesunden verborgen bleiben" (S.256).

Der spirituelle Entwicklungsweg, auch ‚Reise des Helden' genannt, kennt ähnliche Muster, auf die P. Orban hinweist. „Einen einzigen Unterschied gibt es zwischen solcherart gestörten Menschen – die innerhalb ihres Systems ebenfalls recht haben – und der Heldenreise: sie empfinden alles als *gegen* sich gerichtet, wir alles *für* uns. Alles ist Botschaft, Hinweis *für* uns – und nicht gegen uns" (S.61).

Menschen, die danach streben, die ausgetretenen Pfade des Alltags zu verlassen, nehmen verwirrende Erlebnisse in Kauf, denn sie werden in einer besonderen Weise, die einem Menschen unter normalen Bedingungen nicht zugemutet wird, gefordert. Wenn sie nicht scheitern wollen, dürfen sie sich nicht durch alles und jedes verunsichern lassen und jeder schwarzen Katze, die ihnen über den Weg läuft, misstrauen. Die Aufgabe besteht darin, dort, wo es angebracht ist, die Botschaften zu entschlüsseln und besondere Vorkommnisse in die Waagschale der Vernunft zu werfen.

Die Menschheit hat es weitgehend verlernt, auf die innere Stimme zu hören. Jedes Seelenbewusstsein erhält fortwährend Hinweise und Zeichen, die es bspw. auf günstige Gelegenheiten oder Gefahrensituationen hinweisen. Wer die Zeichen nicht erkennt oder für Aberglauben hält, wird leicht Opfer widriger Situationen, denen er andernfalls mit der nötigen Voraussicht begegnet wäre.

Die meisten Botschaften sind nicht spektakulär, sondern ereignen sich ganz nebenbei. Sie werden als Zufälle abgetan und finden nur wenig Beachtung. Doch im Zufall steckt manchmal mehr, als gemeinhin angenommen wird, betont der Arzt H.C. Moolenburgh. Etwas Spielerisches sei daran beteiligt, doch Materialisten fehle „das Vermögen, das Mysteriöse zu prüfen und Erscheinungen zu erkennen, die, obgleich sie sich in dieser sichtbaren Welt abspielen, doch nicht zu dieser Welt gehören, sondern wahrscheinlich zu einer höheren Dimension. Diese höhere Dimension bzw. diese höheren Welten erfüllen das Leben hier mit Sinn" (S.20f.).

Das Gefühl für das Mysteriöse, das Geheimnisvolle, ist bei intellektuellen Menschen weitgehend abhanden gekommen. Dies sei eine der Ursachen dafür, dass so viele Leute unter einem Gefühl der Sinnlosigkeit leiden, meint der Autor. Jemand, der auf Botschaften und Zeichen achtet, lernt, die geheimnisvollen Aspekte des Lebens immer besser zu erkennen. Er wird zunehmend sensibler und entwickelt ein Gespür für die Wunder des Lebens. Die Zufälle bilden plötzlich Muster, wo zuvor nur eine willkürliche Aufeinanderfolge von Ereignissen zu sein schien. Das Leben beginnt wieder, einen Sinn zu entfalten.

Gedanken können dabei behilflich sein, Probleme zu lösen, doch eingleisiges, kopflastiges Denken kann auch in die Irre führen. Zu Zeiten von René Descartes (1596-1650) sprach sich die intellektuelle Elite für eine Spaltung zwischen Geist und Körper aus (*ich denke, also bin ich*). Der Körper bekam die Rolle eines rein stofflichen Objektes zugewiesen, die Einheit ging verloren. Doch die Welt und ihre

Zusammenhänge sind weitaus geheimnisvoller und seltsamer, als zumeist angenommen wird. Die materielle und die feinstoffliche Welt sind miteinander verbunden und wirken aufeinander ein.

Scheinbar zufällige Begebenheiten seien Teil einer anderen, höheren Dimension, der für einen Moment in der materiellen Welt sichtbar wird, behauptet H.C. Moolenburg. „Es zeigt sich, dass zwei scheinbar nicht miteinander in Verbindung stehende Ereignisse in unserer Welt in jener höheren Welt eine Einheit bilden" (S.133). Da das menschliche Begriffsvermögen begrenzt ist, könnten die Zusammenhänge nicht richtig erfasst werden. Unsichtbare Dimensionen scheinen auf die Materie einzuwirken und ein geheimnisvolles Muster zu erzeugen, das blitzartig in bestimmten Augenblicken sichtbar wird. So entdeckt z.B. ein Spaziergänger im bunten Laub, das vor ihm den Boden bedeckt, eine übergeordnete Symmetrie, die ihm bislang entgangen war.

Von einem ganzen Spektrum seltsamer Vorkommnisse, die ein ebenso faszinierendes wie beunruhigendes Muster bilden, berichtet der Naturwissenschaftler L. Watson. Als Biologe hat er gelernt, das Lebendige vom Nichtlebendigen zu unterscheiden. Doch „es ist nicht mehr möglich, Bereiche so eindeutig abzugrenzen. Das Leben, so scheint es, ist nicht so einfach zu definieren. Und ,Dinge', selbst solche, die gänzlich anorganisch und fraglos unbeseelt sind, verhalten sich zuweilen, als wären sie lebendige, gelegentlich sogar empfindende Wesen" (2015, S.14f.).

Der Sufi-Meister Pir Vilayat äußert die Auffassung, die gesamte Welt, d.h. die physische Materie, die Erscheinungen und Situationen, die Menschen begegnen, sein Körper etc seien Zeichen. „Ja – das, was mir geschieht, sind Zeichen, die mich dazu bringen sollen, mehr von dem, was dahinter liegt, zu erahnen" (1995, S.39). Manche dieser Erkenntnisse lassen sich nur schwer in Worte, Begriffe oder Kategorien des Denkens fassen.

Das Besondere an der Welt der Zufälle ist, dass sie wissenschaftlich nicht greifbar sind. Das Phänomen entzieht sich dem wissenschaftlichen Zugriff, zumindest dem, was heutzutage unter Wissenschaft verstanden wird. Ursachen und Folgen fügen sich spielerisch zu einem übergreifenden Muster zusammen. Kennzeichen des echten Zufalls ist das Einmalige. Zufälle haben oft eine symbolhafte Sprache, die übersetzt werden muss. Dabei weisen sie nicht selten sogar prophetische Aspekte auf. In schwierigen Situationen können sie äußerst hilfreich sein und sogar Leben retten. *Zufälle sind Wegweiser auf dem Lebensweg.*

Magier und Mystiker sind darin geschult, auf scheinbare Zufälle und versteckte Zeichen zu achten. Sie lernen, wachsam zu sein gegenüber den Ereignissen, die um sie herum geschehen und den Dingen, die sie umgeben, besondere Aufmerksamkeit zu widmen. Sie sind offen für alle möglichen Situationen, die ihnen begegnen, denn diese enthalten oftmals eine versteckte Lehre. Die Zeichen und Botschaften regen sie zum Nachdenken an und sie sind bestrebt, die in ihnen enthaltene Wahrheit zu entschlüsseln. Denn auch Warnhinweise sind manchmal in den Botschaften enthalten. Es gilt der Grundsatz: *Wer keinen Rat befolgt, wird niemals alt.* Ist die Bedeutung nicht sogleich klar, dann werden magische Hilfsmittel oder komplizierte Deutungen erforderlich.

In den Äußerungen psychotischer Menschen steckt oftmals ein wahrer Kern, den es in der Therapie zu entdecken gilt, wenn man das Innleben ergründen will. Ein grundsätzliches Unverständnis den absurd scheinenden Behauptungen von Patienten gegenüber verhindert, zum Kern der Probleme vorzudringen. Nur wenn ein Patient den Eindruck gewinnt, dass der Therapeut zumindest teilweise seine verzerrten Gedankengänge nachvollziehen kann, wird er offen für Hinweise, die auf fehlerhafte und überzogene Annahmen hindeuten.

Zufälle treten immer überraschend ein und enthüllen rätselhafte Verbindungen zwischen Ereignissen, die scheinbar nichts miteinander zu tun haben. Sie sind ein Hinweis auf ein übergreifendes Muster, das dem Ganzen zugrunde liegt. Bedeutsame Zufälle können eine eindringliche Aufforderung enthalten, bestimmten Dingen mit mehr Aufmerksamkeit zu begegnen. Sie müssen – ebenso wie bedeutsame Träume – entschlüsselt werden, um die ihn ihnen enthaltene rätselhafte Botschaften zu verstehen.

Eine Auffassung, die allen zufällig scheinenden Begebenheiten jegliche Bedeutung abspricht, ist genauso unzutreffend, wie wenn jemand seine blühende Phantasie ungehemmt walten lässt und jeder unwichtigen Kleinigkeit einen bedeutungsschwangeren Anstrich verleiht, um dem tristen Alltag zu entfliehen.

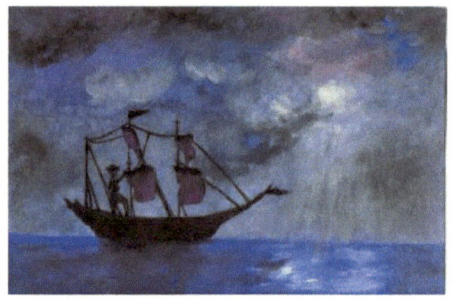

Innere Wandlungsprozesse

Psychose oder höheres Gewahrsein?

Einer, der zuviel glaubt, begeht einen Fehler.
Das Gleiche geschieht, wenn er
zuwenig glaubt.

Eine Krise, die den Anfang eines spirituellen Weges kennzeichnet, deutet auf eine Wandlung hin, auf den Beginn von etwas Neuem. Die negativen Auswirkungen eines krisenhaften Verlaufs zeigen sich in einer Verschlechterung des Allgemeinbefindens, dem Rückfall in alte Verhaltensmuster und dem mangelhaften Vermögen, den alltäglichen Anforderungen gerecht zu werden. Dennoch fühlen sich die Betroffenen oftmals nicht krank, und auch ihre Vorstellungswelt scheint eine logische Geschlossenheit aufzuweisen.

Die Grenze zwischen dem religiösem Erleben schizophrener Menschen und ‚echten' Glaubenserlebnissen kann nicht immer deutlich gezogen werden. Manche Autoren versuchen allerdings, den religiösen Bereich gegen vermeintlich ‚pathologische Tendenzen' abzugrenzen. Die Idee von einem ‚gesunden' religiösen Erleben entspricht allerdings eher einem Wunschbild, denn lebhaftes religiöses Empfinden äußert sich nicht selten in ähnlicher Weise wie gewisse Formen geistiger Störungen, betont R. Mundhenk (S.177f.).

Krisen können unabsichtlich durch psychedelische Drogen oder andere Auslöser, die außergewöhnliche Bewusstseinszustände hervorrufen, induziert werden. C. Scharfetter fordert eine systematische Erforschung der Quellen spiritueller Krisen, um adäquate Hinweise für die Vorbeugung, Beratung und Therapie geben zu können. „Wer auf seinem Wege den Kontakt mit dem Körper…, mit dem inneren Meister oder dem äußeren Führer verliert, ist gefährdet für angstvol-

les Ausgeliefertsein in einem kalten, chaotischen Kosmos mit überwältigend - vernichtenden Mächten, für das Verlorengehen in einem
unendlichen menschenleeren Raum, für schmerzliche Gottverlassen-
heit" (S.63).

Die Erfahrungen, die zuweilen in der Psychose zum Vorschein
kommen, stehen in enger Beziehung zu den Erfahrungen des höheren
Seins, die der Ursprung aller Religionen sind, erklärt R.D. Laing.
Das Göttliche hört auf, unerreichbar zu sein; es wird unmittelbar erfahren und wirkt in die menschliche Sphäre hinein. Um zu überge-
ordneten Erkenntnissen zu gelangen, müsse der Mensch sowohl gewisse Tugenden verwirklichen als auch eine ganze Reihe von Lastern
und Dämonen bekämpfen. Vor allem sei es notwendig, den zur Lei-
denschaft tendierenden Teil seiner Seele zu läutern.

Der Adept verzichtet auf all das, was Quelle innerer Unrast und
Entzweiung ist. Stattdessen übt er sich in Geduld, Stille und Enthalt-
samkeit. Die Askese ist eine Art Läuterungsprozess, der dazu dienen
soll, die noch verbliebenen Laster zu überwinden. Mit dem Verzicht
auf weltliche Güter ist aber noch nicht die Befreiung von allen Leidenschaften erreicht, ganz im Gegenteil: Gerade in der Einsamkeit
hat der Suchende mit Dämonen der Versuchung zu kämpfen. Erst
dann, wenn die Gedanken keine Begehrlichkeiten mehr auslösen und
auch keine erotischen Traumbilder den Übenden mehr plagen, ist er
fast bei der letzten Stufe angekommen.

Doch nicht selten entwickeln die Pilger einen starken Widerwillen
und Überdruss gegen das asketische Leben, das bei ihnen Gefühle
der Langeweile, Trägheit, der Mutlosigkeit und Verdruss auslöst und
die spirituellen Bemühungen untergräbt. Ängste, Zweifel sowie eine
gereizte seelische Verfassung lassen die Kraft des spirituellen Su-
chens erlahmen. Ein Psychiater würde in solchen Fällen vermutlich
eine depressive Verstimmung diagnostizieren.

Zum Unterschied zwischen psychotischen Krisen und spirituell-
religiösen Krisen äußert sich C. Scharfetter. Im Erscheinungsbild

weisen die krisenhaften Verläufe Ähnlichkeiten auf: „Sofern der *Inhalt* ein religiös-spiritueller ist, wird die *Intensität* der Erlebnisse, die Ergriffenheit der Person und deren Fähigkeit, die Erfahrungen zu integrieren und daran zu wachsen, oder deren Disposition, daran zu scheitern und... krank zu werden, über die Zuordnung entscheiden" (S.84).

Während Psychosen häufig religiös-spirituelle Themen beinhalten, nehmen auch spirituelle Krisen nicht selten psychosenahe Ausmaße an. In der Praxis ist die Unterscheidung nicht immer einfach. Das spezielle Fachwissen des behandelnden Therapeuten ist entscheidend dafür, ob er in der Lage ist, spirituelle Krisen als solche zu erkennen. Scharfetter rät dazu, ungewöhnlicher Erlebnisse und Bewusstseinszustände nicht vorschnell als pathologisch einzustufen und anzuerkennen, dass transpersonale Phänomene sowohl in- als auch außerhalb psychiatrischer Einrichtungen vorkommen.

Wenn die Beschäftigung mit Themen wie Gott und Teufel, Gut und Böse, Schuld und Vergebung im Vordergrund stehen, kann von einer religiös-spirituellen Krise ausgegangen werden. Auch Begriffe wie Offenbarung, Verzückung, Ergriffenheit, Besessenheit etc. kommen in Betracht, um die Erlebnisse in Worte zu kleiden. Die Analogien mit mystisch-ekstatischen Erlebnissen sind unverkennbar.

Für schizophrene Menschen hat die Möglichkeit, auch gegensätzliche Aspekte der Wirklichkeit als zusammengehörig zu erleben, nichts Abwegiges. Gott, Teufel, das Universum und das persönliche Ich können als gleichwertige Bausteine eines zusammengehörigen Ganzen verstanden werden.

Es gibt kein Mittelmaß in Psychosen, keine Belanglosigkeiten. Die Betroffenen fühlen sich entweder in den Himmel erhoben oder in die Hölle geworfen. R. Mundhenk betont als gemeinsamen Nenner der vielfältigen Erscheinungsformen spiritueller Krisen die Erfahrung der Überwältigung. Urplötzlich drängt etwas Unbekanntes ins Dasein, das faszinierend und bedrohlich zugleich ist (S.32f.). Damit verbunden ist häufig das Bewusstsein einer ‚göttlichen Führung‘ oder das ‚Ergriffensein‘ vom heiligen Geist. Die Berichte geben die Überzeugung wieder, eine ‚himmlische Berufung‘ empfangen zu haben.

Doch das Erleben enthält häufig ambivalente Züge. Auf eine Himmelsreise kann ebenso rasch eine Höllenfahrt folgen. Die mystische Begegnung kippt plötzlich um und Angst vor dämonischen Angriffen verdüstert die Atmosphäre. „Das Gefahrvolle der ekstatischen Gratwanderung deutet sich hier an; hinter dem Gefühl der Beseligung brodelt oft bereits die Angst." Zwischen beseligendem Schauen und furchterregender Erschütterung ist es nur ein kleiner Schritt. Von den höchsten Höhen stürzt der Schizophrene in quälende Abgründe hinein. Er spürt und sieht das Göttliche wie auch die Hölle auf Erden.

Das Mysterium kann sich somit als Beglückung oder Bedrohung erweisen; es offenbart eine prinzipielle Zwiespältigkeit. „Wo Gott in die Welt kommt, kann dies Gnade und Gericht, Erlösung und Verwerfung, Anbruch der Heilszeit sowie der Apokalypse bedeuten. Der schizophrene Mensch erlebt oft beides in großer Verdichtung und Steigerung, nicht selten auch in raschem Wechsel, manchmal in eigentümlicher Verquickung (ebd.).

Die psychiatrische Wissenschaft solle es vermeiden, außergewöhnliche Erlebnisse vorschnell diagnostischen Kategorien zuzuweisen, kritisiert Mundhenk. Die Beurteilung dürfe sich nicht einseitig an herkömmlichen Symptomen orientieren. Ein in der Krise befindlicher Mensch bedürfe einer adäquaten Betreuung. Dies setze eine differenzierte Betrachtung der außergewöhnlichen Erlebnisse voraus. Religiöse Themen diesseits und jenseits der Pathologie müssten ernst genommen werden.

Manche Menschen ziehen sich in schwierigen Situationen zurück und versenken sich in meditative Übungen, um einem seelischen Druck, der auf ihnen lastet, zu entgehen. Ein vorschnelles Eindringen in metaphysische Bereiche ist jedoch keine Problemlösung, denn es kann eine Abkühlung des Gefühlslebens bewirken. Meditative Betätigung vermeidet häufig eine Auseinandersetzung mit äußeren und inneren Problemen und die Entwicklung stagniert.

Eine unbefangene Rückschau in die Vergangenheit ist das Tor zur Zukunft. Bei schwerwiegenden Problemen sollte der Meditierende bereits sein, vorerst auf spirituelle Bestrebungen zu verzichten, um zu einem späteren Zeitpunkt wieder von vorn anzufangen. Nur von einem ausgeglichenen psychischen Fundament aus, das inneren Halt gewährt, können spirituelle Bewusstseinszustände erreicht werden.

Eine in sich gefestigte, stabile Persönlichkeit ist die Voraussetzung für das Vorankommen auf dem geistigen Weg. Von entscheidender Bedeutung ist ein harmonisches Innenleben, um einen spirituellen Weg ohne gefährliche Umwege beschreiten zu können.

Echte Spiritualität muss sich auch im Alltagsleben bewähren und setzt ein angemessenes Realitätsbewusstsein voraus sowie die Fähigkeit, verschiedene Erfahrungsebenen zu unterscheiden und in den Lebensalltag zu integrieren. Menschen in einer Psychose sind dazu nicht in der Lage.

Merkmale einer spirituellen Krise

Evolution bedingt als Voraussetzung zunächst
Unvollkommenheit.
Wilhelm Augustat

Zu den Merkmalen religiös-spiritueller Erfahrungen werden sensorische Wahrnehmungen gezählt, die eine auffallende Übereinstimmung mit den Krankheitsmerkmalen psychotischer Patienten zeigen.

Inmitten einer Krise sind die Sinneswahrnehmungen häufig extrem übersteigert. Als Folge davon ist die Empfindlichkeit gegenüber Geräuschen und Lichteinwirkungen stark erhöht. Die Betroffenen nehmen Berührungen wahr, hören Stimmen oder sehen Dinge, zu denen in der realen Welt keine Entsprechung existiert. Dazu gehöen:

♦ *Visuelle Erfahrungen*, zu denen Visionen, Licht- und Tonwahrnehmungen, Veränderung in der Umgebung. Déja-vu-Erlebnisse, Erleuchtungserlebnisse etc. gehören.

♦ *Akustische Wahrnehmungen* wie: Stimmenhören, Musik- und andere Geräuschwahrnehmungen.

♦ *Körperliche Empfindungen*: Energieströme im Körper, Hitze- und Kälteempfindungen, Berührungen, die angenehm sein können oder das Gegenteil: die Empfindung, geschlagen, gestoßen oder verletzt zu werden etc.

Die besonderen Phänomene sind die Folge einer Aktivierung der Energiezentren im menschlichen Körper. Im menschlichen Körper befinden sich sechs Energiezentren, auch Chakras genannt, entlang der Wirbelsäule. Sie reichen bis zum Halschakra und der Stirn, dem *Dritten Auge*. Darüber befindet sich noch ein siebtes, das Scheitelchakra. Die Chakren werden vielfach in der Form von Lotosblüten dargestellt. In ihnen sammeln sich die Energieströme, die transformiert und verteilt werden.

Mit der Aktivierung der Energiezentren sind außergewöhnliche Erkenntnisse und Fähigkeiten verbunden. Diese zeigen sich in Form von parapsychologischen Erscheinungen und übernatürlichen Kräften. Hinzu kommen extrasensorische Wahrnehmungen, zu denen Telepathie, Präkognition, Hellsehen, Spukerscheinungen usw. zählen. Das Bewusstsein erweitert sich, was eine unvorbereitete, instabile Psyche in große Schwierigkeiten bringen kann.

Die Erscheinungsformen einer spirituellen Krise sind:

▶ *Veränderte Bewusstseinszustände*: Dazu gehören übernatürliche Fähigkeiten, Präkognition, Telepathie, Visionen, Spukerscheinungen, der Eindruck, dass die Seele den Körper zeitweilig verlässt, u.a.

▶ *Psychosomatische Veränderungen*: Sie zeigen sich in vegetativen Störungen, Schmerzen im Kopf und in der Herzgegend, Erregtheitszuständen, Schwitzen, Frösteln, Zittern u.ä.

▶ *Das Erwachen der Kundalini*: Stimmungsschwankungen zwischen Manie und Depression können auf eine Aktivierung der Kundalini-Energie hindeuten. Die Energie steigt entlang der Wirbelsäule auf und aktiviert dabei die verschiedenen Energiezentren.

Die Energiezentren und Energiekanäle, in denen die feinstoffliche Kundalini-Energie aufsteigt, sind nicht in der naturwissenschaftlich bekannten Anatomie des Körpers zu suchen, sondern sie sind Teil des feinstofflichen Energiekörpers des Menschen. Die Lehre von der Kundalini, die sowohl im Hinduismus wie im Buddhismus eine bedeutende Rolle spielt, gehört dem Tantrismus an, der Lehre von der kosmischen Energie, die auch als Shakti, als weibliche Kraft, gedacht ist.

Hindernisse können den Weg der aufsteigenden Energie erschweren. Sie staut sich in einigen Energiezentren, wenn ihr Fluss behindert wird, ballt sich zusammen und ruft Schmerzen hervor. Unterschiedliche intensive Gefühle wie Verzweiflung, Liebe oder Trauer tauchen plötzlich auf.

Bei der Aktivierung des *Dritten Auges* im Stirnzentrum können sich Druckgefühle, Kopfschmerzen und Schmerzen in der Nasenwurzel bemerkbar machen. Auch sensorische Empfindungen im Genitalbereich werden mit der Kundalini-Energie in Verbindung gebracht. Manchmal stellen sich zudem Unruhe, Schlafstörungen, mangelnder Appetit usw. ein.

Manche Probanden sind von dem Kundalini-Phänomen übermäßig fasziniert, was ihren Realitätsbezug einschränkt und zu Größenphantasien führt. Andere fühlen sich von den Energien überwältigt und geraten in disharmonische Verstimmungen (die eindrucksvoll bei Gopi Krishna geschildert werden). Einige erleben die ‚dunkle Nacht der Seele': Intensive Gefühle der Niedergeschlagenheit, des Verlassen- und Verlorenseins, des Zweifels, der Angst und Verzweiflung stellen sich ein. Die ‚dunkle Nacht' ist Teil der religiös-mystischen Entwicklung und in den entsprechenden Schriften, z.B. bei Johannes vom Kreuz, vielfach belegt. Trostlosigkeit und ‚Austrocknung' der Seele werden bei Bernhard von Clairveaux ausführlich beschrieben.

Auch Jakobs Ringen mit dem Engel in der Bibel, die Themen der Versuchung Jesu in der Wüste, seine Einsamkeit in Gethsemane sowie die Hiobsbotschaft im AT können als krisenhafter Entwicklungsverlauf gedeutet werden. In den hinduistischen und buddhistischen Schriften werden ebenfalls die Hemmnisse und Schwierigkeiten aufgezählt. Die sogenannte *Zen-Krankheit* umfasst ein großes Spektrum an Beschwerden und Nöten, ebenso die yogische Krankheit.

Auf der anderen Seite erleben die Probanden ekstatische Gefühle; sie empfinden Leichtigkeit und Schwerelosigkeit, glauben zu Schweben oder erleben eine ‚Himmelfahrt'. Die vorherrschende euphorische Stimmungslage erinnert Psychiater an das manische Syndrom.

Lori Schiller berichtet in ihrem Buch *Wahnsinn im Kopf* von seltsamen Veränderungen, die in ihrem Innern vorgehen. Anfangs fallen ihr positive Wahrnehmungen auf. So scheint ihr die gewohnte Umgebung weitaus schöner als bisher: Das Grün der Bäume wirkt intensiver, das Wasser des nahen Sees ist klarer und blauer, die Landschaft um sie herum scheint ihr die schönste auf der Welt zu sein. Von diesen Eindrücken ist sie zunächst überwältigt.

Irgendwann beginnt sie die Erinnerung an eine unglückliche Liebschaft zu verfolgen: „Allmählich veränderte sich meine Stimmung, und die Heiterkeit begann aus der Welt um mich herum zu schwinden… Meine Stimmung schlug um. Ein Schleier senkte sich auf mich… Eines Nachts dröhnte eine mächtige Stimme in das Dunkel: ‚Du musst sterben!' Andere Stimmen fielen ein: ‚Du musst sterben!

Du wirst sterben!'..." Auch in der Folgezeit quälen sie die Stimmen in sehr aufdringliche Weise. Sie wird nie mehr ganz frei davon.

Die Anwendung esoterischer und okkulter Techniken ist ohne ausreichende Kenntnisse gefährlich, sofern die Verbindung zu geistigen Lehrern fehlt. M. Schindler hält geistige Gebote als Grundlage für äußerst wichtig, um Schutz, Halt und eine sichere Orientierung zu finden. Reinheitsgebote bewahren den Menschen nicht nur vor Anfechtungen, sondern sie schützen ihn auch vor unbekannten energetischen Auswirkungen.

Ein krisenhafter Verlauf macht sich durch verschiedene Anzeichen bemerkbar:

• Energetische Empfindungen im Körper, wie Vibrieren, Strömen, Wärme, Hitzewallungen, die sich nicht durch äußere Einwirkungen erklären lassen;

• Schmerzen oder ekstatische Empfindungen, die nicht den physikalischen Gesetzmäßigkeiten unterliegen;

• ungewöhnliche Bewusstseinszustände; Hören von Stimmen und verschiedenen Geräuschen;

• spontanes Einnehmen ungewöhnlicher Körperhaltungen und Yoga-Positionen, die einem nicht bekannt sind;

• plötzliche Gefühlsausbrüche, die mit zeitweiligem Kontrollverlust einhergehen;

• heftige Angstzustände, grundlegende Existenzängste;

• extreme Verhaltensweisen wie der Drang, sich in ungewöhnliche und peinliche Situationen zu begeben (bspw. nackt auf der Straße umherzulaufen);

• exzessives sexuelles Verlangen, stundenlanges Masturbieren;

• wahnhafte Vorstellungen und Halluzinationen;

• außersinnliche Wahrnehmungen, wie Hellsichtigkeit, Hellhören; Telepathie (= Übertragung von Gedanken über größere Entfernungen hinweg);

• Präkognition (Vorausschau in die Zukunft);

- Psychokinese (Beeinflussung der Materie);
- Verlust der Kontrolle, so als hätte eine fremde Kraft die Kontrolle über Körper und Geist übernommen;
- Besetzung oder Beeinflussungserlebnisse durch fremde Mächte, die einerseits bedrohlich wirken, auf der anderen Seite okkultes Wissen vermitteln;
- Spukphänomene, die meist auf Aktivitäten Verstorbener zurückgeführt werden.

Negativität öffnet Tür und Tor für zersetzende gegnerische Kräfte. Ist der feinstoffliche Schutzschild, die Aura, erst einmal durchlässig geworden, wird der Betreffende psychisch attackiert und verfällt in psychotische Zustände und schwere Depressionen.

Auf dem spirituellen Weg warten viele Herausforderungen, von denen der Suchende zuvor nichts ahnte und die er nicht bewusst gesucht hat. Er begegnet Engeln und Dämonen und erlebt darüber hinaus unangenehme energetische Symptome sowie psychische Ausnahmezustände. „In unseren modernen Zeiten, in denen alles wegrationalisiert und zum Aberglauben erklärt wurde, was man nicht sehen kann, ist es schwer geworden, wirkliche Hilfe und Verständnis zu finden...", beklagt sich M. Schindler (in: SOS: Selbsthilfe..., S.1). Die westliche Psychologie weigert sich in weiten Teilen nach wie vor, einen wesentlichen unsichtbaren Faktor in der Schöpfung wahrzunehmen.

Im alltäglichen Bewusstseinszustand identifiziert sich der Mensch nur mit einem kleinen Ausschnitt dessen, was seine Persönlichkeit insgesamt ausmacht. In außergewöhnlichen Bewusstseinszuständen können die engen Grenzen des Ichs transzendiert werden und eine größere Identität zum Vorschein kommen.

Gesteigerte Sensitivität und Erregbarkeit

„Der Unterschied zwischen den verschiedenen Bereichen des Universums ist die Intensität der Schwingungen.“
O.M. Aivanhov

Ein Wanderer, der sich auf den spirituellen Weg begibt, sucht nach erweiterten Horizonten, nach starken Gefühlen und rauschhaften Zuständen. Er möchte das Gefängnis des begrenzten Daseins verlassen und sich von den Fesseln, die ihn an Zeit und Raum binden, befreien. Die Suche nach einer Intensivierung des Lebens ist eine Art Befreiungskampf, der letztlich in das Ziel einmündet, die Sphäre des materiellen Daseins hinter sich zu lassen.

Die Bewusstheit kann auf einem Kontinuum angesiedelt werden, das bei einem Zustand der Bewusstlosigkeit und Dumpfheit beginnt und sich bis zu äußerster Wachheit und Klarheit steigert. Zwischen dem Leben in der materiellen Welt und dem geistigen Leben existiert in bezug auf die Sinneseindrücke ein großer Unterschied. Die Eindrücke der Außenwelt sind in der geistigen Wahrnehmung intensiver; das Sehen, Hören und Empfinden ist erheblich schärfer als zuvor.

In erweiterten Bewusstseinszuständen entfaltet sich das Innenleben rauschhaft und gefühlsbetont. Die Begrenzungen scheinen aufgehoben; alle Wahrnehmungen treten deutlicher hervor. Heimliche Sehnsüchte können zum Mittelpunkt allen Strebens werden, denn der Betreffende lebt in seiner privaten Welt, die analog zu seinen Charaktereigenschaften, seinen Stärken und Schwächen, gestaltet ist.

Diejenigen, bei denen das Tor zu einem erweiterten Bewusstseinszustand nicht verschlossen ist, entwickeln eine gesteigerte Sensitivität. Das intuitive Verständnis erhöht sich; in Worten und Sätzen werden kleinste Nuancen wahrgenommen. Gleichzeitig steigt der Pegel der Erregung an; Gefühle werden inensiver erlebt und das Dasein wirkt insgesamt farbiger und reichhaltiger.

Eine Intensivierung des gesamten Lebens findet statt. Das Individuum erfährt eine vibrierende Wirklichkeit, die seine wahre geistige Natur durchscheinen lässt. Sämtliche Sinnesempfindungen sind gesteigert; Sehen, Hören, Geruchssinn und Geschmacksempfindungen werden deutlicher wahrgenommen: Das Auge wird zum ‚dritten Auge‘, das Ohr wird zum ‚dritten Ohr‘, alle Sinne werden zum ‚sechsten Sinn‘. Die Vielfalt, Lebendigkeit und Nuancen des Lebens erschließen sich dem erwachten Bewusstsein. Das den gewöhnlichen Sinnen Verborgene wird dem geistigen Auge sichtbar.

Die Aufnahmefähigkeit ist ebenfalls erhöht. Jeder Augenblick wird in beeindruckender Weise durchlebt. *„Mit der Entdeckung der Intensivierung erhalten wir Zugang zu vielen Phänomenen, die von der akademischen Psychologie gänzlich ausgeblendet werden...“*, erläutert H. Kalweit. „Mit dem Verständnis der Intensivierung wird alles psychische Geschehen transparent, und der kunterbunte Flickenteppich psychischer Faktoren lässt sich nun als harmonisches Muster betrachten“ (in: Liebe und Tod, S.161).

Mit der Erweiterung des Gewahrseins fließt eine umfassendere Wirklichkeit dem Bewusstsein zu und bewirkt die ‚Wiedererinnerung der vollen Wirklichkeit‘ (bei Platon *Anamnesis* genannt). Die Natur hat an Durchlässigkeit gewonnen.

„Der Unterschied zwischen den verschiedenen Bereichen des Universums ist die Intensität der Schwingungen“, erklärt O.M. Aivanhov. Das Leben manifestiert sich im Verlauf der Entwicklung mit einer wachsenden Stärke und Ausgewogenheit. „Man kann sagen, dass das Maß der Entwicklung eines Wesens die Intensität seines Lebens ist.“ (Vgl.: Das Licht, lebendiger Geist, S.112f.)

Ein intensives Dasein ist nicht immer von außen zu erkennen, doch in seinem Innern kann ein Individuum eine annähernd so hohe Schwingungsrate aufweisen wie das Licht. Ein Meditierender sollte darauf achten, „ob es ihm gelungen ist, die Feinheit, die Intensität, mit einem Wort die Spiritualität seiner Bewusstseinszustände zu erhöhen oder ob er im Gegenteil zurückfällt." Tägliches Üben befähigt ihn, den erhöhten Bewusstseinszustand beizubehalten.

Die innere Intensität enthüllt dem Meditierenden täglich neue Wahrheiten, denn das gesteigerte Lebensgefühl ist der Weg, um die wesentlichen Wahrheiten des Universums zu entdecken.

Die höhere geistige Sphäre vibriert mit großer Intensität. Wenn sich der Adept der hohen Schwingung anpassen und mit der schöpferischen Urquelle in Harmonie kommen will, wird er die eigenen Vibrationen steigern müssen. „Ist die Verbindung hergestellt, dann setzt der Kreislauf ein, der Energiefluss hat freien Durchgang: wir werden überflutet", bemerkt Aivanhov. Die jeweiligen Kenntnisse und Fähigkeiten steigern sich in erheblichem Maße. (Vgl.: Die geometrischen Figuren und ihre Sprache, S.64.)

Bei Psychiatriepatienten führt eine solche ‚Überflutung' allerdings zur Destabilisierung des Nervenkostüms, denn sie sind unfähig, die hohen energetischen Ströme sowie die auf sie einstürmende Bilderflut und die Vielfalt an Informationen zu bewältigen.

Viele Adepten begegnen den erhöhten Schwingungen daher mit Misstrauen, weil sie annehmen, dass die beunruhigenden Manifestationen in ihrem Innern sie letztlich in den Wahnsinn treiben. Doch nicht das spirituelle Leben führt zu einer inneren Unausgeglichenheit, betont Aivanhov. Nicht ein intensives Dasein bringt Menschen in psychiatrische Kliniken, sondern es ist „die Unordnung ihres leidenschaftlichen Lebens" (S.117).

Eine intensivere Wahrnehmung verlangt Ausgewogenheit im Denken und Fühlen, um dass Bewusstsein in der Lage zu versetzen, mit klarem Blick die Vorgänge im eigenen Innern unter seine Kontrolle zu bringen und übertriebene oder unangemessene Reaktionen zu vermeiden.

R. Mundhenk verweist auf die Analogie zwischen den Symptomen der Schizophrenie und den ekstatischen Ausnahmeerfahrungen von Mystikern: Auf ekstatisch-rauschhafte Erlebnisse folgen bedrohlich scheinende Angriffe; auf überwältigende religiöse Erlebnisse auch zutiefst verstörende, die nicht nur den psychotischen Menschen, sondern auch den Mystiker an seine Grenzen bringen.

In vielen Fällen begnügt sich die psychiatrische Diagnose mit der Betonung bestimmter Symptome, ohne hinreichend auf Unterschiede zu achten. Hinter der Bezeichnung *Schizophrenie* verbergen sich mannigfache Phänomene und Symptome, die auf ein Verborgenes hinweisen, das hinter diesen Erscheinungen liegt. C.G. Jung entdeckte „im Geisteskranken nicht etwas Neues und Unbekanntes, sondern den Untergrund unseres eigenen Wesens, die Mutter der Lebensprobleme..." (zitiert bei Mundhenk, S.10). Unbewusst ist bei vielen eine Faszination für psychotische Erkrankungen vorhanden.

Religion und Psychose

*Verrücktheit ist das Spiegelbild des Glaubens in seiner
hässlichen Verzerrung.*

Eine gravierende Veränderung der Wahrnehmung und der Art zu Denken gekennzeichnet eine schizophrene Psychose. Die Betroffenen fühlen sich aus ihrer Alltagwelt gedrängt und geworfen in ein ihnen unbekanntes Dasein. Sie hören Stimmen und seltsame Geräusche oder sehen Bilder, für die es in der Alltagswelt keine Entsprechung gibt. Die Beziehung zu ihrem Selbst ist gestört; sie werden sich selbst fremd.

Die sinnliche Wahrnehmung und das Bewusstsein sind erweitert. Alle Dinge ergeben plötzlich einen neuen Sinn und sind mit einer besonderen Bedeutung geladen. Etliche Patienten erzählen davon, die

Gegenwart Gottes oder Jesus in ihrer Nähe gespürt zu haben. Die Berichte Gläubiger über intensive spirituelle Erlebnisse und religiöse Wahnvorstellungen weisen oft keine klaren Unterscheidungsmerkmale auf. Vorstellungen über paranormale Kräfte ähneln sich in verblüffender Weise.

Spirituelle und psychotische Erfahrungen scheinen ähnlichen psychischen Prozessen zu unterliegen. Ob eine Erfahrung als spirituell oder psychotisch eingestuft wird, ist u.a. eine Frage der gesellschaftlichen Konventionen. Dennoch existieren etliche Unterscheidungsmerkmale, die im Verlauf einer Bewusstseinsveränderung zutage treten.

Bestimmte Erlebnisformen lassen sich klar voneinander trennen. Eine manifeste Psychose mit Symptomen wie Verfolgungswahn, negativen Stimmen und furchterregenden Halluzinationen lässt sich eindeutig diagnostizieren. Schizophrene Patienten werden von ihren Erlebnissen überwältigt. Sie verlieren den Kontakt zur Realität und benötigen – zumindest vorübergehend - Hilfe von außen. Das Ich scheint sich aufzulösen und zu zerfallen oder Teil einer größeren Einheit zu werden. Vielfach treten Verwirrung und Angstzustände in den Vordergrund.

Doch nicht in jedem Fall lassen sich Gesundheit und Krankheit klar voneinander unterscheiden, denn ein krisenhafter Verlauf lässt nicht grundsätzlich auf eine schizophrene Erkrankung schließen. Diejenigen, die keinen psychotischen Zusammenbruch erleiden, sind weiterhin in der Lage, ihren Alltag zu bewältigen, während andere einen vorübergehenden Schutz benötigen. Vielfach wird die veränderte Wahrnehmung als spirituelle Erfahrung empfunden. Die Vorstellung, ein ‚Retter der Welt' zu sein, ist häufig anzutreffen. Die Erfahrung gibt manchmal Antworten auf religiöse Fragen und hilft dabei, Lebensprobleme besser zu bewältigen.

Ein pathologischer Verlauf hingegen verstärkt die emotionale Anspannung, wobei die Angst, vergiftet zu werden, häufig anzutreffen ist. Der vermeintliche Auftrag, die Welt retten zu müssen, das Empfinden, in eine andere Wirklichkeit geraten zu sei, in die Menschen sich nicht ohne Begleitung hineinwagen sollten, sind Phasen der Entwicklung, die sich bei vielen Suchern auf dem spirituellen Pfad in unterschiedlichen Ausprägungen wiederholen. Sollen sich nicht gefährliche Abgründe auftun, müssen solche Hindernisse bearbeitet und überwunden werden.

Amerikanische Psychiater gehen davon aus, dass spirituelle Erlebnisse ein fast universell anzutreffendes Merkmal von Psychosen sind, berichtet W. Bergemann. Der Glaube scheint dabei keine notwendige Voraussetzung zu sein, denn auch Menschen, die zuvor keinerlei Interesse an religiösen Themen zeigten, erzählen von derartigen Erlebnissen (in: Psychologie Heute, H.6/2006).

Jeder, der in einer psychiatrischen Klinik arbeitet, wird früher oder später mit Berichten über Himmel und Hölle, über Verdammnis und Auserwähltsein, über Götter und Dämonen konfrontiert, die zu den häufigen Erlebnissen seelisch kranker Menschen in Grenzzuständen gehören. In neuerer Zeit werden derartige Berichte nicht mehr ausschließlich zu den pathologischen Symptomen gerechnet. Mit Begriffen wie ‚spirituelle Krise' wird versucht, einen anderen Zugang zu finden.

In spirituellen Krisen kommt es spontan zu ungewöhnlichen Erlebnissen. Die Ursachen hierfür sind meist nicht bekannt. Werden diese Zustände richtig verstanden und in angemessener Weise unterstützt, enthalten sie ein innovatives Potential, das eine Entwicklung der Persönlichkeit in Gang setzt.

Spirituelle Krisen zeigen ein breit gefächertes Erscheinungsbild. Sie reichen von eher unauffällig scheinenden Befindlichkeitsstörungen ohne nennenswerte körperliche Begleiterscheinungen hin zu psychosenahen Zuständen mit ausgeprägter innerer Unruhe, Schlaflosigkeit, Depressionen und körperlichen Auffälligkeiten. Auch manifeste psychotische Symptome können sich in einer spirituellen Krise zeigen, doch es gibt auffällige Unterschiede:

▶ Psychosekranke sind in akuten Phasen von der alleinigen Gültigkeit ihrer Einschätzung der Situation überzeugt. Einwände lassen sie nicht gelten, während Menschen in spirituellen Krisen durchaus kritische Distanz zu den Symptomen wahren.

▶ Ein Mensch mit spirituellen Problemen ist in der Regel fähig, seinen Alltag zufriedenstellend zu bewältigen, was bei Psychotikern – zumindest in den akuten Phasen – nur selten der Fall ist.

▶ Bei Psychotikern ist das Hören von Stimmen typisch, in spirituellen Krisen kommt dies äußerst selten vor.

▶ Während psychotische Patienten meist keinerlei Krankheitseinsicht zeigen, weiß jemand in einer spirituellen Krise, dass sich in seiner Psyche eine grundlegende Änderung vollzogen hat.

▶ Menschen in einer Psychose wirken oft geistig abwesend und meiden Blickkontakt mit ihrem Gegenüber. Dagegen reagiert die andere Gruppe trotz Krise eher spontan und wirkt geistig präsent.

Psychische Probleme treten im Bannkreis einer Psychose - ähnlich wie in einem Brennspiegel - besonders deutlich zutage. Schwierig wird es dann, wenn bei ein- und derselben Person ein spirituelles Erwachen und eine psychotische Erkrankung gleichzeitig auftreten. Ein Therapeut muss beides voneinander unterscheiden können und sein Vorgehen danach ausrichten.

Das Erscheinungsbild einer spirituellen Krise hängt von der individuellen Persönlichkeitsstruktur ab, wie Ch. Peltzer, Psychiatrie-Ärztin und Psychotherapeutin, bemerkt: „Jemand, der in seiner Persönlichkeit wenig balanciert und strukturiert ist, wird eher eine spirituelle Krise erleben, die ihn massiv erschüttert und verunsichert. Diese Person erlebt z.B. einen Zustand des völligen Zerfallens ihres Ichs, ihrer Ego-Struktur oder das Verschwinden von Zeit- und Raumgefühl… Oft ist die Krise von Angst begleitet, nämlich der Angst des

Egos vor dem Zerfall." (Vgl.: Internet: Ch. Peltzer, Spirituelle Krise – was kann man tun?)

Mit der eingeschränkten Wahrnehmung von außen ist psychotisches Erleben allein nicht zu verstehen. Die Sichtweisen von Betroffenen, von ‚Psychose-Erfahrenen', stehen mittlerweile in zahlreichen Texten zur Verfügung (vgl. z.B. U. Lessing). Sie können dazu beitragen, das Verständnis und Einfühlungsvermögen für Psychosen zu verstärken und einen angemessenen Umgang zu initiieren.

Manchen Patienten kommt es so vor, als gehörten sie zu den wenigen, welche die Welt neu entdecken. Der Käfig, in dem sie sich befinden, öffnet sich eines Tages. Doch der Flug des Vogels in die Freiheit dauert meist nicht lange, denn ihm folgt alsbald der Sturz in psychotische Abgründe.

Eine Krise enthält Hinweise darauf, wo die Persönlichkeitsentwicklung noch gravierende Mängel aufweist. Die Frage stellt sich, ob Therapeuten und Psychiater mit Berichten über außergewöhnliche Erfahrungen, die sie selbst nicht kennen und die ihnen daher fremd sind, adäquat umgehen können? Selbst kirchliche Mitarbeiter tun sich oft schwer mit den ungewöhnlichen Inhalten, die religiöses Basiswissen bei weitem übersteigen. Dennoch könnte es in manchen Fällen hilfreich sein, einen Theologen hinzuzuziehen, der die psychologische Einschätzung ergänzen kann.

Das Interesse am Unbekannten und Rätselhaften, das in vielen älteren medizinischen Arbeiten zu finden ist und Anlass gab zu subtileren Fragestellungen, änderte sich mit der Einführung und Dominanz der Medikamente. Die Patienten sind mittlerweile vielfach das Objekt einer pharmakologisch orientierten Psychiatrie, bei der Zweifel und Selbstkritik keine Rolle mehr spielen.

Außergewöhnliche religiöse Erlebnisse im Kontext psychotischer Entwicklungen sind viel öfter anzutreffen, als gemeinhin erwartet wird. Vor allem im psychotischen Initialstadium tauchen sie erstaunlich häufig auf „In der Praxis... zeigt sich immer wieder, dass Glaube und Wahn manchmal näher beieinander liegen, als uns lieb ist", betont R. Mundhenk (im Vorwort).

Solange sich der Mensch in einer emotionellen Notlage befindet, stagniert er in seiner geistigen Entwicklung. Für Menschen in Krisen ist es sehr wichtig, das Gefühl zu haben, mit ihren Erfahrungen nicht allein zu sein, sondern diese mit anderen Menschen teilen. „Im Prozess des spirituellen Aufbruchs erfährt jeder irgendwann eine Initiation, die ihn auf seinem Weg bestärkt", erklärt E. Bragdon (S.203).

Der religiöse Charakter des Erlebens vor allem in der beginnenden Psychose weckt theologisches Interesse. R. Mundhenk hält die Bezeichnung *morbus sacer* (heilige Krankheit) - die auch für die Epilepsie verwendet wird - für angemessen und gibt dafür die Begründung: „Von besonderer Bedeutung ist die Tatsache, dass jenseits von einer religiösen Wahnbildung vor allem im Initialstadium der Schizophrenie die religiöse Welt eine Belebung erfährt…" (S.14).

Die Aufmerksamkeit vieler Schizophrener richtet sich auf eine tiefere, der unmittelbaren Anschauung entzogene Wahrheit. Ein Patient erzählt bei Mundhenk, er habe bei spiritistischen Sitzungen den ‚Garten des Todes' betreten. „Dies sei vor allem anfangs sehr aufregend gewesen, dann aber zunehmend bedrohlicher geworden, da er immer deutlicher Geisterstimmen, später auch die Stimme des Teufels selbst vernommen habe. Sie hätte ihn zum Suizid und zur Tötung anderer aufgefordert" (S.154).

Der Psychiater St. Grof rüttelt mit seinen Beobachtungen an der psychiatrischen Grundauffassung von ‚psychotischen Schüben', die im Allgemeinen als Manifestationen schwerer psychischer Erkrankungen gelten. Er berichtet von positiven Ergebnissen bei der Anwendung unorthodoxer Behandlungsmethoden (vgl.: Impossible, S.333f.).

Grof vertritt die Auffassung, dass eine spirituelle Öffnung leider allzu häufig mit einem psychotischen Schub verwechselt wird. Symptome könnten aus seiner Sicht als Selbstheilungsversuch der Psyche

betrachtet werden, auf den mit entsprechenden therapeutischen Maßnahmen eingegangen werden sollte.

Das allgemein verbreitete Modell der Psyche bietet nur ein begrenztes Spektrum an therapeutischen Maßnahmen. Verbale, biogra-
fisch orientierte Methoden hätten sich als Werkzeug im Umgang mit
schweren klinischen Problemen im Allgemeinen als enttäuschend
erwiesen, bedauert der Autor. „Da sie gedanklich und praktisch begrenzt sind, erreichen wir mit diesen Methoden nicht die tieferen
Wurzeln der Zustände, die wir damit zu heilen versuchen. Die Entdeckung, wie tief die Probleme reichen, mit denen sich Psychiatrie
und Psychotherapie auseinandersetzen müssen, könnte für sich genommen ziemlich entmutigend sein" (S.337). Neue therapeutische
Methoden, die auf den tieferen Ebenen der Psyche wirksam werden,
seien notwendig, um eine positive Wandlung der Persönlichkeit zu
erreichen.

Die wahllose Unterdrückung von Symptomen durch Psychopharmaka wird bei Grof ersetzt durch eine neue Herangehensweise. Der
Betroffene wird ermutigt, wenn irgend möglich die Prozesse bewusst
zu durchleben (S.365). Dieses therapeutische Vorgehen wird nicht
auf Zustände beschränkt, bei denen das Schwergewicht auf der spirituellen Dimension liegt, sondern auch bei vielen Individuen angewandt, deren außergewöhnliche Erfahrungen keine eindeutig spirituellen Elemente enthalten.

Religiöse Vorstellungen und Spiritualität spielen in einer psychotischen Erkrankung eine große Rolle. In einem krassen Gegensatz dazu steht das geringe Interesse der psychiatrischen Forschung auf diesem Gebiet. Dabei kann das Verständnis der Bedeutung einer Psychose einen wichtigen Beitrag zur Genesung leisten. Ob jemand die
Schwelle zur Psychose überschreitet, hängt nicht allein vom Inhalt
der Vorstellungen ab. Entscheidend dabei ist, welche Konsequenzen
diese für den Verlauf des weiteren Lebens haben.

Transformative Prozesse

*Je mehr Gegenwehr vorhanden ist, desto schwieriger
gestaltet sich der Prozess.*

Seit Jahrzehnten boomt hierzulande der Esoterikmarkt mit den verschiedensten - oft fernöstlichen - Praktiken. Diese sind herausgelöst aus lang gewachsenen Traditionen, in denen normalerweise ein enges Lehrer-Schüler-Verhältnis die Fallstricke des Weges auf ein Minimum reduziert.

Der spirituelle Weg, der die bestehenden Ego-Strukturen erschüttert und infrage stellt, ist für viele eine Herausforderung. Intensive spirituelle Erfahrungen ohne fachkundige Begleitung können heftige Krisen auslösen. Um die Klippen der eigenen Seelenlandschaft zu umschiffen und tiefgreifende Veränderungsprozesse unbeschadet zu überstehen, kann ein kundiger Begleiter behilflich sein, um mit auftretenden Schwierigkeiten fertigzuwerden.

Krisen bergen eine Chance für weitgehende Veränderungs- und Entwicklungsschritte, bemerkt A. Doerne (vgl.: Internet: www.lebensentfaltung.de). Im Verlauf einer spirituellen Praxis wird die Wahrnehmung zunehmend subtiler und umfassender. Auch außersinnliche Wahrnehmungen werden zugänglich. Sowohl aufbauende als auch destruktive Anwandlungen und Kräfte können eine stärkere Wirksamkeit entfalten.

„Schwierig wird es dann, wenn die eigene Grenze so durchlässig wird, dass man sich von energetischen Empfindungen oder außersinnlichen Wahrnehmungen überflutet fühlt und sie nicht steuern kann", warnt Doerne (in: Yoga Aktuell, Heft Juni/Juli 2015). Ein Besuch im Supermarkt kann zu einem Hindernisrennen werden. Daher ist es enorm wichtig, die Intensität solcher Wahrnehmungen steuern zu lernen, sowie die eigene Bewusstheit und Erdung zu stärken.

Existenzielle Krisen können durch verschiedene Faktoren ausgelöst werden:

▶ Personen, die über lange Jahre meditiert und sich intensiv mit Fragen der Sinnfindung im Leben auseinander gesetzt haben, werden im Verlauf des Prozesses, sofern es schwierige Phasen im Leben zu bewältigen gibt, von eine Krise erschüttert.

▶ Auch Menschen, die sich in ihrem bisherigen Leben nicht mit spirituellen Themen beschäftigt haben, geraten manchmal durch äußere Faktoren in eine krisenhafte Situation, z. B. durch einen Unfall, eine schwere Erkrankung, eine Nahtoderfahrung oder extreme körperliche Erschöpfungszustände.

▶ Auslöser für eine Krise kann auch eine Geburt sein, sowie Abtreibungen und Fehlgeburten, Verlusterfahrungen wie Trennung vom Partner, Verlust des Arbeitsplatzes etc.

▶ Auch das Empfinden, in einer bestimmten Lebenssituation, in der Veränderungen nicht möglich scheinen, festgefahren zu sein, kann den Ausbruch einer Krise begünstigen.

▶ Als weitere Auslöser kommen neben psychedelischen Drogen bestimmte Meditationsformen (wie z.B. Holotropes Atmen oder Dynamische Meditation) in Betracht. Auch jede Form von lang anhaltender Meditation kann in eine Krise führen.

Unter Umständen können tiefgehende spirituelle Erfahrungen bei Menschen, die ohne ausreichende Vorbereitung meditieren, Psychosen auslösen. Unbewusste persönliche Muster erhalten plötzlich eine besondere Relevanz. Die jeweilige Persönlichkeitsstruktur entscheidet darüber, in welcher Weise außergewöhnliche Erfahrungen verarbeitet werden. In der Regel ist nicht ein einzelner Faktor für eine krisenhafte Episode verantwortlich, sondern es kommen meist mehrere Faktoren zusammen.

Auf dem inneren Transformationsweg kommen grundlegende Hindernisse in der Psyche zum Vorschein, indem verdrängte Erinnerungen hervorgeholt und verarbeitet werden. Dies kann im Einzelfall zu großen Erschütterungen führen, die es erforderlich machen, die Entwicklung abzubrechen und den Weg nicht weiter zu beschreiten.

Die Forderung, auch belastende Erinnerungen zu integrieren und als Teil des eigenen Selbst anzusehen, ist nicht leicht zu erfüllen. Auf dem Weg der persönlichen Entfaltung kommen unverarbeitete, oftmals schmerzhafte und traumatische Erfahrungen der Vergangenheit ans Licht. Ein schwaches Selbstwertgefühl steht der Akzeptanz negativer Erinnerungen im Wege. Die innere Zerrissenheit führt in eine Krisensituation, welche die bisherige spirituelle Praxis in Frage stellt.

Eine weitere Herausforderung besteht darin, die ankommenden Wahrnehmungen angemessen zu interpretieren und eigene, unbewusste Projektionen zu erkennen, sowie absurde Denkinhalte, die ans Wahnhafte grenzen, nicht aufkommen zu lassen. Andererseits können subtile Wahrnehmungen, die auf den ersten Blick ‚unnormal' erscheinen, als eine mögliche Variante der Wirklichkeit verstanden werden. Daher ist es manchmal vorteilhaft, sie nicht von vornherein auszugrenzen, sondern ihnen einen angemessenen Platz einzuräumen.

Viele Wanderer orientieren sich an spirituellen Techniken aus dem Osten und fühlen sich den Kräften, die diese mobilisieren, ausgeliefert, warnt der schweizer Psychotherapeut C. Zumstein. Die Kandidaten werden von Kräften bedrängt, die sie nicht verstehen und verlieren die Bodenhaftung, da es ihnen an Basiswissen für den Umgang mit exotischen spirituellen Praktiken mangelt.

„Ich treffe immer mehr Menschen, die nicht erwachen können; Erwachen im alltäglichen Sinne, weil das Träumen sie so sehr in Anspruch nimmt, dass sie viele Stunden des Alltags träumend verbringen, unfähig, ihre Aufmerksamkeit auf eine anspruchsvolle Alltagsbeschäftigung auszurichten, obwohl sie intellektuell dazu ohne Zweifel in der Lage wären", bemängelt der Autor (S.213). Die Probanden sollten lernen, ihre Aufmerksamkeit im Diesseits zu bündeln, um den Alltag zu bewältigen, während sie auf der jenseitigen Ebene ihre Träume und die dortige Realität gestalten.

Den Vorzug sollten solchen Methoden erhalten, die es einem Individuum erlauben, die Schwelle in beide Richtungen zu überschreiten und dabei die notwendigen Bewusstseinsveränderungen vorzunehmen. Der Mangel an einem tragfähigen Umgang mit beiden Seiten, mit der nichtalltäglichen Wirklichkeit jenseits der Schwelle und der Alltagswirklichkeit führt zu fundamentalen Schwierigkeiten.

Außergewöhnliche Fähigkeiten werden oft als ‚Gabe', als Beweis einer spirituellen Entwicklung aufgefasst, doch dies trifft nicht in jedem Fall zu. Außersinnliche Wahrnehmungen stellen das bisherige Weltbild in Frage. Sie können eine Persönlichkeit erschüttern, wenn diese außerstande ist, die Erfahrungen einzuordnen und zu integrieren.

Im buddhistischen Schrifttum wird die Zen-Krankheit beschrieben. Die Erfahrungen eines Mönchs aus dem 18. Jhdt namens Hakun werden in diesem Zusammenhang geschildert. Nach seiner ersten mystischen Erfahrung litt er unter ernsten körperlichen und psychotischen Beschwerden, die keine Medizin heilen konnte. Er begegnete einem Weisen, der ihm folgendes mitteilte: „Deine Meditation ist weit über deine Kraft gegangen. Wenn du dir nicht die wunderbaren Wirkungen der Introspektion zunutze machst, wirst du schließlich und endlich nicht mehr bestehen können" (vgl.: www.wege-zur-Erleuchtung.de).

Die psychische Intensität, der sich Menschen in spirituellen Krisenzeiten ausgesetzt sehen, kann einer labilen Persönlichkeit physischen und psychischen Schaden zufügen. „Wichtig ist dabei der Übergang oder die Abgrenzung zur psychischen Erkrankung, denn es gibt auch schwere Depressionen oder Psychosen mit religiösem Inhalt, die im Rahmen einer spirituellen Krise zu sehen sind, die aber evtl. nur in einer Klinik zu behandeln sind", bemerkt Ch. Peltzer. Der Einsatz von Medikamenten sei unter Umständen notwendig, wobei z.b. Sedativa oder ein mildes Neuroleptikum der neuen Generation zum Einsatz kommen können.

Auch der Eindruck, von Wesenheiten, Mächten und Geistern beherrscht und besetzt zu sein, kann eine Desintegration der Ich-Strukturen bewirken. Inbesitznahmen werden von Therapeuten fälschlicherweise als dissoziierte, abgespaltene Persönlichkeiten diagnostiziert. Dies trifft aber nur auf einen Teil der Problematik zu. Leider ist das gesellschaftliche Tabu bei vielen außergewöhnlichen Erscheinungen immer noch wirksam.

Bei der Diagnose spiritueller Krisen wäre es vorteilhaft, wenn in der Therapie nicht vorschnell Umdeutungen vorgenommen würden, sobald der Klient von Lichterscheinungen, Engelsstimmen oder von Dämonen, die ihn ängstigen, erzählt. Spirituelle Erfahrungen werden von klinischen Therapeuten leicht als abnorm eingestuft bzw. als pathologisch bewertet. Diese Art, mit gewissen Phänomenen umzugehen, ist ungeeignet wenn es darum geht, ein Leiden zu erfassen, dass auf der Grundlage transpersonaler Entwicklungen entstanden ist.

Die transpersonalen Prozesse können einen zeitlich begrenzten, stürmischen Verlauf nehmen; sie können sich aber auch in ruhigeren Bahnen bewegen und lange andauern. Manchmal liegen jahrelange Pausen zwischen den einzelnen Episoden und gehen irgendwann in den nächsten Entwicklungsschub über. Über manche Strecken scheint ein Prozess alle Grenzen des Erträglichen zu überschreiten, denn unverarbeitete biografische Traumata drängen dabei an die Oberfläche.

Ein gesellschaftliches Umfeld, das mit Unverständnis und Ablehnung reagiert, trägt zu einer massiven Verstärkung der Krise bei. Das kann bis zum geplanten oder vollzogenen Suizid gehen. Deutungen und Interpretationen, die das Verständnis vertiefen, können den Hilfesuchenden bei der Aufarbeitung unterstützen. Ein religiöses, metaphysisches oder philosophisches System hilft ihm dabei, die Erfahrungen einzuordnen und zu begreifen, was vor sich geht.

Für eine offene Umgangsweise mit Menschen, die eine Krise durchmachen, plädiert auch T. Bock. Die Krise sei ein komplexer Prozess, der vor allem auf seinen Sinn, seine Botschaft hin untersucht werden sollte. Der Autor plädiert für mehr Einsicht seitens der Ärzte und Therapeuten. Ein breiteres, flexibleres Verständnis für psychotische Erlebnisse tut not, sowie eine Änderung der zum Teil starren psychiatrischen Strukturen, die sich in festgefahrenen, dogmatischen Überzeugungen und schematischen Behandlungsangeboten kundtun.

Kundalini – Energie und Krise

Je schwerer die Prüfung, desto leuchtender der Triumph.

Das Erwachen der *Kundalini* wird von ärztlicher Seite oft als Störung des vegetativen Nervensystems diagnostiziert, da die traditionelle Medizin energetische Zusammenhänge weitgehend ausschließt. Doch ein Mensch besteht nicht nur aus seinem Körper. Eine Vielzahl verschiedener vitaler Energien, die mit den Drüsen und dem Hormonsystem in Zusammenhang stehen, steuert den gesamten Organismus. Physiologische und geistige Kräfte sind eng miteinander verbunden und wirken sich auch auf die psychischen Strukturen aus.

Kundalini, die ‚feurige Kraft' wird bei den Autoren A. und D. Meurois-Givaudan folgendermaßen beschrieben: „Die Kundalini-Kraft ist ein großes, völlig neutrales Feuer; unterdrückt verzehrt es seinen Unterdrücker, vergeudet zerrüttet es das Wesen. Sie ist viel mehr als eine Schlangenenergie! ... Der Mensch macht aus ihr entweder ein Marterinstrument oder das Instrument der Vereinigung, der Wiederzusammenführung des Himmlischen und des Irdischen" (S.103). Eine Flamme hat immer die Fähigkeit, entweder zu wärmen oder zu verbrennen. Sie birgt in sich das Potential der Vereinigung.

Die Symptome, die eine Aktivierung der Kundalini-Energie auslöst, ähneln in mancher Hinsicht den Störungen, denen schizophrene Patienten während einer psychotischen Krise ausgesetzt sind. Daher wird der Aufstieg der Kundalini an dieser Stelle eingehend beschrieben.

Kundalini-Yoga

Ohne ausreichende Vorbereitung und Reinigung kann Kundalini-Yoga, das die Schlangenkraft erwecken soll, ungeahnte Folgen nach sich ziehen. Neben Angstzuständen und geistiger Verwirrtheit treten körperliche Schmerzen und Verfolgungsängste auf. M. Schindler vom Phoenix-Netzwerk rät daher von derartigen Praktiken ab, denn der Prozess beginne normalerweise von ganz allein. Schon viele Tragödien seien ausgelöst worden durch die eigenmächtige Stimulation dieser eindrucksvollen Urkraft.

Die bewusste Kundalini-Erweckung findet in Indien vor allem innerhalb einer Guru-Schüler-Beziehung statt. Mittlerweile häufen sich auch im westlichen Kulturkreis Berichte über die Aktivierung der Kundalini-Energie, die in der christlichen Tradition auch als ‚Licht und Feuer des Heiligen Geistes' beschrieben wird. Indische Yogis bereiten sich intensiv - oft jahrzehntelang - auf die Erweckung der Schlangenkraft mittels bestimmter Yoga-Praktiken, Askese und Reinigungsübungen für Körper und Geist vor. Sie wissen um die Gefahren und sind bestrebt, diese durch Disziplin und geistige Schulung zu umgehen.

Eine Beziehung zwischen indischem Guru und seinem Schüler ist sehr intensiv. Sie kann sich angeblich über mehrere Inkarnationen erstrecken. Die Übertragung der Kundalini-Energie findet zu einem

Zeitpunkt statt, an dem der Adept bereit dafür ist. Doch nicht immer ist eine intensive Vorbereitung als Schutz ausreichend, wie Tanja Braid berichtet (vgl. Internet: Neoterisches Bewusstsein: Was ist Kundalini?). Sie schreibt: „Ein bislang gut gehütetes Geheimnis nennt sich ‚Shaktipat'. Hier handelt es sich um eine Initiation/Einweihung, die der sog. Satguru dem Schüler gewährt. Dabei wird die Energie vom Guru auf den Schüler übertragen."

Da die Kundalini-Energie eine Verstärkerfunktion hat, treten vorhandene Konflikte in aller Deutlichkeit zutage. Wird der Aufstieg der Kundalini blockiert, entstehen enorme Probleme. Eine Blockade wird durch starke Ängste, persönliche Schwächen, ungelöste Konflikte oder die Missachtung spiritueller Gebote erzeugt. Übungen mit dem Ziel, die Kundalini-Energie zu stimulieren, sind daher nicht ungefährlich.

Bei starken energetischen Einwirkungen wird gesetzmäßig alles das verstärkt, was vorhanden ist. Eine intensive Stimulation lässt problematische Eigenschaften übermäßig anwachsen, manchmal in einem solchen Ausmaß, dass jede Steuerung versagt. Das Ich-Bewusstsein wird überflutet von Energieströmen, ähnlich der Situation bei Hochwasser, in der die berstenden Deiche einen Wassereinbruch nicht verhindern können.

Um den Energiefluss zu senken, müssen die aufbrausenden Emotionen beruhigt werden. Auch eine sofortige Einstellung der Yogaübungen ist notwendig. M. Schindler warnt: „Rechnen Sie durch die Überstimulation mit leichten Psychosen und enthalten sie sich allein deshalb schon der emotional gesteuerten Handlungen und Beurteilungen, denn sie könnten aufgrund der Psychose verzerrt und nicht angemessen sein" (in: Fragen und Antworten, S.3).

Zusätzliche Reizquellen wie Fernseher und PC sollten eine zeitlang gemieden werden. Der Schutz des Solarplexus ist ratsam, wenn Emotionalität und Negativität überhand nehmen. Viel Schlaf, lange Spaziergänge in der Natur und evtl. ein Beruhigungsmittel vom Arzt können dabei helfen, die Nerven zu schützen, damit sie nicht energetisch ‚durchbrennen'.

Wenn eine Krisensituation eintritt, stehen die Betroffenen mit ihren Problemen meist allein da, denn nur wenige Mitmenschen kennen sich mit den Prozessen, die im Innern stattfinden, aus und wissen, wie betroffenen Menschen in ihrer Not geholfen werden kann. Angst und innere Widerstände intensivieren den Prozess und verhindern ein freies Fließen der Energien.

Während der Phase der ‚Abkühlung' kommt es vor, dass der Aggressionspegel unverhältnismäßig anschwillt. Als Ventil kommen Jogging oder andere körperliche Tätigkeiten infrage, die Energien ableiten und neutralisieren. Sobald jemand die Hintergründe für seine aufbrausenden Empfindungen kennt, kann er aktiv daran mitarbeiten, die Situation in den Griff zu bekommen. Erst nachdem die starken Gefühlsschwankungen unter Kontrolle gebracht sind, werden wieder bewusste Planungen und Entscheidungen möglich.

Kundalini-Symptome

Ein Mensch, bei dem die Kundalini aktiviert ist, erlebt ungewöhnliche Zustände, bis hin zu Lichterscheinungen und zur Erleuchtung. Ist die Energie einmal erweckt, gibt es kein Zurück mehr. Der erste Aufstieg bzw. das Erwachen werden am intensivsten empfunden. Eine enorme Hitze entsteht, ein brennendes Empfinden, das sich durch die Nervenbahnen der Wirbelsäule nach oben hin ausbreitet, begleitet von Herzrasen, Schmerzen und hochgradiger Nervosität. Das gesamte Nervensystem steht buchstäblich unter Strom.

Dieser Zustand kann sich über einige Tage, mehrere Monate oder sogar Jahre hinziehen. Er dauert solange, bis sich der Organismus und die Psyche an den Energiezuwachs gewöhnt haben. Je besser die physische Konstitution und je ausgeglichener die Psyche, desto leichter werden die Symptome bewältigt. Wissen ist eine große Hilfe, wenn es darum geht, mit unangenehmen Symptomen fertig zu werden. Viele Betroffene bedauern im Nachhinein, nicht früher über die besonderen Symptome, die das Kundalini-Erwachen mit sich bringt, informiert gewesen zu sein.

Eine aktive Kundalini hat einen direkten Einfluss auf den physischen Organismus; auf das Hormonsystem, die Nervenbahnen, die Organe und die Blutzirkulation. Die Energie wirkt sich chaotisch aus und lässt sich nicht kontrollieren. Sie bewirkt extreme Stimmungsschwankungen, Gefühlsausbrüche sowie übersteigerte sexuelle Erregung.

Verschiedene Anzeichen deuten auf das Erwachen der Kundalini hin. Dazu gehören:

◻ Intensives Traumleben, erschreckende Alpträume.

◻ Energieflüsse, die sich im Körper, insbesondere in Händen und Füßen, bemerkbar machen.

◻ Druckgefühl im Bereich des Steißbeins.

◻ Dazu kommt das Empfinden, ständig unter Strom zu stehen und innerlich zu brennen.

Innerer Widerstand und Ängste verschlimmern die Symptome um ein Vielfaches. Angst kann sich zur Panik steigern. Allein an die Symptome zu denken, kann eine Verschlimmerung herbeiführen. Ein verfeinertes Gehör lässt die Geräusche des Alltags viel zu laut und aufdringlich erscheinen. Beten hilft in dieser Situation offenbar nicht, sondern bewirkt eher das Gegenteil, wie T. Braid aus eigener Erfahrung weiß. Sie fühlt sich mit ihren Problemen alleingelassen, denn niemand schien in der Lage, ihr beizustehen und die Symptome zu lindern.

Es kann sehr unangenehm sein, wenn sich rätselhafte Veränderungen im eigenen Organismus bemerkbar machen und niemand weiß, worum es sich dabei handelt. Das plötzliche Erwachen der Kundalini wirft einen Menschen oft komplett aus der Bahn. T. Braid warnt: „…wer diesem Höllenritt nicht gewachsen ist, sollte von Kundalini und einer bewussten oder zufälligen Erweckung die Finger lassen." Sofern der Körper nicht auseichend vorbereitet ist, kommt es zu Widerständen und unterschiedlichen Komplikationen.

Als Auslöser für die Kundalini kommen neben Yoga-Übungen verschiedene andere Faktoren in Betracht, wie: körperliche oder seelische Erschütterungen, exzessives sexuelles Verhalten, Meditationsübungen, Tai Chi, Reiki, Holotropes Atmen etc. Auch bewusstseinserweiternde Substanzen gelten als Türöffner.

Symptome, die mit einem Kundalini-Prozess einhergehen, sind:

- ◙ Übelkeit, Schmerzen im Unterleib, Magenschmerzen;
- ◙ Schlaflosigkeit, zittern, schwitzen;
- ◙ Nervosität bis hin zu Panikattacken;
- ◙ unfreiwilliges Schließen der Augenlider und Probleme, sie zu öffnen;
- ◙ Druck unterhalb der Wirbelsäule;
- ◙ stechender Schmerz in der Wirbelsäule ;
- ◙ von innen aufsteigende Hitze;
- ◙ Vibrationen in den Gliedern; Herzrasen;
- ◙ unwillkürliches Schütteln des Körpers, Zittern, Zuckungen und Krämpfe;
- ◙ stromähnliche Impulse am ganzen Körper;
- ◙ Kribbeln auf der Kopfhaut, Empfindung der Ausdehnung des Kopfes;
- ◙ ständiges ‚Ameisenlaufen' am ganzen Körper;
- ◙ unbeabsichtigtes Tanzen, Hüpfen oder Drehen;
- ◙ Steifheit und Muskelkrämpfe;
- ◙ Taubheit der Hände, Arme und Füße;
- ◙ vorübergehende Tic-Störung (unwillkürliche, rasche Bewegungen);
- ◙ übersteigerte Sinneswahrnehmungen, Geräuschempfindlichkeit;
- ◙ Einstiche am ganzen Körper, Schmerzen;
- ◙ extreme Sensibilität, unkontrolliertes Weinen;

- gesteigertes Erinnerungsvermögen;
- Unkonzentriertheit, Gedankenwirrwarr;
- Erstarren des Bewusstseinsablaufs;
- in Trance versinken, bewegungslos ins Leere starren;
- innere Bilder und Visionen;
- Aura sehen, helle und gleißende Lichter tauchen auf;
- paranormale Erlebnisse;
- Auflösungserscheinungen.

Zu der Symptomatik können sich paranormale Fähigkeiten gesellen wie:

- Visionen im Halbschlaf,
- luzide Träume,
- Reinkarnationserinnerungen,
- außerkörperliche Erlebnisse u.a.

Das Gefühl, permanent unter Hochspannung zu stehen, verursacht extreme Schlafstörungen. Viele leiden unter Atemproblemen, wenn die Energie sich bemerkbar macht. Auch Schwindelanfälle kommen vor. Manche erleben bizarre Verdrehungen des Rumpfes, ausgelöst durch eine fremde Kraft im Innern. Ungewöhnliche Positionen des Körpers werden durch den Kundalini-Prozess bewirkt, um einen freien Energiefluss zu gewährleisten. Manchmal bebt und zuckt der gesamte Organismus ungesteuert und unkontrollierbar.

Das Nervensystem muss sich erst im Lauf der Zeit an den erhöhten Energiefluss gewöhnen. Eine entspannte Haltung, die den Energien ihren Lauf lässt, vermindert die Störungen. Sobald die Erfahrung integriert ist, sollte der Proband ohne Hilfsmittel auskommen.

Auch viele Psychotiker klagen in akuten Phasen über Symptome, die einem Kundalini-Schub ähneln. R.D. Laing berichtet über den Traum einer Patientin, in dem Feuer eine entscheidende Rolle spielt. Eine 30jährige Frau träumt davon, dass sie in Flammen steht. Um sie herum bildet das Feuer eine immer größere Kruste aus erkalteter Lava. „Halb von außen und halb vom Inneren ihres eigenen Körpers her konnte sie sehen, wie das Feuer langsam von der Kruste erstickt wurde" (S.43).

Vier Tage darauf wird bei der Träumerin eine schizophrene Erkrankung diagnostiziert. Im Verlauf der Psychose erstarrt sie innerlich und fühlt sich - ganz ähnlich wie in ihrem Traum - wie von einer Kruste umschlossen.

Heftige Kundalini-Symptome können ein Hinweis darauf sein, dass belastendes Karma aus der Vergangenheit wirksam wird, erklärt M. Schindler (in: Fragen und Antworten 2, S.9f.). Im Körper werden starke Widerstände ausgelöst, die bereinigt werden müssen. Wenn sich Menschen, die einen fortgeschrittenen geistigen Entwicklungsstand erreicht hatten, nach ihrer Wiedergeburt erneut okkulten Themen zuwenden, kehren die alten Kräfte, mit denen sie im Vorleben in Kontakt standen, zurück.

Geistwesen, die sich auf unangenehme Weise bemerkbar machen, tun dies aufgrund des negativen Karmas, das in der Vergangenheit angehäuft wurde und nun verarbeitet und bereinigt werden soll. M. Schindler rät, sich nach konkreten Möglichkeiten der Wiedergutmachung im Hier und Jetzt umzusehen. Ein fortgesetzter Missbrauch von Energien, wie bspw. sogenannte ‚Bestellungen ans Universum', sollte unbedingt vermieden werden. Mit der Kundalini-Energie sollte äußerst vorsichtig und bedächtig umgegangen werden, um keine dramatischen Folgen hervorzurufen.

Die Manipulation der Energieströme durch einen Arzt oder Heiler kann zu einer Zunahme der Symptomatik führen, wenn der Behandler nicht mit den Erscheinungsformen des Kundalini-Prozesses vertraut ist. Um wirkliche Unterstützung leiten zu können, benötigt er spezielles Wissen über diese Vorgänge. Häufig werden die Symptome falsch gedeutet und entsprechend fehlgeleitet sind die Reaktionen darauf.

Übersinnliche Fähigkeiten (Siddhis)

Ein Kundalini-Erwachen kann übersinnliche Fähigkeiten aktivieren. Im Hinduismus und Buddhismus werden diese Fähigkeiten als *Siddhis* bezeichnet, die sich in unterschiedlicher Stärke und Anzahl zeigen (vgl. Patanjali, Yoga-Sutren). Sie können sich vereinzelt oder phasenweise und in unterschiedlicher Intensität entfalten.

Zu den *Siddhis* gehören:

◘ Mediale Fähigkeiten sowie übersinnliche Wahrnehmungen, wie: Hellsehen und Hellhören, u.a.;

◘ die Wahrnehmung feinstofflicher Energiefelder (Aurasehen);

◘ Heilkräfte, die sich auf andere Menschen übertragen lassen;

◘ das Wissen um zukünftige Ereignisse, Wahrsagen;

◘ die telepathische Fähigkeit, Gedanken zu lesen und zu übertragen;

◘ die Fähigkeit, in das Bewusstsein anderer Menschen einzudringen;

◘ psychokinetische Erfahrungen, z.B. die Bewegung von Gegenständen (Telekinese);

◘ luzide und präkognitive Träume;

◘ Erinnerungen an frühere Inkarnationen;

◘ das Verlassen des physischen Körpers im feinstofflichen Double (Ätherkörper), Astralreisen;

◘ Lichterlebnisse, Erleuchtung.

Die *Siddhis* treten oft spontan auf und bereiten vielen Betroffenen eine unangenehme Überraschung. Doch nicht bei jedem Kundalini - Prozess zeigen sich die gleichen Kräfte und Fähigkeiten. Auch wird nicht jede übernatürliche Gabe durch das Kundalini - Erwachen hervorgerufen. Ihr Auftreten ist abhängig von den spezifischen Anlagen einer Person. Wahrscheinlich existiert ein Zusammenhang mit der Entwicklung der Energiezentren im Organismus. Die Anlagen dazu sind bei jedem Individuum in unterschiedlicher Stärke vorhanden.

Kundalini *Siddhis* sind Werkzeuge, die von den mystischen Traditionen keineswegs als das eigentliche Ziel betrachtet werden. Sie können einen Wanderer vom Wege abbringen, sobald er zuviel Aufmerksamkeit auf sie verwendet. Vor allem sind sie nicht dazu da, um für egoistische Zwecke verwendet zu werden. T. Braid beschreibt *Siddhis* als „Begleitumstände des Weges, das Ziel ist jedoch immer die Erlösung aus dem Kreislauf der Wiedergeburt..." (s. Internet: Kundalini Siddhis – Paranormale Fähigkeiten).

Das angestrebte Ziel ist hoch und manch einer wird sich davon überfordert fühlen. Wer ist schon ernsthaft bereit, die irdische Ebene für immer hinter sich zu lassen? Nur derjenige, der in allem, was ihm im ‚Hier und Jetzt' begegnet, das irdische ‚Jammertal' sieht (wie es bspw. in der buddhistischen Lehre beschrieben wird), ist zum Äußersten bereit. Buddhistische Gläubige sind bestrebt, alles hinter sich zu lassen in ihrem Streben nach einem Ziel, das für die meisten Menschen noch in weiter Ferne liegt.

Siddhis können als nützliche Helfer auf dem Weg Einblicke gewähren, die auf andere Weise nicht möglich sind, doch sie können auch den Weg in einem ‚Höllenritt' verwandeln, indem sie bei furchtsamen Naturen Angst und Schrecken verbreiten. Der Umgang mit ihnen will gelernt sein.

Die Fähigkeit der Bewusstseinserweiterung hat es zu allen Zeiten in der Menschheit gegeben, denn sie ist seine natürlich Gabe, die jedem innewohnt. Personen, die sich intensiv mit spirituellen Themen befassen, entwickeln häufig ein erweitertes Wahrnehmungsvermögen. Das *Dritte Auge* in der Mitte der Stirn beginnt sich zu öffnen und ermöglicht hellsichtige Blicke in andere Dimensionen. Bilder tauchen vor dem geistigen Auge auf, die - abhängig vom Bewusstseinstand des Sehers - anregend, aber auch erschreckend sein können. Die vielgestaltige Bildergalerie, die sichtbar wird, kann sehr verwirrend sein und ein Abgleiten in illusionäre Vorstellungen bewirken.

Mediale Gaben wie Hellsehen und Hellhören sind keineswegs immer ein Zeichen für einen fortgeschrittenen Bewusstseinsstand. Ein beträchtlicher Anteil der Patienten in psychiatrischen Kliniken leidet unter krankhaften Halluzinationen, die sich letztendlich als Überforderung erweisen. Ein Krisenzustand führt sowohl lichte Visionen als auch abgründige Halluzinationen herbei.

Als Halluzinationen werden Wahrnehmungsinhalte bezeichnet, die unabhängig von der äußeren Wirklichkeit auftreten – das Sehen oder Hören von Dingen, für die kein von außen erkennbarer Anlass vorhanden ist. Sie scheinen aus dem Nichts zu entstehen und wirken auf den Seher überaus real. Das Wort *Halluzination* lässt sich nicht immer ohne weiteres von Fehlwahrnehmungen oder Sinnestäuschungen abgrenzen.

Eine Definition von William James lautet: „Eine Halluzination ist eine rein sensorische Bewusstseinsform, eine ebenso wahrhafte Sinneswahrnehmung, wie sie in Gegenwart eines realen Objekts stattfindet. Nur dass das Objekt zufällig nicht da ist" (vgl.: O. Sacks, 2015, S.9).

Die Behauptung, das halluzinierte Objekt sei ‚nicht da', trifft den Sachverhalt allerdings nicht vollständig, denn für die subjektive Wahrnehmung des Sehers ist das geschaute Objekt tatsächlich vorhanden. Wenn es ‚nicht da' wäre, könnte es auch nicht gesehen werden.

Die Visionen, die sich offenbaren, sind allerdings zum Teil Gebilde der eigenen Phantasie, die greifbare Formen angenommen haben. Ein Mystiker lernt, die echten Perlen von den falschen zu unterscheiden. Er beherrscht die Gestaltungskräfte, die ihm innewohnen und unterscheidet geistige Offenbarungen von Trugbildern, die ihn in die Irre führen.

Bedeutende Erfindungen und unvergängliche Kunstwerke sind entstanden aufgrund von Inspirationen aus geistigen Bewusstseinsebenen. Viele Künstler sind durchaus imstande, zwischen Phantasien der eigenen Psyche und Inspirationen aus dem Geistigen zu unterscheiden. Spirituelle Medien sind davon überzeugt, Eindrücke und Visionen von ihren geistigen Helfern bzw. Schutzengeln zu erhalten.

Infolge der Erweiterung des bewussten Gewahrseins kommen bislang unbekannte Bewusstseinsebenen zum Vorschein. Seher besitzen die Gabe, nicht nur die Außenseite der Dinge zu erforschen, sondern in unsichtbare Bereiche vorzudringen, in denen sich Welt, Mensch und Universum der inneren Wahrnehmung enthüllen.

Sexualität und Kundalini

Sexuelle Empfindungen können sich, sobald die Kundalini aktiv wird, unter Umständen sehr nachteilig auswirken. Eine Frau, die sich in einen Mönch verliebt hat, erwacht eines Nachts und erlebt die Erweckung der Kundalini. Es folgen sehr intensive Wochen mit „höchster sexueller Erregung und Erfüllung im ganzen astralen Körper", solange, bis sie einen epileptischen Anfall hat. „Nun habe auch ich die Hölle auf Erden, da ich meinen Beruf, mein eigenes Leben nicht mehr so leben kann, wie bisher", klagt sie (s. Internet unter: Kundalini Aufstieg, Symptome und Krisen). Die aktive Kundalini-Energie setzt sie in der Folgezeit weiterhin unter Druck.

In früheren Jahrhunderten glaubte man, dass häufig praktizierte Selbstbefriedigung Auslöser für Epilepsie sei. Schon der griechische Philosoph und Naturforscher *Demokrit* stellte einen Zusammenhang her zwischen dem Koitus und epileptischen Anfällen: In beiden Fällen werden alle Teile des Körpers in heftige Bewegung versetzt; das gesamte Nervensystem gerät in Wallung; der Puls ist beschleunigt, das Herz schlägt heftig, die Glieder zittern. Sensible Personen und vor allem sexuell ansprechbare Frauen galten als besonders anfällig für epileptische Anfälle.

Auf die Schädlichkeit übermäßiger geschlechtlicher Betätigung weist W. Stekel hin. Die Verschwendung von sexuellen Kräften schwächt angeblich die Betreffenden, was besonders bei Jünglingen und alten Menschen ins Gewicht fällt. Manchmal wird die *Aura,* der Vorbote des Anfalls, von sexuellen Lustempfindungen eingeleitet. Im Anfall wird eine Steigerung des Lustgefühls erlebt. Patienten berichten auch davon, heftiges Kribbeln im Anus zu verspüren oder erotische Szenen, die sich Jahre zuvor ereignet haben, wieder zu erleben.

Auch Stekel stellt eine Beziehung zwischen Onanie und Anfallsleiden her: „Der Anfall verrät oft die verborgene Onanie-Phantasie" (S.663f.). Im Anfall kann der normale Koitus erlebt werden, doch häufiger kommen visuelle homosexuelle Szenen, Inzest, Vergewaltigungsphantasien, Orgien, sodomitische Handlungen etc. vor.

Bereits sexuelles Verlangen allein kann einen Krampf auslösen. Geschlechtsverkehr setzt den Kreislauf in heftige Schwingungen. Sowohl sehr häufiger Sex als auch die Unterdrückung des Verlangens werden als gefährlich erachtet. „Schon die Alten sagten, der Koitus sei eine ‚kleine Epilepsie'", berichtet S. Freud. Er ändert diesen Gedanken ab und bezeichnet den ‚hysterischen Krampfanfall' als ‚Koitusäquivalent', denn: „Die Analogie mit dem epileptischen Anfalle hilft uns wenig, da dessen Genese noch unverstandener ist als die des hysterischen." (In: Ges. Werke Bd VII, S.239f.)

Die Ähnlichkeit eines Krampfanfalls mit Sexualität bezieht sich in erster Linie auf die orgiastische Entladung. R. Dahlke bemerkt in diesem Zusammenhang: „.... Ein voll durchlebter Orgasmus hat Parallelen und eine gewisse Ähnlichkeit mit einem Anfall. Auch in diesem Fall entladen sich Energien wellenförmig über den ganzen Körper, auch wenn hier der Focus im Unterleib und nicht im Kopf liegt. Aus der Psychotherapie ergeben sich... Hinweise auf eine Energieverschiebung von unten nach oben" (S.242).

Das orgiastische Erleben entzieht sich ebenso wie der Anfall der bewussten Kontrolle und geht unübersehbar mit einem ähnlichen

Bewegungsmuster einher. Hier existieren offenbar Zusammenhänge, die noch zu ergründen sind.

Im Mittelalter spielten Religion und Magie eine große Rolle bei der Einschätzung und der Bewertung epileptischer Anfälle. Man glaubte an die Besitzergreifung von Menschen durch eine Gottheit oder eine dämonische Macht. Die Fallsucht wurde als eine von der Gottheit verhängte Strafe für sündhaftes Verhalten betrachtet, denn Epilepsiekranke galten als unrein. Daher wurden ihnen strenge Bußrituale und lange Pilgerfahrten auferlegt, die sie von der Heimsuchung befreien sollten.

Die Vermutung dämonischer Beeinflussung drängte sich beim Anblick eines heftigen, generalisierten Krampfanfalls geradezu auf: Die Unwillkürlichkeit der Gliederbewegungen und die verzerrten Gesichtszüge bei völliger Bewusstlosigkeit erweckten den Eindruck des Fremden und Dämonischen. Ungestüme, feindselige Mächte waren offenbar am Werk. „Bestimmte Symptome, wie Zittern am ganzen Körper oder Selbstverletzungen des Patienten wurden als Hinweise für eine solche Machtergreifung gewertet. Flüsterte man einem Patienten bestimmte magische Formeln ins Ohr, so konnte man den innewohnenden Dämon eventuell für kurze Zeit verjagen" (ebd.).

Bei Dion Fortune, die zeitweilig Mitglied in dem legendären *Order of the Golden Dawn* (Orden der Goldenen Dämmerung) war, findet sich eine interessante Deutung epileptischer Beschwerden: „Von vielen Okkultisten wird angenommen, dass angeborene Epilepsie im Unterschied zu der durch Gehirntumore verursachten ihre Wurzeln in den Operationen von Schwarzer Magie oder Hexenkunst hat, an denen der Kranke in einem vergangenen Leben teilgenommen hat, einerlei ob als Praktiker oder als Opfer, so dass der Anfall ein astraler Kampf mit einer körperlosen Entität ist, der auf den physischen Körper durch die wohlbekannten Phänomene der Reperkussion ausgestrahlt wird." (Vgl.: Selbstverteidigung mit PSI, S.51.)

Die neurologische Wissenschaft der Gegenwart, die sich über mittelalterliche Vorstellungen erhaben fühlt, siedelt den Ursprung komplexer Bewusstseinszustände in den Schläfenlappen des Gehirns an, womit über deren Entstehung nicht das Geringste ausgesagt ist. Mit dieser Sichtweise presst sie außergewöhnliche Erlebnisse, zu denen das menschliche Bewusstsein fähig ist, durchweg in einen engen Rahmen, der die pathologische Seite hervorhebt.

O. Sacks beharrt als Professor für Neurologie zwar gleichfalls darauf, dass die von ihm beschriebenen außerordentlichen Bewusstseinszustände auf organische Ursachen zurückzuführen seien, doch er räumt ein: „Dies soll jedoch ihre psychologische und spirituelle Bedeutung nicht im mindesten schmälern. Wenn sich Gott oder die Schöpfungsordnung Dostojewski in Anfällen offenbarte, warum sollten dann andere organische Zustände nicht auch als ‚Tor' zum Jenseits oder zum Unbekannten dienen können?" Das Gehirn, das auch als ‚magischer Webstuhl' bezeichnet wird, ist „in der Lage…, einen fliegenden Teppich zu weben, mit dem wir auf Reisen gehen können." (2003, S.177f.).

Wird bei der Aktivierung der Kundalini vor allem der Bereich des Wurzelzentrums stimuliert, werden hemmungslose Sexpraktiken gefördert, die dennoch kein Gefühl der Befriedigung erzeugen. Eine Genitalfixierung bedeutet Missbrauch der Sexualkraft in einem gefährlichen Ausmaß, die in eine exzessive Sexsucht münden kann. Niedere Wesenheiten werden angezogen, ernähren sich von der beim Sex freigesetzten Energie des Menschen und schwächen ihn damit. Je energieloser eine Person ist, desto leichter ist sie manipulierbar und Versuchungen gegenüber aufgeschlossen.

Sexuelle Entladungen befeuern die wild gewordenen Kundalini-Energien immer wieder aufs Neue und sind somit als Ausweg nicht geeignet, wie T. Braid aus eigener Erfahrung weiß: „Wieder stand ich unter Strom! Ich vibrierte und bebte bis in die Fingerspitzen. Hätte man mir eine Energiesparlampe in die Hand gedrückt, hätte sie vermutlich geleuchtet" (a.a.O.). Ihre emotionale Durchlässigkeit hatte enorm zugenommen. Intensive Gefühlsäußerungen anderer Leute hatten Ähnlichkeit mit einem energetischen Angriff, der in Wellen in der eigenen Psyche ankam. Die andauernde Tortur wurde abgelöst von ekstatischen Empfindungen und Lichtphänomenen, die im Organismus oder außerhalb stattfanden und ein beseligendes Geborgenheitsgefühl vermittelten.

Eine Leidtragende berichtet bei M. Schindler von ihrem Problem: „Es begann mit leichten Berührungen im Gesicht, am Körper, im Genitalbereich. Zuerst dachte ich, dass es irgendeine Energie sei, die an mir entlang fließt und dass das Wurzelchakra aktiviert worden ist. Nach einer Weile wurde es aber aggressiv, und die Berührungen taten richtig weh. Manchmal ist es so, als wenn ich einen Stromschlag bekomme und irgendetwas springt an meiner Wirbelsäule hoch" (in: Fragen und Antworten 3, S.21f.).

Als Verursacher solcher Phänomene bezeichnet M. Schindler Fremdenergien, die jemand aufgrund zunehmender Sensitivität - bspw. durch eine Reiki-Einweihung -, angezogen hat. Die besetzenden Fremdenergien haben die Funktion eines Wächters: Sie kehren solange wieder, bis sie keine Veranlassung mehr zum Bleiben finden, d.h. bis e betreffende Person geläutert ist.

Gegen sexuelle Belästigungen aus dem astralen Bereich sollte sich jeder von vornherein entschieden abgrenzen und sich auf keinerlei Abenteuer einlassen. Oft hilft eine konsequente Haltung, um die Astralwesen auf Abstand zu bringen. Echte Zuneigung entwickelt sich auf einem höheren geistigen Niveau und hat mit Astralsex nicht das Geringste zu tun (vgl. auch mein Buch: Channel-Medien). Zudem ist es ratsam, im Alltag auftretende ungewollte sexuelle Gedanken und Empfindungen konsequent auszugrenzen.

Während des Kundalini-Aufstiegs werden durch das Einströmen der unsichtbaren Kräfte alle Teile der Psyche, auch deren unterbewussten und verdrängten Anteile, in Mitleidenschaft gezogen. Eine

Katharsis, eine umfassende Reinigung, wird notwendig, damit sich der Druck nicht immer weiter erhöht. Bei sehr unausgeglichenen Persönlichkeiten geraten die Übenden in große Bedrängnis, die durch das Tarot - Symbol des berstenden Turmes, in den der Blitz einschlägt, symbolisiert wird.

Sehr viele - auch fortgeschrittene - Adepten auf dem spirituellen Pfad haben mit Problemen dieser Art zu kämpfen. Die sexuelle Kraft kann ein Individuum in ungeahnte geistige Höhen tragen, sofern dabei Liebesgefühle im Spiel sind. Es gibt daher keinen Grund, sie zu verteufeln. Ein harmonischer innerer Gemütszustand, der mit sich und der Welt im Reinen ist, bildet die Grundlage für das *Opus Magnum*, das Große Werk, das den inneren Transformationsprozess bezeichnet.

Unterschiedliche Energieformen

Auf einem spirituellen Weg kommen unterschiedliche Energien zum Einsatz, was häufig komplett übersehen wird. Nicht immer ist es einfach, den Unterschied zwischen niederen Astralenergien und der Kundalini-Energie, die eine Transformation im Innern des Menschen bewirkt, zu erkennen.

Die Energien ähneln sich zwar, sie unterscheiden sich allerdings ganz beträchtlich in der Schwingungshöhe und der feinstofflichen Ausprägung. Kundalini leitet Menschen auf den spirituellen Pfad; sie ist eine feinstoffliche Kraft, welche die Rückkehr zum Ursprung erleichtert. Die dunkle Energie hingegen beabsichtigt das Gegenteil. Sie erschwert den Weg und manche Reise wird durch sie zum Alptraum.

Man erkennt die dunkle Energie an einem untrüglichen Zeichen: Sie setzt sich mit einem Individuum in Verbindung, wenn es missgestimmt ist. Nur dann hat sie nämlich die Möglichkeit, mit ihm zu verschmelzen. Ist ein Mensch dagegen hochgestimmt, gesellen sich ihm feinere Energien zu, die nicht daran interessiert sind, einen Organismus für eigene Zwecke zu benutzen.

Die Macht der dunklen Energien darf nicht unterschätzt werden, denn sie können sehr hartnäckig sein und einen Organismus auf eine Weise infiltrieren, die schwer zu beschreiben ist. Sie weisen eine gewisse Elastizität auf, d.h. sie haben die Fähigkeit entwickelt, sich einem Schwingungsmuster bis zu einer gewissen Grenze anzupassen. Hierbei sind sie sehr erfinderisch.

Niemand sollte zulassen, dass sein Organismus infiltriert wird, indem er fremden Energien Tür und Tor öffnet. Es ist durchaus möglich, sich ihnen zu widersetzen. Ein permanent höherer Schwingungsgrad als der ihre kann sie in Grenzen halten und letztlich zur Aufgabe bewegen. Die dunklen Energien scheuen das Licht, daher wirken Lichtübungen auf sie abschreckend. Wem es gelingt, immer wieder Licht in seinen Körper zu ziehen, drängt sie zurück. Unterscheidet sich ein Schwingungsmuster permanent von dem der infiltrierenden Energien, ist ihnen ein Verweilen auf Dauer nicht möglich.

Erotische Sinnesempfindungen, die beim Sex entstehen, können mit negativen Energien gekoppelt sein. Dies erscheint auf den ersten Blick nur schwer verständlich. Doch die sinnlichen Empfindungen sind nicht dafür ausschlaggebend, denn niemand kann daran interessiert sein, sexuelle Erfahrungen mit einem Stigma zu versehen. Problematisch ist allerdings die Bereitwilligkeit, mit der sich manche Menschen zweifelhaften Energien öffnen. Die Widerstandskraft erlahmt sehr rasch, wenn ein Lustgewinn mit der Erfahrung gekoppelt ist. Diese Nachgiebigkeit wird dann zur Schwäche, wenn die rein körperliche Komponente ausschlaggebend ist. Das Herz bleibt unbeteiligt, wo es doch den ersten Platz einnehmen sollte.

Der Kontakt mit der geistigen Welt birgt Gefahren, die leicht übersehen werden. Wer sich hierüber im Klaren ist, dem wird nicht so leicht jedes Hindernis zum Stolperstein. Die innere Ausrichtung jedes Einzelnen entscheidet darüber, wie die Natur der Gefahren beschaffen ist, denen er ausgesetzt wird.

Ein gefährdeter Mensch hat die Möglichkeit, Rat und Hilfe aus der geistigen Welt zu erbitten. Die geistigen Helfer sind unter gewissen Voraussetzungen - unabhängig vom Schweregrad der Problematik - bereit, helfend einzugreifen. Hierzu gehören selbst Vergehen, die gemeinhin einen Menschen schwer belasten. Voraussetzung für eine Intervention seitens der Geisthelfer ist der ernsthafte Wunsch nach einer Veränderung der Lage und die Bereitschaft, eigene Schritte zu unternehmen, um einen Erfolg zu ermöglichen.

Fehlverhalten resultiert in der Regel auf unangemessenen Reaktionen eines Individuums auf die Einwirkungen seitens der Umwelt. Diese sind aber eigens dazu geschaffen, Menschen auf ein innerseelisches Problem aufmerksam zu machen. Weigert sich jemand hartnäckig, aus vergangenen Situationen zu lernen, wird er ihnen in abgewandelter Form stets aufs Neue begegnen.

Energien sind flexibel und haben die Möglichkeit, jegliche Materie zu durchdringen. Menschen bilden dann keine Ausnahme, wenn sie Fremdenergien die Durchdringung erlauben. Um diesen Zweck zu erreichen, werden teilweise sehr zweifelhafte Mittel angewandt.

Für eine Durchdringung, die zu angenehmen Lustempfindungen führt, wird die körpereigene Energie verwendet; - sie geschieht also auf eigene Kosten! Eine solche Durchdringung darf nicht mit dem Kundalini-Prozess verwechselt werden. Es besteht kein Zusammenhang zwischen einem derartigen Erlebnis und dem Aufbau eines feinstofflichen Lichtkörpers, der beim Kundalini-Aufstieg erzeugt wird.

Die Aktivierung der Kundalini-Energie geschieht zwar auf ähnliche Weise, doch hierbei wird eine andere geistige Gruppe aktiv. Der Kontakt besteht in obigem Fall *ausschließlich* aus nicht-spirituell orientierten Wesenheiten, welche die Menschen für ihre Zwecke benutzen. Hierbei geht es ihnen um die Transformation ihrer eigenen

Energien, die ihnen auf andere Weise nicht möglich ist. Sie setzen die Menschen also für ihre eigenen Ziele ein.

Doch es kommt noch schlimmer: Sie sind in der Lage, einen Menschen vollständig zu infiltrieren, bis eine Gegenwehr nicht mehr möglich ist. Er wird ein Spielball ihm wesensfremder Mächte und kann sich zeitlebens nicht mehr von ihnen distanzieren. – Manche Menschen, die sich für die unsichtbaren Ebenen öffnen, erkennen reichlich spät, dass Schutzvorkehrungen unabdingbar sind, wenn sie mit der geistigen Welt verkehren.

Wenn die Verbindung bereits gefestigt ist, sind den geistigen Helfern, die in einem solchen Fall angerufen werden, Grenzen gesetzt. Fremdenergien können sehr hartnäckig sein und sind ab einem gewissen Grad nicht mehr dazu zu bewegen, sich zu entfernen. Eine Person sollte, bevor sie zu tief in Schwierigkeiten steckt, regelmäßigen Kontakt zu ihren Helfergeistern aufnehmen, um nicht völlig unter die Kontrolle ihr wesensfremder Mächte zu geraten.

Allzu naives Vertrauen ist nicht angebracht, denn Unterscheidungsvermögen ist hier gefragt. Sexuelle Energie ist Lebensenergie und sehr begehrt auf den unterschiedlichen Geistebenen. *Sexuelle Energie ist das Mittel, um ein Tor zu öffnen - oder zu schließen...* Was hier beschrieben wurde, ist wahrlich kein Einzelfall. Viele spirituelle Sucher straucheln, weil sie das Hindernis nicht einmal als solches erkennen. Sie sind bereit, Fremdenergien zu erlauben, in sie einzudringen, ohne Sicherheitsvorkehrungen und ohne emotionalen Hintergrund.

Die Schule des Lebens sollte sie aber eines Besseren belehrt haben. Nicht ohne Grund werden Verbindungen dieser Art im menschlichen Lebensfeld mit einer sehr kritischen Einstellung bedacht. Vieles, was im mitmenschlichen Bereich geschieht, kann auf die Lernprozesse, die im geistigen Bereich von Bedeutung sind, übertragen werden.

Jeder Wanderer, der in unbekannte Gebiete vorstößt, ist für sein Schicksal selbst verantwortlich, da ihm ja ein angemessener Lernbereich zur Verfügung steht. Die geistige Ebene unterscheidet sich nicht grundlegend von der ‚Schule des Lebens', in der das Übernehmen von Eigenverantwortung ein wichtiger Teil des Lernprozesses ist.

Die Mittel und Wege, die seinem Schutz dienlich sind, muss jeder Suchende selbst entdecken. Dazu gehört, gewisse Regeln einzuhalten. Er sollte es vermeiden, leichtfertigen Umgang mit der Geisterwelt zu pflegen, sowie den geistigen Wesenheiten mit Respekt und Hochachtung begegnen. Auf die eine oder andere Weise muss sich jeder mit Problemen dieser Art auseinandersetzen.

Ein spiritueller Sucher ist mehr als die übrige Menschheit gefordert, Wahrheit und Trug zu unterscheiden. Eine Ausbildung der feineren Regungen ist dabei von Vorteil. Menschen, denen es hieran mangelt, geraten fast zwangläufig ins Abseits. (Auszug aus: B. Waßmann, Channel-Medien zwischen Licht und Schatten, S. 238f.)

Die Verbindung mit einem geistigen Lehrer, der über ausreichendes Wissen verfügt, kann einen spirituell Interessierten weitgehend vor einem Teil der gröbsten Gefährdungen abschirmen. Der Lehrer kennt sich mit den Hindernissen, die ihm unweigerlich begegnen, aus und lässt seinem Schüler frühzeitig Warnungen und Erkenntnisse zufließen, die ihm Halt und Stütze bieten.

Der Umgang mit Kundalini

Wenn die Kundalini-Energie unvermutet und mit aller Heftigkeit aufsteigt, führt sie bei vielen Betroffenen zu massiven Störungen. Oft beginnt für sie eine verzweifelte Odyssee durch die Praxen verschiedener Ärzte. Die medizinischen Untersuchungen führen in der Regel zu keinen nennenswerten Resultaten. Alle Bemühungen, die Kraft zu beruhigen und zurückzudrängen, scheitern. Spirituelle Heiler geben nur allgemeine Hinweise und vermitteln immerhin das Vertrauen, dass etwas Positives geschieht. Sie fordern dazu auf, die Energie zu sammeln, zu konzentrieren und zu transformieren.

Die Energieflüsse sind so stark, dass eine Kontrolle über sie nicht möglich ist. Jeder Versuch, sie dennoch zu steuern, ist mit massiven Beschwerden verbunden. Widerstand und das Festhalten an alten Verhaltensmustern verschlimmern das Leiden. Wenn die Kundalini einmal – auch in unfreiwilliger Form - erwacht ist, muss derjenige sich auf die Veränderungen einlassen, die sie mit sich bringt, denn es gibt kein Zurück mehr.

Die Kundalini ist eine Kraft, die unerbittlich auf innere Blockaden und Fehlhaltungen hinweist. Ein Betroffener berichtet bei Tanja Braid von seiner gedanklichen Kommunikation mit der Kundalini-Energie, was auf ein bewusstes Gewahrsein dieser Kraft schließen lässt. Der mentale Austausch kann allerdings als Verstärker der Symptome wirksam werden.

Im Verlauf von zwei Jahren stellt der Mann zu seinem Leidwesen eine stetige Steigerung der bewussten Kommunikation fest. Er schreibt: „Ich muss sogar mittlerweile darauf achten, nicht an sie zu denken. Schon der Gedanke an die Kundalini löst immer mal wieder heftige Schübe aus" (vgl.: Internet: Kundalini Aufstieg, Symptome und Krisen). Dieser Zustand kann im Büroalltag extrem störend sein.

Die eigene mentale Kraft zieht die Betroffenen in die eine oder andere Richtung. Richten sie ihre Gedanken auf positive Inhalte, fühlen sie sich oft aufgehoben und wie im Himmel, während dunkle Gedanken sogleich ein Höllenszenario heraufbeschwören. Auch die Geschehnisse der Umgebung wirken sehr stark auf die Psyche ein, ebenso wie Szenen in Horrorfilmen, die sich dem Unterbewusstsein tief einprägen und erschreckende Alpträume verursachen.

Kundalini wird als sehr ambivalent beschrieben. T. Braid bezeichnet das Kundalini-Erwachen als ‚spirituellen Brandbeschleuniger'. So belastend es oft ist, so ist doch auch viel Potential damit verbunden. Der Kundalini-Prozess ist leidvoll und ein Geschenk zugleich, da „ab dem Zeitpunkt des Erwachens der physische Mensch aufs Schnellste und Gnadenloseste zu seinem höchst möglichen spirituellen Potential geführt wird. Und dies obendrein, ob der Betreffende es will oder nicht. Gnade und Zwang liegen nahe beieinander" (s. Internet unter: Kundalini Siddhis).

Auf ein dunkles Tal kann sehr rasch - von einem Moment zum nächsten -, ein sonniger Gipfel folgen. Der Energiefluss bringt teilweise starke Spannungszustände und Schmerzen mit sich. Doch nach einer stundenlangen Tortur folgt ein Wohlgefühl, das bis zu ekstatischen Empfindungen reicht.

Als Nachwirkung der aufwühlenden Erlebnisse machen sich Angstanfälle, Herzrasen, Horrorvisionen und Kurzatmigkeit bemerkbar. Das Unterbewusstsein wird mit belastenden Eindrücken nur noch schwer fertig. Bei T. Braid ist es schließlich Cannabis, das ihr aus der Krise hilft, wenngleich sie es nicht in jedem Fall empfehlen möchte. Die Autorin berichtet über die Veränderung, die sie unter der Wirkung von Cannabis erlebt: „Mein Verstand wurde schläfrig, das Denken kam zur Ruhe, und das Unbewusste wurde weich und frei, was für mich erlösend wirkte." Nach zwei Monaten kann sie auf Cannabis verzichten.

Auch der moderate Einsatz von Medikamenten, die spirituelle Übersensibilität verringern, kann hilfreich sein. Empfehlenswert sei ein niedrig dosiertes Neuroleptikum (Markenname Solian), bemerkt T. Braid. Neuroleptika seien nicht grundsätzlich zu verteufeln. Das Schreckliche sowie das Schöne würden in den Hintergrund gedrängt und auf ein erträgliches Maß reduziert. Lediglich eine zu hohe Dosierung sei teuflisch. Es sei generell schwierig, energetisch-spirituelle Prozesse in eine Form zu pressen, denn Ausnahmen bestätigen die Regel. Jeder Weg sei anders, daher könnten immer nur Tendenzen beschrieben werden.

Während des Prozesses findet auch eine Konfrontation mit dunklen Kräften statt, wie T. Braid aus eigener Erfahrung weiß. Die Auseinandersetzung mit negativen Entitäten könne das innere Wachstum bremsen oder aber beschleunigen, sofern die Psyche genügend Widerstandskraft besitzt, um den Angriffen standzuhalten. Wichtig sei es, destruktive Gedanken so weit wie möglich zu vermeiden, da die Sensibilität stark ausgeprägt ist und Emotionen heftiger als gewöhnlich in den Vordergrund drängen.

Menschen in einem Kundalini-Prozess werden selten in angemessener Weise darüber aufgeklärt. Adäquate Hilfsangebote sind Mangelware, obwohl in der Gegenwart immer mehr Individuen davon betroffen sind. Unter der Überschrift: *Kundalini: Krisen überwinden* (s. Internet) finden sich bei T. Braid verschiedene Maßnahmen, die den Leidensdruck des Erwachens mindern sollen:

▶ Sofortiges Einstellen spiritueller Praktiken, welche die Symptome verstärken können. Dazu gehören: Meditation, Yoga, Pendeln, Chakra - Arbeit, Atemübungen, Mentaltraining etc. Sogar Beten sollte vorerst unterbleiben. Spirituelle Übungen gießen zusätzliches Öl ins Feuer eines Prozesses, der sich der Kontrolle weitgehend entzieht.

▶Auch energetische Praktiken sind zu vermeiden. Reiki, Prana - Übungen, Tai Chi, Qui Gong u.a. können unter Umständen einen Nervenzusammenbruch auslösen, von dem sich die Betroffenen nur schwer wieder erholen.

▶ Intensive Emotionen werden durch Kundalini zusätzlich aufgeladen und verstärkt, daher sollte negatives Denken und Handeln so weit wie möglich unterbleiben. Auch auf Horror- und Action-Filme oder Dokus über Kriegsberichterstattungen u.ä. sollte – zumindest eine zeitlang - verzichtet werden.

▶ Eine gute Portion Humor kann hilfreich sein, denn alles, was die Stimmung aufhellt, ist geeignet, mit Krisensymptomen leichter fertig zu werden. Die richtige Grundeinstellung zum Prozess sei wichtig, betont T. Braid: „Körper und Geist müssen sich an die neue Kraft gewöhnen, die sich nach und nach, oft schubweise, entfaltet."

▶ Vermehrtes Trinken von kaltem Wasser reduziert die Hitze im Körper. Selbst Fleischverzehr kann die Symptome lindern, denn fettiges, saftiges Essen trägt zur Erdung bei. Empfehlenswert sind auch Kartoffeln, Reis, Knoblauch und Zwiebeln, während Zucker und Kaffer vermieden werden sollten, da sie zur Aktivierung der Kundalini beitragen. Ein Bier am Abend trägt hingegen zur Entspannung bei, denn Hopfen hat eine dämpfende Wirkung. Auf die ausreichende Aufnahme von Mineralien, besonders Magnesium, Calcium und Kalium, sollte geachtet werden.

▶ Kalte Duschen oder Bäder beruhigen die Nerven und verringern das Übermaß an Hitze im Körper. Alles, was Körper und Geist ruhig stellt, kann die Symptome lindern, während aufputschende Nahrung die Symptome naturgemäß verstärkt. Joggen ist zu empfehlen, weil auf diese Weise Energiestaus vorgebeugt wird. Die Betroffenen benötigen in der Regel Entspannung und ein Minimum an Stimulation, um wieder Kontrolle über sich und ihren Körper zu erlangen. Daher sollten nach Möglichkeit große Menschenansammlungen gemieden werden.

Mit reiner Willenskraft ist gegen die aufrüttelnde Symptomatik nicht anzukommen. Da im Grunde alles Tun vergeblich ist, kann eine distanzierte, passive Haltung zur Entspannung beitragen. Je weniger Widerstand gezeigt wird, desto schneller bessert sich das Befinden.

(Es wäre interessant, zu ergründen, ob die schizophrenen ‚Schübe' mit Kundalini – Phänomenen, die sich nach periodischen Ruhepausen immer wieder bemerkbar machen, verwandt sind.)

In der christlichen Mythologie wird ein Zustand, der dem Kundalini-Prozess ähnelt, *Mysterium Tremendum* genannt; ein Erschauern bei der Erfahrung des Grenzenlosen. Während des Aufstiegs muss die feurige Energie beruhigt und in Licht umgewandelt werden. Voraussetzung für das Gelingen des Prozesses ist die direkte Erkenntnis der Natur aller Phänomene. Die Umgebung erscheint plötzlich traumhaft, substanzlos, nicht wirklich. Manche fühlen sich verloren in einer allumfassenden Leere. Daraus kann leicht der sogenannte *Horror Vacui*, die Panik vor dem Nichts, entstehen.

Um kritische Momente zu überstehen, werden bei Buddhisten während der meditativen Übungen intensive Glücksgefühle erzeugt, die dabei helfen sollen, unbeschadet durch das beängstigende Erlebnis der Leerheit bis zur letzten Erkenntnis, zur Erleuchtung, vorzudringen.

Kundalini-Aufstieg und Psychose

Zwischen Kundalini-Erfahrungen und Psychosen existieren deutliche Unterschiede. Die durch den Kundalini-Prozess verursachten Symptome verschwinden mit der Zeit spontan. Sie können als eine Phase der Reinigung und Wiederherstellung des inneren Gleichgewichts betrachtet werden. Ein der Schizophrenie ähnlicher Zustand kann einsetzen, wenn ein Betroffener während der Erfahrung negatives Feedback erhält.

Spannungszustände resultieren aus inneren Blockaden und dem bewussten oder unbewussten Eingreifen in den Prozess. „Vielleicht ist es das Beste, was wir für einen Menschen in diesem Zustand tun können, dass wir ihm helfen, zu verstehen oder zu akzeptieren, was mit ihm geschieht", bemerkt der amerikanische Psychiater L. Sannella (S.103f.).

Wenn Betroffene in diesem Prozess allein gelassen werden, kann er sich zerstörerisch auswirken. Angstzustände beruhen zum großen Teil auf ein Missverstehen des Kundalini-Aufstiegs. Starke Zweifel, Verwirrung und innerer Aufruhr bis hin zu einer psychotischen Inflation destabilisieren die psychische Integrität ebenso wie egozentrische Überzeugungen, die an Größenwahn grenzen. Auch bei Menschen mit einem besonders sensiblen Nervenkostüm kann der Prozess destruktive Folgen haben.

In der westlichen Kultur werden spirituelle Werte und Überzeugungen weitgehend unterdrückt. Eine aufgeschlossene Haltung würde all jenen zugute kommen, die auf ihrer spirituellen Suche nach praktikablen Wegen ins Abseits geraten. Mit einer Veränderung der Einstellung gegenüber außergewöhnlichen psychischen Erlebnissen wäre viel gewonnen.

Die westlichen Diagnose- und Therapieverfahren werden in der Regel dem Kundalini-Prozess in keiner Weise gerecht. Ein nicht mit dem Prozess vertrauter Therapeut diagnostiziert fast zwangsläufig eine Psychose und bringt westliche Therapiemethoden zur Anwendung, die der Persönlichkeit mehr schaden als nützen, kritisiert T. Braid (a.a.O.). Ein innerer Prozess findet statt, der zum überwiegenden Teil jenseits des herkömmlichen Verständnisses von Psychopathologie liegt. Viele Betroffene leiden unter der Fehleinschätzung der Ärzte.

Bei diagnostischen Erwägungen könnte die Frage, ob sich der Patient in der Vergangenheit mit spirituellen Praktiken befasst hat, einen wichtigen Hinweis ergeben. Therapeuten, die sich auf den Kundalini-Prozess und die damit einhergehenden Symptome spezialisiert haben, sind immer noch selten. Die Schulmedizin reagiert fast stereotyp mit der Gabe von Neuroleptika, die zudem massiv überdosiert werden. Die Selbstheilungskraft, die in der Kundalini-Energie enthalten ist, kommt dadurch praktisch zum Stillstand. In niedriger Dosierung können Psychopharmaka nach Ansicht von T. Braid durchaus zur Selbstregulation von Symptomen beitragen.

Ausgewogene Informationen könnten in schwierigen Phasen dazu beitragen, sich mit dem Geschehen offen und angstfrei auseinanderzusetzen. In dem unwegsamen Gelände braucht es manchmal ‚Bergführer', welche die neuartigen Erfahrungen verarbeiten helfen. Allein das Wissen, worum es sich bei den teilweise sehr heftigen Kundalini-Symptomen handelt, kann sehr beruhigend wirken und über Krisenzeiten hinweghelfen.

Die Psychiatrie-Ärztin und Psychotherapeutin Ch. Peltzer erklärt: „Wünscht jemand eine inhaltliche Betreuung in seinem spirituellen Prozess, beginnt diese erst intensiver, wenn jemand körperlich, geistig und seelisch, also energetisch wieder hergestellt ist. In der ersten Zeit geht es darum, jemandem zu helfen, dass er wieder ein Gefühl dafür bekommt, seinen Körper, seine Gefühle und seinen Verstand kontrollieren zu können" (s. Internet: Spirituelle Krise – was kann man tun?).

L. Sannella warnt nachdrücklich vor Methoden, die dazu dienen, den Aufstieg der Kundalini zu beschleunigen. Zu ihnen gehören *Pranayama* - Übungen zum Erlangen der Atemkontrolle. Forciertes Üben könnte vorzeitig gewaltige innere Kräfte entfesseln, die ein Unkundiger weder kanalisieren noch kontrollieren kann.

Die energetischen Veränderungen sind sehr tiefgreifend. Eine Kundalini-Erweckung ist ein mühsamer, umfassender Lernprozess. Niemand kann sie effektiv erwecken ohne eine begleitende innere Entwicklung. Dem energetischen Verlauf muss langfristig eine geistig-seelischer Entwicklung folgen. Mit einer einseitigen körperlichen Energiearbeit und entsprechenden Übungen stößt man schnell an seine Grenzen.

Es ist hilfreich, die Vorgänge im Innern nur zu beobachten und dabei gelassen zu bleiben, um auf diese Weise Blockaden zu lösen. Ziel ist es letztendlich, zu begreifen, dass dieser Prozess transformativ wirkt, dass er eine Wandlung beinhaltet und Wege gefunden werden müssen, die Energie zu integrieren.

Transzendente Erfahrungen

Kundalini kann die Persönlichkeit grundlegend transformieren, doch dies ist keine unumstößliche Konsequenz. Die Einstellung gegenüber der inneren Wandlung kann eine positive Wendung nehmen, da Tore geöffnet werden und sich das Bewusstsein erweitert. Die Energie trägt ein Potential in sich, das zur Erleuchtung führt. Voraussetzung für fas Erreichen des Ziels ist es, Zeiten der Krise heil zu überstehen und Hindernisse erfolgreich zu bewältigen.

Gelingt dies nicht, dann fallen die Gestrandeten wieder in ihren früheren Bewusstseinszustand zurück. Viele reagieren depressiv, da sie sich erneut als begrenztes Ego, gefangen in ihrem Körper, erfahren. In dieser Zeit benötigen sie Hilfe von außen und eine kundige, einfühlsame Begleitung. Ein geschützter Rahmen kann dazu beitragen, das Erlebte zu integrieren und gleichzeitig verhindern, wieder in alte Verhaltensmuster zurückzufallen.

Der Weg zur Ganzheit führt nicht in erster Linie über den Kundalini-Aufstieg, betont L. Sannella. Diese weit verbreitete Annahme ist ein Irrtum, der sich in spirituellen Kreisen eingeschlichen hat. Der Schlüssel zur spirituellen Praxis ist das Herz, denn dort wird das spirituelle Feuer erweckt. Das Anzeichen für eine authentische Wandlung ist die Bereitschaft, die Erfahrungen zu transzendieren, bis hin zu der klaren Erkenntnis, dass nur die eine allumfassende Wirklichkeit existiert.

Transzendente Erfahrungen sind ein Zeichen dafür, dass jemand seine Begrenzungen teilweise fallen lässt. Er wird durchlässig und ist in der Folge nicht mehr ‚ganz dicht'. Die Formulierung wird umgangssprachlich für Leute verwendet, die in den Augen der Allgemeinheit ‚verrückt' sind. Die Öffnung zum Übersinnlichen kann jemanden, der sich überfordert fühlt, untauglich werden lassen für den Umgang mit der Alltagsrealität. Im anderen Fall setzt sie einen Prozess der Befreiung in Gang und eröffnet einen Zugang zum grenzenlosen Bewusstsein.

Trifft die Öffnung der Pforte zu anderen Dimensionen jemanden unvorbereitet, dann hat er von einem Tag auf den andern das Empfinden, alles das, was bisher seinem Dasein Festigkeit verliehen hat, wird brüchig: Partnerschaft, Beruf, Finanzen, der gesamte Lebensentwurf gerät plötzlich ins Wanken, ohne dass etwas Neues an seine

Stelle tritt. Die Bewältigung des Lebensalltags übersteigt in dieser Phase oft die eigenen Kräfte. Die helfende Hand eines kundigen Ratgebers kann enorm dazu beitragen, die Verarbeitung der neuen Erfahrungen zu bewältigen. Erst wenn der Schwankende wieder festen Boden unter den Füßen hat, entwickelt er die Stärke und Gelassenheit, um der Situation gewachsen zu sein.

Eine spirituelle Inflation, die einen Realitätsverlust zur Folge hat, ist ein Zeichen mangelnder Erdung. Wer bereits früher mit den Anforderungen der materiellen Welt nicht klar gekommen ist, kann nach einer spirituellen Öffnung keine grundlegende Änderung erwarten. Dazu bedürfte es einer realistischen Einschätzung der Lage und ausreichender Selbsterkenntnis. Eine Integration transzendenter Erfahrungen gelingt nur dann, wenn beides in ausreichendem Maße vorhanden ist. Andererseits droht ein Abgleiten in eine schizophrene Episode.

Tanja Braid stellt die berechtigte Frage: „Was hat Psychose mit Erleuchtung zu tun?" Die Autorin findet es unglaublich, dass jemand, der in Indien als Erleuchteter gefeiert wird, im Westen möglicherweise in einer psychiatrischen Anstalt mit Medikamenten behandelt wird.[1] In psychiatrischen Kliniken wird mit großer Wahrscheinlichkeit eine ganze Anzahl von Leuten behandelt, die aus Mangel an spirituellem Wissen in die Mühlen der Psychiatrie geraten, kritisiert die Autorin. Nur dann, wenn jemand über ausreichende Kenntnisse und Selbsteinsicht verfügt, entgeht er einer Einweisung in die Psychiatrie.

Ein psychotischer Zusammenbruch kann sehr beängstigend und belastend sein, doch das ist bei ungewohnten transzendenten Durchbrüchen nicht anders. „In den meisten Fällen geht einer transpersonalen Erfahrung eine dramatische Begegnung mit Geburt und Tod voraus", erläutert St. Grof (in: Das Abenteuer der Selbstentdeckung). Die Entwicklung gipfelt in einer mystischen Erfahrung, die das Alltags-Bewusstsein verschiebt und einen Zustand der Erleuchtung her-

---

[1] Vgl.: www.neoterisches-bewusstsein.com: Was ist Erleuchtung?

vorruft. Eine völlig neue Perspektive zeigt sich, die das Begreifen größerer Zusammenhänge ermöglicht.

Falls jemand nach einem Erleuchtungserlebnis den Eindruck gewinnt, er müsse sein Leben von heute auf morgen völlig umstellen, da große Aufgaben auf ihn warten, dann ist er in einem Irrtum befangen, der ihn zu Nichtstun und zur Trägheit verdammt. Ein spirituelles Erlebnis, und sei es noch so eindrucksvoll, sollte niemanden daran hindern, im Anschluss daran seinen alltäglichen Verpflichtungen nachzukommen.

Tibetische Gelehrte vertreten die Ansicht, nach einem spirituellen Gipfelerlebnis gehe das Leben weiter wie bisher. Diese Auffassung teilt auch Jack Kornfeld, der ein Buch mit dem aufschlussreichen Titel: *Nach der Erleuchtung: Wäsche waschen und Kartoffelschälen* geschrieben hat. Und ein alter Zen-Spruch besagt: *„Vor der Erleuchtung: Holz hacken und Wasser tragen. Nach der Erleuchtung: Holz hacken und Wasser tragen"*.

Auch nach einem eindrucksvollen mystischen Erlebnis geht das Leben weiter seinen gewohnten Gang. Es unterscheidet sich kaum von den Zeiten vor der Öffnung. Dennoch hat im Bewusstsein eine grundlegende Änderung stattgefunden. Die ausschließliche Identifikation mit materiellen Belangen hat einem größeren, umfassenderen Gewahrsein Platz gemacht.

Ich-Auflösung und ‚dunkle Nacht'

Jede Wandlung beginnt mit einer Destabilisierung.

Es gehört zum Wesen einer spirituellen Krise, dass die vom Ich aufgerichtete Trennung zwischen innen und außen, zwischen Psyche und Materie, teilweise verschwindet. Zunächst zeigt diese archetypische Erfahrung „fast ausschließlich seine verschlingenden und zerstörerischen Qualitäten, so dass die Seinserfahrung darin sozusagen mit untergeht", berichtet V. Aderhold. „In den Momenten jedoch, in denen die Ich-Auflösung noch wenig fortgeschritten ist oder die Ich-Restitution schon wieder erfolgt ist, kann dieses Ich die tiefe Verbundenheit mit dem Weltfeld erleben und vielleicht sogar ein einheitliches Gestaltungsprinzip, das in seinem SELBST und in der Welt wirksam vorhanden ist, erkennen" (zit. in: A. Finzen, S.171f.).

A. Doerne sieht die Auflösung der Persönlichkeitsstrukturen als einen ‚Weg zur Freilegung des wahren Wesens'. „Das heißt, unser gesamtes inneres Gebäude, also unsere Identität und unsere gelernte Abwehr- und Verteidigungsstrategie können (und müssen!) ins Wanken geraten. Das kann tiefe Unsicherheit und Ängste auslösen" (in: Yoga Aktuell, Heft Juni/Juli 2015). Die Praktiken des Yoga streben an, die Ich-Persönlichkeit des Yogi aufzulösen, damit die ‚wahre Natur' zum Vorschein kommen kann.

In den meisten esoterischen Texten fehlen Hinweise auf die nicht von der Hand zu weisende Gefahr eines möglichen Zusammenbruchs der Gesamtpersönlichkeit. Dagegen wird das individuelle Ego durchweg als Störenfried dargestellt, der den spirituellen Aufstieg behindert. Doch die ‚einengende Identität', die wie eine feste Wand das wahre Wesen einschließt, ist vielfach ein notwendiger Schutzwall, der die psychologische Struktur vor einer irreversiblen und schädlichen Auflösung schützt.

Zu einem gewissen Zeitpunkt der Krise fehlt es den Probanden an einer festen Stütze für ihr Bewusstsein; sie fühlen keine Emotionen mehr und die Gedanken kommen zum Stillstand, erklärt Pir Vilayat. „An diesem Punkt geht man durch eine schwarze Nacht, man wird ohnmächtig und wacht hoffentlich auf der anderen Seite dieser dunklen Schwelle auf… Man läuft Gefahr, dass man in der dunklen Nacht bleibt, und das passiert sehr oft unter Mystikern. Psychologisch gesehen ist das der Zustand des Wahnsinns" (in: Weihnachts-Seminar 1993, S.84).

Bei Ich-schwachen Persönlichkeiten kann die Ich-Auflösung fatale Folgen haben, da der innere Halt verloren geht. Die Mauern, die bisher Schutz vor inneren und äußeren Einflüssen boten, werden durchlässig und die Abwehrmechanismen der Persönlichkeit brechen zusammen. Die Psyche zerfällt in einzelne Teile - manchmal für immer!

Mystiker, die nicht über genügend Erkenntnisse und Weisheit verfügen, geraten in die Gefahr, in eine Psychose abzugleiten. Pir Vilayat gibt die Worte einer Patienten wieder, die darüber klagt: „Der Arzt versucht mich wieder in den Zustand zu bringen, in dem ich war, und das kann er nicht, weil er keine Ahnung hat, wo ich bin" (ebd.). Ärzten und Therapeuten sind mystische Zustände und ihre Besonderheiten in der Regel fremd, weshalb sie den Beschwerden ihrer Patienten nicht gerecht werden können.

Ein ausgeprägter Hang zum jenseitigen Dasein sowie die Zustände des *Samadhi*, der Entrückung, werden von Pir Vilayat abgelehnt, denn dies führe zu Weltfremdheit und unter Umständen geradewegs in eine Psychose. Stattdessen plädiert er für den ‚Wahnsinn im Leben'. Es gehe darum, im diesseitigen Leben die ausgetretenen Pfade zu verlassen und aufzuwachen, um die engen Schranken des Normalbewusstseins zu überwinden.

Die Symptome, die sich während einer spirituellen Krise bemerkbar machen, können als Botschaften verstanden werden, die es zu entschlüsseln gilt. Therapeuten und Heiler haben die Aufgabe, den Betroffenen beim Verständnis ihrer Symptomatik behilflich zu sein. Diese anspruchsvolle Aufgabe können sie allerdings nur dann erfüllen, wenn ihnen die spirituelle Dimension des Geschehens einleuchtet. Das ‚unbekannte Land' zu erforschen ist ein Schlüssel zum Verständnis spiritueller Krisen.

R.D. Laing vergleicht den schizophrenen Prozess mit einer Initiationszeremonie, in der die Probanden durch einen dreiphasigen Prozess geführt werden:

- Dem mystischen Tod folgt der
- Ausflug in eine andere Welt, worauf am Ende der Reise eine
- Wiedergeburt zurück in die Welt der Gegenwart steht.

„Sowohl auf seiten des Betroffenen als auch in therapeutischen Kontexten gibt es nur mangelhafte Kenntnis über diese Bewusstseinsbereiche. So muss der Betroffene diese ‚Reise' in der Regel alleine und verlassen von einem verständnislosen Umfeld antreten. Die Erfahrungen innerhalb des inneren Raumes selbst halten Schrecken, Verwirrungen, Schimären und Möglichkeiten des Scheiterns bereit" (S.114f.).

Eine spirituelle Krise, bei Johannes vom Kreuz als *Dunkle Nacht der Seele* bezeichnet, beschreibt eine schwierige Entwicklungsphase, die kaum einem Menschen erspart bleibt, der zu seinem spirituellen Potential gelangen will. In manchen Fällen wird der Ausdruck ‚spirituelle Krise' als verbale Abmilderung für überaus bedrohliche seelische Zustände aufgefasst.

Die schwere Zeit, die in der Regel von vorübergehender Dauer ist, kann sich jedoch auch über mehrere Jahre hinziehen. Diese Katharsis oder ‚zweite Geburt' taucht bei dem schweizer Psychiater C.G. Jung in Zusammenhang mit den sogenannten ‚Individuationsprozess' auf. Körper, Seele und Geist werden in dieser Phase transformiert und umgestaltet. Physische Beschwerden, Schmerzen, für die Ärzte keine Ursache finden, sowie starke Müdigkeit und Abgeschlagenheit stellen sich ein.

Plötzlich stehen Fragen wie: Was sind meine Lebensziele? Wo stehe ich? Welcher Weg ist für mich der Richtige? im Vordergrund. In den Belangen des äußeren Lebens treten oft rapide Veränderungen auf. Nachlassende körperliche Kraft und depressive Grundstimmung führen zu Jobverlust und sozialer Isolation; der Partner verlässt einen, finanzielle Engpässe lösen Existenzängste aus. Das sichere Umfeld gerät ins Wanken, Instabilität, wohin man sieht.

Das Leben erscheint sinnlos; der Kopf ist wie vernebelt, das Denken fällt schwer. Die Erinnerung lässt einen im Stich und die Zukunft ist in weite Ferne gerückt. In solchen Fällen von einer ‚depressiven Verstimmung' auszugehen, wäre ungenügend, denn eine spirituelle Krise geht weit darüber hinaus. All das kann als Spiegel der inneren Prozesse betrachtet werden. Inneres und Äußeres bedingen sich gegenseitig.

Starke energetische Phänomene sorgen für Verwirrung. Lichtwellen, ekstatische Zustände und dämonisch scheinende Einflüsse müssen bewältigt werden. Lichtblicke, die sich hin und wieder einstellen, öffnen die Zellentür für eine kurze Zeit. Eine mystische Erfahrung baut die Psyche auf, bis sich die Tür wieder schließt und erneut Dunkelheit herrscht. Bleierne Müdigkeit macht sich bemerkbar und untergräbt jeden Tatendrang.

„Die dämonischen ‚Kontakte' können schrecklich sein, doch auch sie sind wichtig, um gereinigt zu werden. Es geht um Läuterung", erklärt T. Braid. „Aus psychologischer Sicht wollen die Schatten erkannt, verstanden und integriert werden" (s. Internet: Dunkle Nacht der Seele). Wem es gelingt, das eigene Verhalten objektiv unter die Lupe zu nehmen, Zusammenhänge zu erkennen und nach Auswegen aus dem seelischen Tief zu suchen, der hat Chancen, die Krise zu überwinden. Doch gibt es keine allgemeingültigen Lösungen. Menschen in der Krise benötigen dringend konkrete Hilfe. Während das Innenleben in hellem Aufruhr ist, hat die Gesellschaft in der Außenwelt keinen adäquaten Notfallplan.

Der indische Guru Muktananda war selbst außergewöhnlichen Erfahrungen ausgesetzt, über die L. Sannella berichtet. Unwillkürliche Körperbewegungen, Erstarrung in merkwürdigen Körperhaltungen, starke Energieströme im ganzen Körper, ungewöhnliche Atemrhythmen, innere Licht- und Klangerfahrungen, erschreckende visuellen und auditive Visionen (Stimmen und Klänge) sowie etliche weitere außergewöhnliche Phänomenen machten sich bemerkbar.

Muktanada litt unter sehr unangenehmen Empfindungen, wie stechende Schmerzen, Schweregefühl im Kopf, Hitzeempfindungen im Körper und ein überwältigendes sexuelles Verlangen. Der Swami hatte zeitweilig keine Kontrolle über seine heftigen Körperbewegungen und befürchtete, verrückt zu werden. „Man kann sich leicht vorstellen, wie ein Psychiater seinen Zustand diagnostiziert hätte, den er statt seines Gurus aufgesucht hätte", bemerkt Sannella (S.47).

Nach dem Abklingen der Symptome führte Muktananda ein völlig normales Leben und wurde zu einem spirituellen Lehrer, der weltweit viele Schüler anzog.

Außergewöhnliche Erlebnisse stellen oft das gesamte bisherige Weltbild und die Lebensplanung infrage und führen zu einer allgemeinen Verunsicherung. Ihre Folgen sind vielfältig:

■ Betroffene berichten, aufgrund spiritueller Praktiken offener zu werden für energetische Einflüsse und atmosphärische Stimmungen. Zeitweilig fühlen sie sich entrückt in geistige Sphären. Auf der anderen Seite leiden sei unter den destruktiven Ausstrahlungen anderer Leute. Manchmal fällt es ihnen schwer, einen klaren Gedanken zu fassen und sie haben Probleme, ihren Arbeitsalltag in den Griff zu bekommen.

■ Die Krise kann eine psychische Öffnung bewirken, in der schmerzhafte oder Angst auslösende Inhalte aus dem Unterbewusstsein zutage treten, die das Bewusstsein überfordern.

■ Psychosomatische und energetische Symptome (Kundalini) können ausgelöst werden und zu Verunsicherung sowie Überforderung führen. Eine erhöhte Sensibilität für energetische Phänomene und außersinnliche Erfahrungen kann zu Problemen bei ihrer Bewältigung führen.

■ Die außergewöhnlichen Erlebnisse werden von manchen Betroffenen als Ausflucht benutzt, um den Herausforderungen des Lebens auszuweichen. Eine Kluft zwischen spiritueller Orientierung und alltäglichem Leben entsteht, die zu einem unlösbaren inneren Konflikt wird.

Die *Dunkle Nacht der Seele* kann vor allem als Reinigungsvorgang verstanden werden, bei dem heftige Gefühle wie Angst, Zorn, Zweifel, Freude und Leid durchlebt und letzten Endes überwunden werden. Die Geschehnisse sorgen für reichlich Wirbel im Innern der Betroffenen. Die daraus entstehenden Ängste verstärken den negativen Teufelskreis noch zusätzlich und haben unruhige Nächte mit Schlaflosigkeit zur Folge.

In der schamanischen Tradition wird ein Mensch, bevor er Schamane wird, in die Unterwelt geschickt, wo sein Körper in seine Einzeleile zerlegt und neu zusammengesetzt wird. Dies ist eine andere, drastischere Beschreibung für eine fundamentale Neuorientierung. Der Druck, unter den die Psyche gerät, wirkt wie ein Katalysator, der den Weg enorm verkürzt, wenn auch auf die ‚harte Tour'. Innerhalb kürzester Zeit kann vieles umgestaltet werden. Wem dann immer noch nach Erleuchtung zumute ist, der kann sich aufmachen zu fernen Ufern.

Die düstere Phase geht irgendwann vorüber. Trotz aller Widrigkeiten folgt auf die Krise - zumindest in den Augen vieler Autoren - eine Neugeburt, die auf die schwere, lichtlose Zeit folgt und die das Ziel in erreichbare Nähe rückt.

Dissoziation: Eine andere Sichtweise

Die besonderen Fähigkeiten medialer Menschen sind
eine Belastung für Psychotiker und
verdunkeln ihre Seele.

Dissoziation aus esoterischer Sicht

Dissoziative Störungen bezeichnen in der Psychiatrie eine Beeinträchtigung der Bewusstseinsfunktionen. Obwohl keine körperlichen Befunde vorliegen, wird Dissoziation in der Regel als ernsthaftes Krankheitsbild aufgefasst. Verschiedenartige pathologische Bewusstseinszustände fallen unter diesen Begriff. *Dissoziation* (lat.: Trennung) umschreibt den Zerfall eines zuvor einheitlichen Bewusstseins.

Zur *Dissoziation* zählt der teilweise oder völlige Verlust:
* von Erinnerungen an die Vergangenheit;
* des Bewusstseins der eigenen Identität;
* der unmittelbaren Empfindungen;
* der Kontrolle der Körperbewegungen.

Dissoziative Zustände können eine Einengung des Bewusstseinsfeldes zugunsten des Unterbewusstseins zur Folge haben, was sich durch eine auffällige Zerstreutheit bemerkbar macht.

In der psychologischen Wissenschaft wird Dissoziation vor allem als Defizit aufgefasst; als ein Zustand, in dem Selbstentfremdung, Depersonalisierung, Derealisierung und andere psychotische Störungen auftreten. Ein Zusammenbruch grundlegender psychischer Funktionen findet statt, der Einfluss auf Identität, Bewusstsein, Wahrnehmung und Gedächtnis ausübt. Ausgelöst wird die dissoziative Störung zumeist durch belastende, traumatische Erlebnisse oder mittels psychoaktiver Substanzen.

Etliche Esoteriker hingegen sehen dissoziative Zustände in einem anderen Licht. Nach ihrem Dafürhalten kann Dissoziation eine Brücke bauen zwischen Psychologie und Spiritualität. Sie wird daher vorwiegend als ein erstrebenswerter Zustand aufgefasst, da sie mit bewusstseinserweiternden Erlebnissen, mit dem Kennenlernen alternativer Realitäten, gleichgesetzt wird. Angeblich ist Dissoziation der Schlüssel für einen Großteil der spirituellen Erfahrungen.

Vieles, was die psychologische Wissenschaft nicht versteht, wird dem Unterbewusstsein bzw. Unbewussten zugeschrieben. Das, was sich in den tieferen Schichten des Bewusstseins abspielt, ist aber keineswegs unbewusst, behaupten Esoteriker. Weil sie dem normalen Alltagsbewusstsein nicht ohne weiteres zugänglich sind, wurden die nur schwer zugänglichen Regionen als unbewusst bezeichnet.

Sowohl schizophrene Patienten als auch Menschen mit medialen Anlagen gelangen zeitweilig in ein Bewusstseinsstadium mit höherer Schwingung, bei dem die Schutzfilter gegen außergewöhnliche Wahrnehmungen durchlässig werden und das alltägliche Selbst in den Hintergrund tritt. Es können daraufhin bedeutsame und kreative Botschaften ins Bewusstsein gelangen und verborgenes Wissen aus unbekannten Dimensionen wird offenbar.

Esoteriker gehen davon aus, dass die fünf Sinne des Menschen ein Äquivalent besitzen, die ‚psychischen Sinne', die jeder in Verbindung mit einer konstruktiven Dissoziation aktivieren und nutzen kann und die über die einfache intuitive Wahrnehmung hinausgehen. Die Praxis der konstruktiven Dissoziation ist ein Abenteuer, dessen Ausgang nicht von vornherein absehbar ist.

Dissoziation im esoterischen Sinne bedeutet, den Gedankenfluss zu drosseln oder zeitweilig anzuhalten. Durch Übungen zur Förderung der Dissoziation kann jemand Kräfte in sich aktivieren. Er unterscheidet sich grundlegend von denjenigen, die von dieser Fähigkeit ohne eigenes Zutun überrascht werden. Letztere neigen dazu, sich als Opfer der Dissoziation zu betrachten. Daher suchen sie nach psychologischem Rat oder begeben sich in psychiatrische Behandlung.

Die Psychiatrie hat dissoziative Zustände bereits seit vielen Jahrzehnten als psychische Erkrankung definiert. Die esoterische Sichtweise, Dissoziation als spirituellen Weg der Bewusstseinserweiterung zu erlernen und einzusetzen, ist noch relativ neu und nicht sehr verbreitet. Für viele Psychologen ist der gesamte spirituelle Sektor dazu geeignet, eine dissoziative Persönlichkeitsstörung zu erzeugen. Paranormale Fähigkeiten werden durchweg als pathologisch eingestuft. In der Psychiatrie wird bei Leuten, die Geister und Engel sehen können, leicht eine schizophrene Persönlichkeitsstörung unterstellt. Dieses Schubladendenken verhindert einen fruchtbaren Dialog zwischen Arzt und Patient.

Dissoziative Wahrnehmungen können eine Regeneration der psychischen und physischen Energien bewirken sowie Erkenntnisse, Kreativität und Einsichten aller Art vermitteln. Eine Aktivierung der Zirbeldrüse findet statt; die Intuition wird verbessert und ein Kontaktaufbau zu geistigen Wesenheiten wird möglich. Jeder Esoteriker entscheidet selbst, ob eine Kraft, die sich plötzlich im Alltag zeigt, ein Fluch oder ein Segen ist.

Gegenüberstellung: Pathologisch oder spirituell?

Mittlerweile vertritt eine ganze Anzahl von Psychologen und Psychiatern zeitgemäßere Ansichten, indem sie zwischen psychischen Krankheiten und spiritueller Bewusstseinserweiterung differenzieren. Eine konstruktive Verschmelzung zwischen Psychologie und Spiritualität findet statt.

Eine Gegenüberstellung von pathologischen Symptombeschreibungen und esoterischen Erklärungsansätzen kann die Unterschiede in den Auffassungen verdeutlichen:

1: Dissoziative Amnesie: Der betroffenen Person fehlen Teile ihrer Erinnerungen oder sie vermischt die Erinnerungen mit Szenen, die zum Teil gar nicht stattgefunden haben. Sie kann nicht mehr unterscheiden, welche ihrer Erinnerungen authentisch sind und welche nicht.

Bei der *dissoziativen Amnesie* können sich Trance- und Dämmerzustände so ausweiten, dass der Eindruck entsteht, mehrere Ichs, die im Bewusstsein des Individuums völlig getrennt sind, existieren nebeneinander. Die Fähigkeit zur bewussten Kontrolle des Seelenlebens ist empfindlich gestört.

Eine esoterische Erklärung für die Symptomatik lautet:

☼ **Wahrnehmung alternativer Realitäten:** Das betreffende Individuum erfährt eine Bewusstseinserweiterung, bei der alternative Realitäten bzw. alternative Ichs wahrgenommen werden. Da nicht erkannt wird, dass sich das Bewusstsein erweitert hat, werden die Zusammenhänge nicht klar gesehen. Erinnerungen aus alternativen Realitäten können ins Bewusstsein drängen, so dass sie nicht mehr korrekt von den Erinnerungen des gewohnten Alltags unterschieden werden. Die Person weiß nicht, dass es sich um unterschiedliche Ichs handelt und beginnt, die Wahrnehmungen und Erinnerungen zu vermischen.

Mit entsprechender Übung lernt sie, die Realitäten voneinander zu trennen und die vermischten Erinnerungen korrekt zuzuordnen.

2: Dissoziative Trancezustände: Der Mensch verliert das Gefühl für seine persönliche Identität und gewinnt den Eindruck, eine neue Identität, die einem Geist oder einer Gottheit zugeschrieben wird, tritt in sein Bewusstsein.

Aus esoterischer Sicht kommt folgende Erklärung infrage:

☼ **Channeln oder telepathische Kanalisierung:** Eine mediale Übertragung aus der geistigen Welt, ein sogenanntes *Channeling*, findet statt. Dabei handelt es sich um einen telepathischen Kontaktaufbau zu einem Geistführer, Engel, Verstorbenen oder einer Wesenheit aus höheren bzw. unteren Geistebenen. Bei einer medialen Person, die sich in Tieftrance befindet, wird der eigene Geist vorübergehend zurückgedrängt. Dies kann ein Gefühl der Entfremdung hervorrufen.

3. Dissoziative Sensibilitäts- und Empfindungsstörungen: Die betroffene Person verliert teilweise oder vollständig ihr Körperempfinden und büßt gelegentlich auch die Fähigkeit für das Sehen, Hören und Riechen ein.

Eine esoterische Erklärung dafür lautet:

☼ **Frequenzanpassung an den feinstofflichen Körper:** Die Sinneswahrnehmungen werden auf das feinstoffliche Duplikat des physischen Körpers, den Ätherkörper, übertragen. Der Ätherkörper besitzt eine höhere Frequenz als sein stoffliches Double. Der Vorgang der Übertragung ist noch nicht abgeschlossen oder wird durch eine Angstreaktion hinausgezögert.

4. Dissoziative Krampfanfälle: Plötzliche Krampfanfälle, die einem epileptischen Anfall ähneln, treten auf. Die Betroffenen verlieren allerdings nicht das Bewusstsein, sondern geraten in einen tranceähnlichen Zustand.

Esoteriker fragen sich, wie es dazu kommt:

☼ **Eine Frequenzanpassung findet wiederum statt:** Beim Übergang vom physischen zum psychischen Körper wird die Schwingung angepasst. Bei außerkörperlichen Erfahrungen gerät der physische Körper in einen Übergangszustand, der sich durch Vibrationen, inneres Schütteln u.ä. zeigt. Es kann zu plötzlichen Vibrationen kommen, die an Krämpfe erinnern, falls der Betreffende innerlich sehr angespannt ist.

5. Weitere dissoziative Störungen: Die betroffene Person nimmt zwei oder mehr unterschiedliche Identitäten im eigenen Bewusstsein wahr. Merkwürdige Empfindungen treten auf:

Depersonalisation: Die Person fühlt sich fremd im eigenen Körper.

Derealisation: Die Alltagswelt wirkt unecht und fremd.

Autoskopie: Der Mensch nimmt sich doppelt wahr bzw. sieht sich von außen.

Es kommt zu Panikattacken. Ebenso sind Verträumtheit, Abgleiten in Phantasien und Suggestibilität ein Zeichen für die Störung.

Eine Erklärung für diese Zustände könnte lauten:

☼ **Wahrnehmung des feinstofflichen Körpers:** Durch eine (beabsichtigte oder plötzliche) Bewusstseinserweiterung werden die Persönlichkeitsaspekte der eigenen Psyche wahrgenommen, die sich mitunter so anfühlen können, als würden sie sich vom normalen Alltagsselbst unterscheiden.

Depersonalisation: Die Wahrnehmung verlagert sich auf den feinstofflichen Körper.

Derealisation: Der Mensch beginnt, sich im zweiten Körper wahrzunehmen; da eine Bewusstseinsverlagerung stattgefunden hat. Die Wahrnehmung aus dem Ätherkörper heraus ist für den Anfänger befremdlich.

Autoskopie: Das Individuum erkennt, dass es über einen zweiten Körper verfügt.

(Ob mit dieser Sichtweise die Phänomene erschöpfend erklärt sind, bleibt fraglich.)

Die Panikattacken hängen mit dem natürlichen Selbsterhaltungstrieb des physischen Körpers zusammen. Da der Wechsel vom grobstofflichen Körper in den feinstofflichen Körper auch im Moment des Todes auftritt, kommt es zu panikartigen Zuständen.

Den in der psychologischen Literatur erwähnten ,Verträumtheiten' oder ,Phantasien' liegen Wahrnehmungen aus alternativen Realitäten oder aus höheren Bewusstseinzuständen zugrunde, die ungewohnt sind und daher als ,Träumereien' abgetan werden. Die empfangenen Informationen haben jedoch durchaus Gültigkeit innerhalb der alternativen Realität, nicht jedoch in der gewohnten Alltagswelt.

Menschen mit dissoziativen Erfahrungen werden aufgrund ihrer besonderen Gabe in die Lage versetzt, die Gesetze der Wahrnehmung und des Bewusstseins besser zu ergründen. Ängste, Panikattacken, Verwirrung und dgl. resultieren aus einem Mangel an Information und Aufklärung. Solange ein Mensch eine Situation nicht versteht, entwickelt er die starke Neigung, sich als Opfer dessen, was mit ihm geschieht, zu empfinden. Ein großer Schritt zur Gesundung ist getan, wenn die betroffene Person über die inneren Vorgänge entsprechende Aufklärung erhält und diese damit ihren beängstigenden Charakter verlieren.

Dissoziation kann sich als Fluch oder Segen erweisen, abhängig davon, wie man damit umgeht. Ohne auseichende Vorbereitung sind dissoziative Zustände eine sehr unangenehme Erfahrung, da sie den Betroffenen aus seinem bisherigen Umfeld herauslösen und in unbekannte Sphären des Bewusstseins führen. Von einem erfahrenen Wanderer, der sich mit Dissoziation auskennt, kann sie konstruktiv genutzt werden. Esoteriker meinen, eine optimale Aufklärung würde es ermöglichen, diesen Zustand als vorwiegend positiv zu erfahren und eine umfassende Kontrolle darüber zu erlangen.

Verschiedene dissoziative Zustände

Wer die Kunst der Dissoziation erlernen möchte, benötigt eine gehörige Portion Mut, denn es ist unklar, was auf ihn zukommt. Bewusstseinserweiterung kann entweder mithilfe psychoaktiver Substanzen oder durch verschiedene Übungen und Techniken der konstruktiven Dissoziation erreicht werden. Daneben existieren auch naturgegebene dissoziative Zustände.

Nächtliche Wanderer: Der Tag- und Nachtwechsel des Bewusstseins kann als *Dissoziation*, als Trennung oder Spaltung bezeichnet werden. Jede Nacht verlieren die Schläfer ihr normales Tagesbewusstsein und gleiten in einen veränderten Bewusstseinszustand hinüber, aus dem Traumerinnerungen das Ufer des neuen Tages erreichen und damit dem Wachbewusstsein zugänglich sind.

Mediale Spaltungen: Die mediale Empfänglichkeit für Botschaften aus unsichtbaren Bereichen setzt in gewisser Weise eine Bereitschaft zur Spaltung der Psyche voraus. Dies trifft vor allem dann zu, wenn fremde ‚Wesenheiten' mit dem Bewusstsein eine Verbindung eingehen, während sich das Medium in tiefer Trance befindet.

Der Spiritismus deutet diese Wesen als Geister aus jenseitigen Welten, die das mediale Bewusstsein umlagern. Sie bemächtigen sich zeitweilig des Mediums als Mittler zwischen Diesseits und Jenseits und bedienen sich seiner als ‚Instrument' oder ‚Werkzeug', um ihre Botschaften zu überbringen.

Spaltungs-Magie: Das Praktizieren magischer Übungen erlaubt es Adepten bis zu einem gewissen Grad, die geistigen Ebenen zu betreten. Eine besondere Schulung ist erforderlich, um Kräfte zu erlangen, die einen Kontakt mit Wesen der Astralebene herstellen können. Die gegebenen Anweisungen müssen allerdings strikt eingehalten werden, um nicht den Wesen, denen man begegnet, schutzlos ausgeliefert zu sein.

Die Übungen verschaffen angehenden Magiern die Fähigkeit, andere Menschen in weit stärkerem Maß zu beeinflussen, als dies gewöhnlich der Fall ist. Infolge ihres geistigen Entwicklungsstandes sind sie fähig, einem jeden Menschen, der nicht über ein ähnliches Wissen verfügt, Suggestionen ins Unterbewusstsein einzuflößen.

Trancereisen: Von der Beweglichkeit des menschlichen Bewusstseins zeugen Trance- und Astralreisen. Okkultisten benutzen einen Zustand geistiger Dissoziation, um sich auf geheime, mystische Pfade zu begeben, die normalerweise unzugänglich sind. Vor ihrem inneren Auge öffnen sich Tore, die sie in andere Welten führen.

Eine imaginative Technik zielt darauf ab, in der eigenen Vorstellungswelt geistige Bilder zu erzeugen, die einem magisch-mystischen System entsprechen. Nach der mentalen Gestaltung des Bildes versetzen die Mystiker bzw. Magier ihr Bewusstsein mittels ihrer Vorstellungskraft an den gewünschten Ort und führen damit einen Zustand der Dissoziation herbei. Der Körper verfällt in eine tiefe Trance, während das Bewusstsein auf Reisen geht. Mit der Erinnerung an ihre visionären Erfahrungen kehren die Wanderer von der Reise zurück.

Die magische Imagination führt das Bewusstsein, ähnlich wie bei schamanischen Reisen, in außerkörperliche Bereiche. Derartige Exkursionen sind nicht ungefährlich, daher ist eine ausreichende Kenntnis und Erfahrung auf diesem Gebiet erforderlich.

Auswirkungen der Dissoziation

Die Wahrnehmung wird durch die Dissoziation beschleunigt oder verlangsamt. Auch andere Phänomene machen sich bemerkbar:

▶ Die oft mit einem Kältegefühl einhergehende Verlangsamung ermöglicht es, mehr als das Übliche wahrzunehmen. Normalerweise wird nur die Oberfläche einer Realität wahrgenommen, doch nach der Verlangsamung ist es möglich, tiefer in jede Realität hineinzusehen. In der Tiefe kann eine Menge an Hinweisen und Informationen verborgen sein.

▶ Wird die Wahrnehmungsgeschwindigkeit beschleunigt, kann sich der Übende auf andere Realitäten außerhalb der eigenen Person konzentrieren. Er kann sich an andere Leben erinnern sowie Kontakt mit geistigen Wesenheiten und auch mit Verstorbenen aufnehmen.

▶ Es ist auch möglich, die Zeit ganz neu wahrzunehmen. Normalerweise wird sie in zwei Richtungen wahrgenommen: Zeitlinien dehnen sich in die Vergangenheit und in die Zukunft. Doch Zeit kann sich ebenso seitlich ausdehnen und erkennen lassen, dass mehrere Realitäten gleichzeitig existieren, von denen jede einzelne ihren eigenen Zeitstrahl hat. Der Übende nimmt alternative Realitäten wahr und lernt, die Zeit zu manipulieren; d.h. sie zu dehnen oder zu beschleunigen.

▶ Es kann geschehen, dass sich das Langzeitgedächtnis vorübergehend deaktiviert. Es ist nicht mehr möglich, sich an irgendeine Szene aus der Vergangenheit zu erinnern, dafür ist ein klarer Blick für die unmittelbare Gegenwart gegeben.

▶ Dann wieder intensiviert sich die Wahrnehmung der eigenen Zeitspur. Man erinnert sich plötzlich ausgesprochen klar an Vergangenes und kann Details zurückrufen, die man längst vergessen glaubte. Dieses als *Hypermnesie* bezeichnete Phänomen wird in der psychiatrischen Literatur zwar erwähnt, doch fehlen nachvollziehbare Erklärungen hierfür.

▶ Auch die Existenz von alternativen Selbsten kann wahrgenommen werden. Normalerweise sind sie in den Hintergrund gerückt, damit sie das individuelle Erleben im Alltag nicht stören. Plötzlich erinnert sich eine Person an Szenen, die sie im gewohnten Alltag gar nicht erlebt hat. Dies sorgt in ihrem Verstand für erhebliche Verwirrung, da sie plötzlich mit Daten umgehen muss, die mit den physischen Sinnen vormals nicht registriert wurden.

Nur derjenige, dessen Bewusstseinsentfaltung weit genug fortgeschritten ist, kann Daten aus alternativen Wirklichkeiten akzeptieren und verarbeiten. Von den alternativen Ereignissen und Verläufen kann der aufmerksame Beobachter profitieren und diese als Lebenserfahrungen für die eigene Entwicklung verwenden. In seltenen Fällen ist es sogar möglich, die eigene Zeitspur zu wechseln und in eine andere einzutreten.

Von Esoterikern wird behauptet, die Dissoziation könne mannigfaltige positive Auswirkungen haben, wie z.B.:

◉ eine Regeneration der psychischen und physischen Energien;

◉ eine verbesserte Intuition;

◉ die Reaktivierung der Zirbeldrüse;

◉ der Kontakt zu geistigen Wesenheiten;

◉ außerkörperliche Erfahrungen;

◉ eine Zunahme an Kreativität, an Einsichten und Erkenntnissen aller Art;

◉ die Aktivierung besonderer Fähigkeiten wie: Empathie, Telepathie, Telekinese, Teleportation und Bewusstseinsverlagerung sowie andere paranormale Fähigkeiten.

Ist das **telepathische Vermögen** weit entwickelt, wird es möglich, die Denkvorgänge anderer Menschen zu belauschen. Durch ausdauernde Übung wird diese Fähigkeit derart gesteigert, dass der Sinn auch über größere Distanzen hinweg eingesetzt werden kann.

Der sogenannte **sechste Sinn**, der das zweite Gesicht und kurze hellseherische Momente betrifft, stellt eine Erweiterung der fünf Sinne dar. Der sechste Sinn bezieht sich auch auf eine vertiefte Selbsterkenntnis: Der Übende erkennt den Aufbau des eigenen Ichs und den anderer Menschen. Er ist imstande, sich in jede Sichtweise und Überzeugung anderer hineinzuversetzen

Die Übermittlung **direkten Wissens ist** ein psychischer Sinn, der sich bei einigen Meditierenden einstellt. Sie begreifen Zusammenhänge, sehen Muster und Ähnlichkeiten, die ihnen zuvor entgangen sind. Spezifische Erkenntnisse über eine Person sind ihnen plötzlich zugänglich. Das direkte Wissen entsteht in Verbindung mit den eigenen Gefühlen und inneren Stimmungen. Die Erkenntnisse beziehen sich auf das, was man normalerweise nicht sehen oder wahrnehmen kann.

Bei der **Verlagerung des Bewusstseins** wird dieses nicht nur an andere Orte, sondern auch in andere Lebewesen - selbst in Vögel,

Ameisen oder Fliegen - versetzt. Sogar in Bilder, Fotos oder Filme kann das Bewusstsein hineinprojiziert werden. Der Beobachter lernt Wahrnehmungsgesetzte und Barrieren kennen, die gewöhnlich übersehen werden. Eine höhere Ordnung sowie eine tiefere Struktur der Wahrnehmung werden sichtbar.

Ein weiterer psychischer Sinn betrifft den **Wechsel** in das voll bewusste **erwachte Selbst**, dem alles Wissen unmittelbar zur Verfügung steht. Dieses sogenannte ‚Erwachen' erfolgt in mehreren Stufen. Das wachende und das träumende Selbst begegnen sich und werden einander bewusst. Die neu entstandene Weltsicht bewirkt eine Loslösung von der Alltagsrealität. Sie unterbricht die Kontinuität der alltäglichen Wahrnehmung und ein erweitertes Gewahrsein tritt an ihre Stelle.

Dieser Vorgang kann anfangs mit enormen Ängsten und Panikzuständen gekoppelt sein. Wer es schafft, die Verunsicherung auszuhalten, wird mit bedeutenden Erkenntnissen und einer absoluten Wachheit belohnt. Er erkennt sich als Teil einer anderen, größeren Realität, die instabiler und gleichzeitig schöpferischer ist und die ein enormes Potential enthält. Jenseits allen Zweifels erfährt der Erlebende das Alltagsleben als einen Traum unter anderen Träumen.

Dissoziative Wahrnehmung kann bewirken, dass die Realität als ein riesiges Theaterspiel mit unzähligen Schauspielern und Rollen aufgefasst wird, in dem die Gebäude lediglich Kulissen darstellen. Manche nehmen die Realität in Fragmenten wahr und müssen erst lernen, sich darauf einzustellen und damit klarzukommen. Reinkarnationserinnerungen tauchen im Bewusstsein auf, die Wahrnehmung kann sich aus dem Wachzustand heraus in andere Welten verlagern.

Die Anomalien in der Wahrnehmung können interessant und abenteuerlich, aber auch verwirrend und beängstigend sein. Aus diesem Grund erfordert es einen gewissen Mut, sich willentlich mit der Praxis der Dissoziation auseinanderzusetzen.

Pathologische Bewusstseinsspaltungen

Während gewisser Stufen des seelischen Reifungsprozesses drängen Inhalte des Unterbewusstseins an die Oberfläche der Wahrnehmung. Sie setzen entweder eine Weiterentwicklung in Gang oder bewirken, wenn die Bedingungen ungünstig sind, eine psychotische Entgleisung. Aufgrund des ‚Einbruchs' aus dem Unbewussten können abnorme Spaltungstendenzen entstehen, die eine Zersplitterung des Ich-Bewusstseins bewirken. Bei einer pathologischen Spaltung dringen Teile des Unbewussten in das Bewusstsein ein und beeinflussen in negativer Weise die Wahrnehmung.

Schizophrene Patienten wirken oft unberechenbar, da sie Stimmen hören und Dinge sehen, die für Außenstehende nicht vorhanden sind. Hellsichtige Wahrnehmungen ermöglichen es dem Betrachter, unzählige winzige Energiepunkte zu sehen, die überall im Raum umherschwirren. Einige Patienten berichten von Energie-Kugeln, die in ihrem Sichtfeld herumfliegen. Es kommt ihnen so vor, als hätten sie ein eigenes Bewusstsein. ‚Energieschlangen' schweben an ihnen vorbei, ohne von dem Betrachter Notiz zu nehmen. Pflanzen und Bäume sind von einer Aura umgeben und senden sichtbare Strahlen hinauf in den Himmel. Auch aus den eigenen Fingerspitzen fließt Energie in die Umgebung. Mit geschlossenen Augen können die Gegenstände im Zimmer immer noch erkannt werden.

Die Vorgehensweise von Psychiatern, hellseherische Wahrnehmungen von Patienten als Halluzinationen abzutun, liefert im Grunde keine Erklärung für das Phänomen. Aus Sicht der Erlebenden sind die sogenannten Halluzinationen Realität. Sie sind Teil einer anderen Wirklichkeit, einer Welt der Energie, die den meisten Menschen verborgen bleibt. Es ist eine bequeme Sichtweise, von ‚Einbildungen' auszugehen, wenn im Grunde nicht bekannt ist, wie diese zustande kommen und welche Art von Botschaft mit ihnen verbunden ist.

Wenn das Ich nicht die innere Stärke aufweist, den ungewohnten Inhalten aus den Tiefen seiner Seele standzuhalten, fühlt es sich zunehmend entfremdet. Seine Welt gerät aus den Fugen und die Einheit geht verloren, da es nicht genügend zentriert ist. Die menschliche Persönlichkeit besteht nicht aus einem festgefügten Ganzen, sondern sie setzt sich aus einer Reihe von Unterpersönlichkeiten zusammen, die aus den mannigfaltigen Erfahrungen der individuellen Lebensgeschichte hervorgehen. Das Fehlen eines festen Mittelpunktes hat eine mangelhafte innere Steuerung zur Folge.

Wo die Ich-Grenze mangelhaft oder zu schwach ist, droht dem Ich eine Invasion mit den Inhalten des Unbewussten, die das Ich überwältigen. Es verliert die Fähigkeit, abstrakt zu denken und tendiert dazu, auf frühere Stufen der Entwicklung zurückzufallen. Von Ärzten wird eine schizophrene Erkrankung diagnostiziert. Während ein allzu ausgeprägtes Ego-Bewusstsein zu einem unüberwindlichen Hindernis auf dem spirituellen Pfad wird, kann ein schwaches Ich kann den Wanderer in die Tiefen der Verzweiflung und des Wahnsinns stürzen.

Bei der esoterischen Interpretation dissoziativer Zustände handelt es sich lediglich um eine mögliche Erklärung, die aber noch nicht der Weisheit letzter Schluss sein muss. Die bewusst herbeigeführte Dissoziation ist umstritten, denn der Verlauf der Erfahrung kann nicht immer von vornherein eingeschätzt werden. Psychiater gehen bei dissoziativen Zuständen von der Instabilität eines schwachen Ich-Bewusstseins aus, dass den Fokus verliert und auseinander driftet. Der Erlebende taucht in eine Art Psychose ein, die ihm die Vielfältigkeit der Psyche mit ihren unterschiedlichen Wahrnehmungsformen demonstriert.

Immerhin sind Esoteriker bemüht, plausible Erklärungen für außergewöhnliche Bewusstseinsphänomene zu finden, was die psychologische Zunft weitgehend vermissen lässt. Es ist durchaus möglich, dass eine Vermischung der Symptome und ihrer Ursachen stattfindet, so dass Teile der esoterischen Sichtweise auf eine große Anzahl von Fällen zutreffen.

Die neue Art der Bewusstseinsverschiebung muss erst einmal begriffen und durchlebt werden, um sie vollends zu verinnerlichen. Aufklärung von außen über das, was in der eigenen Psyche geschieht, kann ein probates Heilmittel sein.

Dissoziation mag für einige Esoteriker, die fest in der diesseitigen Realität verankert sind, erstrebenswert sein. Nicht geeignet sind Ausflüge ins Unbekannte für Menschen, deren psychische Struktur nicht ausreichend stabil ist, um Bewusstseinsreisen unbeschadet zu überstehen. Ein Trip kann zu einem Höllentrip ausarten und ebenso können dissoziative Zustände einen nicht wieder gut zu machenden Schaden im empfindsamen Nervenkostüm anrichten.

Realitätsverschiebungen

Dissoziation ist eine Zeit des absoluten Nicht-Denkens und kann in dieser Hinsicht als Gegenstück zur Assoziation gesehen werden. Sie bewirkt minimale oder auch größere Verschiebungen der Wahrnehmung in benachbarte alternative Realitäten. Wer dissoziiert, ist imstande, plötzlich alternative Geschehnisse oder gar Realitäten zu erkennen, die der normalen Aufmerksamkeit entgehen. Die alternativen Realitäten liegen so dicht beieinander, dass die Alltagswahrnehmung sie nicht unterscheiden kann. Erst mithilfe der Dissoziation wird es möglich, diese minimalen bis stärkeren Verschiebungen zu erkennen.

Am Anfang wird die Dissoziation als unangenehm und destabilisierend erfahren, da sie noch ungewohnt ist. Gefühlsschwankungen und merkwürdige Reaktionen des Körpers oder der gesamten Wahrnehmung verunsichern den Erlebenden. Wenn es an ruhiger Überlegung und Selbstvertrauen angelt, können die auftauchenden Ängste zum

Problem werden, denn Angstreaktionen lenken die Dissoziation in destruktive Bahnen.

Das Ich-Bewusstsein hat den unmissverständlichen Auftrag, die Stabilität des Alltags zu gewährleisten. Wenn jemand sein Bewusstsein erweitern möchte, muss er sein Ego gewissermaßen in den Hintergrund schieben. Das alltägliche Bewusstsein wird in dissoziativen Zuständen beweglicher und flexibler, bis es aus seinem normalen Wahrnehmungsrahmen heraustritt. Der Wechsel der Aufmerksamkeit in andere Bewusstseinsebenen bzw. alternative Realitäten zwingt das Bewusstsein, seinen Radius zu erweitern.

Die Realitätsverschiebungen geschehen nicht willkürlich, sondern sie sind nach Auffassung von Esoterikern auf ein höheres Ziel gerichtet, das allerdings nicht sofort sichtbar wird. Die innere geistige Führung versucht, dem Suchenden eine erweiterte Wahrnehmung zu vermitteln, damit dieser lernt, mit der neuartigen Situation umzugehen. Derartige Erfahrungen liefern einen Schlüssel zu vergessenen Bereichen des Bewusstseins. Um die unbekannten Regionen des erweiterten Gewahrseins verstehen zu können, ist eine gründliche Vorbereitung erforderlich. Für unerfahrene und ängstliche Gemüter wird die Erfahrung zu einem langwierigen Kampf, da sie danach streben, ihre gewohnte Realitätssicht zurückzuerlangen.

Die Dissoziation erfordert eine gefestigte Persönlichkeit, die jede Unterbrechung im Bewusstseinsfluss vermeiden kann. Nur durch ein Training der mentalen Konzentration können die psychischen Funktionen unter Kontrolle gehalten und die Ablenkungen durch die Außenwelt vermieden werden.

Der innere Wandlungsprozess

Von der Schwingungshöhe hängt es ab, ob sich jemand
aufwärts oder abwärts entwickelt.

Eine spirituelle Krise beruht auf außerordentlich heftigen Reaktionen des Bewusstseins auf außergewöhnliche Phänomene. Die Reaktionen sind deutlich überzeichnet. Sie entsprechen der jeweiligen psychischen Struktur, der es nicht gelingt, auf ungewöhnliche Ereignisse mit genügend Achtsamkeit zu reagieren.

Ein krisenhafter Verlauf kann unter Umständen verhindert werden, wenn die betreffende Person die Nerven behält. Gleichmut ist das Mittel der Wahl, wenn auf die Seele außerordentliche Aufgaben zukommen, die sie zu bewältigen hat. Jede übertriebene Aufgeregtheit schadet dem Verlauf des Prozessen, der dann in eine Krise ausartet.

Im Einzelfall ist es oft sehr schwierig, einer solchen Forderung nachzukommen. Die Psyche wird Geschehnissen ausgesetzt, denen sie sich großenteils ausgeliefert fühlt und die sich nicht ohne weiteres in den Hintergrund drängen lassen. In einem solchen Fall kann fachkundige Hilfe einen entscheidenden Beitrag leisten. Wenn ein Helfer imstande ist, die Krise in ihren Grundzügen zu erkennen, kann ein heilsamer Prozess eingeleitet werden.

Welche Unterschiede existieren zwischen einer spirituellen Krise und schizophrener Destabilisierung? Es kann davon ausgegangen werden, *dass die Störungen, unter denen schizophrene Menschen leiden, weitaus tiefer liegen und keineswegs mit einer spirituellen Krise übereinstimmen. Die Symptome weisen allerdings nicht zu übersehende Ähnlichkeiten auf. Doch sie entsprechen sich nur scheinbar, denn der Hintergrund ist ein anderer.*

Schizophrene Menschen leiden unter einer abnormen Durchlässigkeit der psychischen Grenzen, die ihnen zum Verhängnis wird. Daher können hier Kräfte zum Einsatz kommen, denen die Psyche

nicht gewachsen ist und deren Ziele nicht mit denjenigen des indivi-
duellen Bewusstseins übereinstimmen.

Eine Psyche, der es an Widerstandskraft mangelt, ist wie ein Halm im Wind; sie ist für alle möglichen Einflüsse empfänglich. Für die spirituelle Entwicklung ist aber Beständigkeit ein eminent wichtiger Faktor. Mangelt es an Kontinuität, führt der Weg nicht nach oben, in lichte Höhen, sondern er verläuft in einem Zickzackkurs, der sich immer weiter nach unten neigt. Es kommen unterschiedliche Kräfte zum Einsatz, die letztendlich nur Ängste zutage fördern und Verwirrung stiften.

Eine schreckhafte, ängstliche Persönlichkeit, deren Grenzen durchlässig sind, hat dem Ansturm aus den übersinnlichen Bereichen wenig entgegenzusetzen. Eine mit Misstrauen erfüllte Persönlichkeit, die der Außenwelt mit Feindseligkeit begegnet, bringt auch den inneren Mächten die gleiche misstrauische Haltung entgegen. Daher leiden viele Schizophrene unter paranoiden Vorstellungen und Verfolgungsängsten.

Die inneren Erlebnisse haben die Funktion eines Verstärkers, d.h. Ängste und Misstrauen treten so weit in den Vordergrund, dass sie nicht mehr übersehen werden können. Im günstigen Fall besiegt der Mensch letzten Endes seine ausufernde Antihaltung allem und jedem gegenüber, andernfalls entsteht eine chronische Psychose.

Ein stabiles psychisches Gleichgewicht ist ein wichtiger Bestandteil des spirituellen Bewusstseinsweges, doch es kommen noch weitere Merkmale hinzu:

- Die Ziele, die ein Mensch sich setzt,
- die Inhalte, die ein Geist bevorzugt sowie
- die Haltung gegenüber wichtigen Themen

spielen eine bedeutende Rolle, wenn es darum geht abzuwägen, ob eine Person für den geistigen Pfad geeignet ist.

Ein Mensch, der die Gegebenheiten des Leben, so wie sie eben sind, akzeptiert und sich an die Umstände, in denen er sich befindet, anpassen kann, sieht keinerlei Veranlassung, sich mit tiefgründigen Themen auseinanderzusetzen. Das Dasein bietet ihm genügend Abwechslung; daher ist er zufrieden mit den Verhältnissen, so wie sie ihm begegnen.

Ein nach geistigen Erkenntnissen Strebender empfindet die Lebensverhältnisse, in denen er sich befindet, als ungenügend. Seine Seele ist nicht zufrieden mit den oberflächlichen Freuden, die ein materielles Dasein zu bieten vermag. Sie verlangt nach tieferen Erfahrungen und ruft mit diesem Wunsch die geistige Welt auf den Plan, die sich demjenigen – seinen individuellen Bedürfnissen entsprechend – zuwendet.

Im Zuge einer psychotischen Erkrankung treten allerdings Kräfte auf den Plan, denen nicht an einer Weiterentwicklung der Seele gelegen ist. Diese Mächte sind in erster Linie an ihrem eigenen Fortkommen interessiert; sie nützen daher die Schwäche ihrer Opfer für egoistische Zwecke aus, die mit einem spirituellen Werdegang nichts gemein haben.

Man könnte nun fragen, aus welchem Grund die Opfer nicht eine bessere Unterstützung aus der geistigen Welt erhalten? Tatsächlich ist es schwierig, einer desolaten Psyche Schutz zu gewähren. Dies hängt mit den Bedingungen in der geistigen Welt zusammen. Eine Psyche, die ihre Grenzen nicht genügend zu wahren weiß, ist vielerlei Beeinflussungen ausgesetzt. Es liegt an jedem Einzelnen selbst, unwillkommene Einflüsse zurückzuweisen und sich den höheren Geistebenen zuzuwenden, um deren Schutz zu erbitten.

Eine Psyche, bei der ein stabilisierender Faktor fehlt, ist offen für jegliche Einflussnahme. Eine Intervention seitens höherer Geistmächte ist immer dann wirkungslos, wenn das Seelenbewusstsein nicht imstande ist, die hilfreichen Botschaften zu empfangen und umzusetzen.

Spirituelle Öffnungen, die für eine starke emotionale Verunsicherung sorgen, werden gemeinhin im Sinne der Schulmedizin als Psy-

135

chosen behandelt, ohne dass auf die besondere Problematik Rücksicht genommen wird. Auf der anderen Seite haben spirituell arbeitende Helfer teilweise zuwenig Erfahrung, um auf Krisensituationen adäquat reagieren zu können. Sie nehmen daher Schwierigkeiten der Integration nicht ernst genug, was zu einer fatalen Verleugnung der Situation führt.

Mittlerweile existieren in Deutschland Wohngemeinschaften und Kliniken, in denen der grundlegende Wandel, der das Bewusstsein radikal verändert, ungestört stattfinden kann. Die Gemeinschaften zeichnen sich durch Kompetenz, Mitgefühl und gegenseitige Wertschätzung aus. Sie sind im der Lage, sowohl mit psychotischen Zuständen als auch mit schwierigen spirituellen Prozessen umzugehen und die Hilfesuchenden dabei zu unterstützen, die Krise zu meistern.

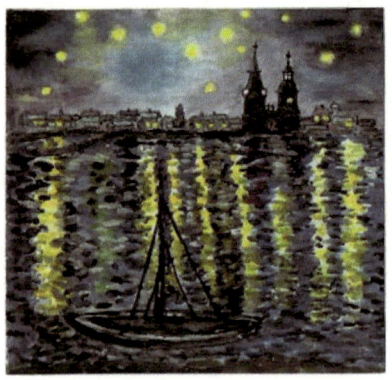

Der geistige Weg und seine Schatten

Das Leben als Pilgerfahrt

Das gesamte sichtbare Universum ist der Ort, an dem
die Seelen geprüft werden.

Die Lebenszeit eines Menschen auf dem Planeten Erde kann als eine große Pilgerfahrt begriffen werden, die einem unbekannten Pfad folgt. Im Leben geschieht vieles mit großer Folgerichtigkeit. Scheinbar nicht zusammenhängende Ereignisse erhalten im Nachhinein einen besonderen Sinn.

Entscheidet sich jemand für den Weg eines spirituellen Jüngers, dann tauchen Hindernisse und Fallgruben auf, die das Fortkommen erschweren. Doch zur rechten Zeit tritt jemand oder etwas in sein Leben, um seine Entwicklung in Gang zu halten. Je mehr er voranschreitet, umso weiter weichen die Horizonte in die Ferne. Der Jünger geht einen Schritt voran und fällt anschließend zwei Schritte zurück, denn der Weg ist nicht gerade, er ähnelt einem Bergpfad, der im Zickzack verläuft: Man kommt immer wieder an den gleichen Punkt, nur auf einer etwas höheren Ebene.

Viele müssen erkennen, dass sie nach Dingen greifen, die außerhalb der Reichweite ihres Verstandes liegen. Sie entdecken, dass jeder Fortschritt nur stattfinden kann, nachdem verhärtete Strukturen, die sie aufgebaut haben, beseitigt worden sind.

Bei Castaneda spielt die Frage, ob der Weg ein ‚Weg mit Herz' ist, eine bedeutsame Rolle. Ist er dies nicht, dann ist der Weg nutzlos. Auf einem ‚Weg mit Herz' ist die Reise voller Freude, während der andere, der ‚Weg ohne Herz', zum Fluch wird. Der eine Weg macht den Kandidaten stärker, während der andere ihn schwächt (vgl.: Die Lehren des Don Juan, S.88).

Es ist sinnlos, sein Leben auf einem Weg ohne Herz zu verschwenden. „Das Problem ist, es stellt niemand die Frage, und wenn ein Mann schließlich erkennt, dass er einen Weg genommen hat, der kein Weg ist, der Herz hat, ist der Weg bereit, ihn zu töten. An diesem Punkt können sehr wenige Menschen innehalten, um nachzudenken und den Weg zu verlassen" (ebd., S.131).

Der Jünger sollte daher den Weg, für den er sich entschieden hat, sehr aufmerksam betrachten, denn es gibt viele Dinge, die einen Menschen, der einseitig den ,Weg des Wissens' geht, verrückt machen können. Dies gilt besonders dann, wenn es ihm an Entschlossenheit und Zielstrebigkeit mangelt. Bei der Wahl des Weges muss jemand frei sein von Furcht und Ehrgeiz. Nur wenn er befähigt ist, in angemessener Weise Kontrolle auszuüben, stellen Gefühle für den Probanden kein Hindernis mehr dar.

Eine der grandiosen Erwartungen geht von der Annahme aus, der spirituelle Weg sei für die psychische Gesundheit förderlich. Viele erleben eine große Enttäuschung wenn sie erkennen müssen, dass die spirituelle Reise nach ganz anderen Regeln abläuft, als sie zu Anfang dachten. Dies zu akzeptieren und dennoch weiterzugehen, ist nicht einfach. Daher kehren etliche derjenigen, die sich auf die Suche begeben haben, irgendwann um. Sie wollten Kraft schöpfen aus ihrer spirituellen Arbeit und ihr Leben verschönern, doch oft trifft am Anfang genau das Gegenteil ein.

In E. Bulwer-Lyttons Schlüsselroman *Zanoni* werden die Gefahren des Weges in den schwärzesten Farben gemalt. Der Pfad ist übersät mit Opfern, denn kaum ein Individuum ist imstande, die grauenhaften Prüfungen bis zum Schluss durchzustehen. Wahnsinn und Selbstmord gefährden diejenigen, die keine eisernen Nerven mitbringen. Das ärgste Schicksal, das ein Mensch erleiden kann, ist das Ende durch einen tödlichen Schrecken. Auch Schwarzmagiern und Betrügern droht bei dem Versuch, in die erhabenen Geheimnisse einzudringen, das Verderben.

Der Schlüssel zur tieferen Erkenntnis ist die ausdauernde Suche. Die Wege sind unzählige, doch sie führen alle zum selben Ziel. Obwohl die Erfahrungen sich grundsätzlich ähneln, gehen zwei Menschen nicht denselben Weg. Dabei sind nicht die Geschehnisse von Bedeutung, sondern die Lehren, die ein Mensch daraus zieht. Wenn aber jemand meint, schon alles zu wissen, wird er kaum nach wahrhaftigen Erkenntnissen verlangen.

Jede spirituelle Reise führt irgendwann wieder zurück in die gewohnte Welt. Bei diesem Schritt lässt der Reisende alle mystischen und magischen Erfahrungen hinter sich und kehrt zurück in die Normalität und Sicherheit des gewöhnlichen Lebens. Die alltäglichen Dinge scheinen einfacher und unkomplizierter geworden zu sein, denn der Drang, um jeden Preis etwas erreichen zu wollen, hat aufgehört.

Die Erweiterung des Bewusstseins

Jede Gabe kann zum Guten wie zum Bösen
eingesetzt werden.

Die meisten Menschen haben keinerlei Ambitionen, aus den illusionären Formwelt der Materie herauszutreten, um hinter den geheimnisvollen Vorhang zu blicken, der die unsichtbare Realität verdeckt. Ein anderer Blickwinkel könnte es ermöglichen, einen Blick auf das zu werfen, was sich hinter der Bühne des Alltäglichen abspielt. Die Sicht eines erweiterten Bewusstseins würde es ihnen erlauben, die inneren Abläufe evolutionärer Prozesse zu erkennen.

Öffnung der medialen Sinne

Wenn sich jemand für den Pfad der weiterführenden Erkenntnis entscheidet und sein Bewusstsein erweitert, sind außergewöhnliche Wahrnehmungen möglich. Das Schauen mit dem geistigen Auge, das Hören mit dem inneren Ohr und das Vernehmen von Botschaften aus den Geistebenen sind übersinnliche Fähigkeiten, die sich bei Anwärtern des spirituellen Weges häufig zeigen. Diese gilt es zu unterscheiden von bloßen Einbildungen, erklärt R. Steiner (in: Die Geheimwissenschaft im Umriss, S.326f.).

Die Sinneswahrnehmungen eines medialen Menschen sind viel empfänglicher, als dies gewöhnlich der Fall ist. Der Betreffende kann auf eine Weise hören, sehen, riechen oder schmecken, die den gewöhnlich zugänglichen Reizen weit überlegen ist. Doch die Öffnung der Sinne verläuft nicht immer ohne Komplikationen.

Eine Vielzahl merkwürdiger veränderter Zustände sorgt für Verunsicherung. Das Gefühlsleben unterliegt oft starken Schwankungen, Visionen treten ins Bewusstsein, deutliche Töne werden vernommen, wie z.B. Glockenklänge, Vogelstimmen u.ä. Bilder aus der Vergangenheit lassen die Erinnerung an alte Wunden wieder aufleben. Verspannungen und Blockaden in Körper und Psyche machen sich bemerkbar, was Schmerzen und Vibrationen in verschiedenen Körperteilen verursachen kann.

Eine mediale Öffnung ist nicht mit Spiritualität gleichzusetzen, denn sie kann sich tendenziell in eine negative bis pathologische Richtung bewegen. Stimmen, die plötzlich zu hören sind und die äußerst bedrohlich wirken können, zeigen deutlich die Problematik an.

Die mediale Tätigkeit kann nur auf einer psychisch und physisch stabilen, gefestigten Grundlage einwandfreie Ergebnisse liefern. Regeln und Gebote spielen in diesem Zusammenhang eine bedeutsame Rolle, denn ihre Einhaltung bewirkt eine Stärkung und positive Ausrichtung der Psyche, wie M. Schindler betont. Um unwillkommene Einflüsse zu unterbinden, empfiehlt sie folgende Übung:

☼ Lege Deine rechte Hand auf die rechte Schläfe, um den Kontakt zu astralen Ebenen zu unterbrechen.

☼ Lege die andere Hand auf den Solarplexus in der Körpermitte, um auch ihn zu schließen. Tief durchatmen.

☼ Zusätzlich kann der innere Geisthelfer um Beistand angerufen werden (vgl.: M. Schindler, Kanal-Sein, Fragen und Antworten).

Eine gut entwickelte Intuition hilft über viele Hürden hinweg. Die leise innere Stimme sendet entsprechend der jeweiligen Lebenssituation neue Erkenntnisse und Ideen an das bewusste Gewahrsein. Aufgabe der Intuition ist die Verfeinerung der Wahrnehmung und die Umsetzung der gewonnenen Erkenntnisse in die Praxis.

Die Unterweisungen aus geistigen Ebenen sollten mit ausreichender Unterscheidungsfähigkeit entgegen genommen werden. „Keinen Wert beimessen sollte man Botschaften, die klare Befehle enthalten und blinden Gehorsam fordern", erklären St. und Chr. Grof (in: Spirituelle Krisen, S.67).

Mediale Offenheit kann sich als sehr problematischer Zustand erweisen, wenn sie nicht auf der Grundlage von Erfahrung und Achtsamkeit in eine positive Sensitivität umgewandelt wird. Die Fähigkeiten sollten geformt und in eine bestimmte Richtung gelenkt werden, damit sie das Leben bereichern und nicht zum unlösbar scheinenden Problem werden.

Medien sollten auf ihre geistige und emotionale Stabilität achten und die Gefahren, die ihrer seelischen Gesundheit drohen könnten, im Blick behalten, warnt J. Roberts, die lange Zeit als Volltrance-Medium gearbeitet hat. Im medialen Kontakt sind die Geistwesen, die sich melden, abhängig von der Bereitschaft des Mediums, zeitweilig zu dissoziieren, was vor allem bei Volltrance-Übertragungen der Fall ist. In Volltrance-Sitzungen verliert das Medium vorübergehend seine Umgebung weitgehend aus dem Bewusstsein.

Wenn man eine Tür öffnet, heißt das nicht, dass man sie auch wieder schließen kann. Zum psychischen Gleichgewicht kann eine vitale Verbindung zur Außenwelt beitragen. Es ist ratsam, ein isoliertes Dasein zu vermeiden und mit anderen Menschen in stetiger Verbindung zu bleiben, um den Herausforderungen des Alltags gewachsen zu sein. Das Dasein eines Mediums verlangt nach Struktur, Ordnung und klaren Zielsetzungen, damit es eine tragfähige Basis erhält. „Ein Rückzug in die Dissoziation als Versteck vor der Welt könnte gefährlich werden, und viele sind dieser Gefahr schon zum Opfer gefallen", warnt J. Roberts (in: Das Seth-Material, S.73).

Ein standfestes Ich ist eine gute Stütze für die mediale Arbeit, denn es hält die Gesamtpersönlichkeit im Gleichgewicht und verleiht ihr die Kraft, die benötigt wird, um psychische Fähigkeiten zu entwickeln. Dieser Grundsatz bildet einen Gegensatz zu der Auffassung vieler Esoteriker, die in einem starken Ich vor allem ein Hindernis für den spirituellen Aufstieg sehen.

Manche Menschen geraten tagsüber ungewollt in Trancezustände. Sie nehmen die Welt um sich herum wie durch einen Schleier wahr, weil sie innerlich abwesend sind. In buddhistischen Lehren wird eindringlich geraten, nicht in Trancezuständen stecken zu bleiben. Meditierende fallen nicht selten in eine Trance und erfahren dabei vieles Wissenswerte, doch sie dürfen sich nicht darin einfangen lassen. Sie beobachten die Erfahrung - und gehen weiter.

Das Versinken in Tagträumereien, das sich bei manchen großer Beliebtheit erfreut, führt nicht selten zu einem Realitätsverlust. Gegen eine zeitweilige Tagträumerei ist zwar nichts einzuwenden, doch das fortwährende Abdriften in tranceartige Zustände sollte unter allen Umständen vermieden werden. Tagträumerei geht meist mit einem astral polarisierten Bewusstsein einher und verbindet den Träumer fast unmittelbar mit der astralen Ebene. Daher ist eine klare Abgrenzung erforderlich, um Realitätsverlust zu vermeiden.

Um wieder im Hier und Jetzt anzukommen, ist es notwendig, jedwede mediale und meditative Arbeit vorübergehend aufzugeben. Dazu ist es hilfreich, imaginäre Gespräche zu führen und sich in die aktive Rolle hineinzubegeben, damit das eigene Bewusstsein im Vordergrund steht. Fremde Einflüsse, die für Trancezustände und Müdigkeit verantwortlich sind, werden auf diese Weise zurückgedrängt.

Tagträumereien über einen längeren Zeitraum hinweg sind Gift für den Wachzustand. Jedwede Kommunikation mit geistigen Entitäten sollte zumindest eine zeitlang unterbleiben, damit das eigene Bewusstsein wieder Oberwasser bekommt. Die strikte Konzentration auf eine alltägliche Arbeit ist geeignet, die eigene Autonomie Stück für Stück zurückzugewinnen.

Jeder Interessierte sollte sich gründlich informieren über die Risiken der Medialität und Besonderheiten der astralen Ebenen, bevor er einen Schritt in diese Richtung geht. Blindes Vertrauen kann zu einer großen Gefahr werden. Es gilt, gewisse Grundsätze zu beachten. Mediale Kräfte sollte niemand eigennützig einsetzen, da er sich ansonsten unangenehme astrale Einflüsse in die Aura holt, die den negativen Aspekt der Medialität massiv verstärken.

Erweiterte Sinneswahrnehmungen

Um sich in geistigen Welten orientieren zu können, bilden sich bei Menschen, die sich spirituell entwickeln, besondere Sinne aus, die eine erweiterte Wahrnehmung ermöglichen. Durch meditative Übungen können Visionen künstlich erzeugt werden, was nicht ungefährlich ist, denn mit dem Eintritt in die geistige Welt verliert man gewissermaßen den Boden unter den Füßen.

Neben Hellsehen und Telepathie gehört zu den außergewöhnlichen Wahrnehmungen auch die Fernwahrnehmung oder *Television*, die das übersinnliche Erfassen von räumlich oder zeitlich fernen Inhalten aus Gegenwart, Vergangenheit und Zukunft ermöglicht. Das Talent zur Fernwahrnehmung wurde von universitären Forschungsteams in zahlreichen Studien untersucht und bestätigt, berichten J. Bösch und A. Claes: „Die Wissenschaft ist damit am Punkt angekommen, wo Physiker und Mediziner miteinander ins Gespräch kommen, weil beide dem Phänomen der Nicht-Lokalität (= Unabhängigkeit von Raum und Zeit) das heißt nicht-lokalen Wirkungen begegnen" (in: J. Galuska, S.252). Eine wissenschaftliche Grundlage ist damit offenbar gelegt worden für Phänomene wie Telepathie, geistiges Heilen und Fernwahrnehmung.

Hellsehen: Jeder Mensch trägt grundsätzlich die Anlagen in sich, paranormale Fähigkeiten zu entwickeln. Durch die normalen Sinne nimmt er seine physische Umwelt wahr, durch die Sinne seiner feinstofflichen Körper gewahrt er die dem Auge nicht sichtbaren Dinge. Hellseher entfalten latente feinstoffliche Organe, die im Allgemeinen nur Wenige zu nutzen wissen. Die meisten Menschen leben in einem unermesslichen Universum, von dem sie nur einen winzigen Ausschnitt kennen und geben sich damit zufrieden.

Manchen Medien fällt es schwer, zwischen Phantasie und Wirklichkeit zu unterscheiden. Im Zustand der Hellsicht gerät das gewöhnliche Sehen vorübergehend in den Hintergrund und die Konzentration auf die inneren Wahrnehmungen beginnt. Ein Hellsichtiger empfängt – ähnlich wie eine Fernsehkamera – Bilder von anderen Orten oder auch von psychischen Zuständen einer anderen Person.

Wenn Hellsehende nicht in der Lage sind, sich auf eine Person oder einen Gegenstand einzustimmen ohne innere Beteiligung, d.h. ohne Einflussnahme des eigenen Denkens auf das, was wahrgenommen wird, werden sie von ihren eigenen Phantasien getäuscht. Medien, die sich an bildhaften Visionen erfreuen, bemerken oft nicht, dass die eigene Phantasie oder niedere Mächte ihnen Trugbilder vorgaukeln.

Sie werden geblendet von inhaltsleeren Visionen und falschen Prophezeiungen. Fälschlicherweise gewinnen sie den Eindruck, Gott und die Heiligen sprechen zu ihnen, doch tatsächlich lassen sie sich von ihren eigenen Phantasien in die Irre führen, warnt Johannes vom Kreuz (S.97).

Bei der Erweckung der besonderen Fähigkeiten ist es notwendig, gewisse Voraussetzungen zu erfüllen, betont C.W. Leadbeater: „Vor Neugierde oder dem Verlangen, Reichtümer für sich selbst zu gewinnen, sei jeder gewarnt. In einem solchen Fall halte man sich von der Schulung so lange fern, bis das geistige und moralische Wachstum vorangeschritten ist. Mehr Macht und Wissen bedeutet mehr Verantwortung. Die höhere Sichtweise kann einen Menschen, der noch nicht reif ist, zum Fluch werden, anstatt ihm zum Segen zu gereichen." (Vgl.: Der Alltag aus spiritueller Sicht, S.382).

Es gibt verschiedene Wege, das Bewusstsein zu entfalten. Die meisten sind gefahrvoll und sollten unbedingt gemieden werden, warnt der Autor. Während er meditative Übungen oder Gedankenkontrolle für geeignet hält, das hellsichtige Potential zu entfalten, lehnt er Drogenexperimente und Selbsthypnose ab.

Hellhören: Die Entwicklung des Hellsehens und Hellhörens zeigt, dass bildhafte und auditive Wahrnehmungen im nicht-physischen Bereich durchaus keine ‚Hirngespinste' sind, sondern dass ihnen eine erweiterte Wahrnehmung zugrunde liegt.

Sobald in der Seele eines Übenden Ruhe eingekehrt ist, beginnt er zu hören, - anfangs nur sehr leise und schwach. Dies seien die ersten Anzeichen des beginnenden wirklichen Lebens, meint M. Collins *„Die Fähigkeit zu hören bedeutet, dass das Tor zur Seele geöffnet ist; die Fähigkeit des Sehens bedeutet, Wahrnehmungsvermögen erlangt zu haben"* (S.40).

Die Festigkeit der physischen Welt geht zunächst verloren. Die Wahrnehmungen lösen sich los von äußeren Dingen und schweben frei im Raum. Man kann vorbeidriftende Farben erblicken und Töne vernehmen ohne ein dazu gehöriges Instrument. Die gesamte imaginative Welt besteht aus solchen Visionen, Halluzinationen und Illusionen.

Auf der nächsten Stufe der imaginativen Erkenntnis „sammeln sich die ‚frei schwebenden' Vorstellungen um bestimmte Mittelpunkte. Und man wird gewahr, dass Wesen durch sie zu uns sprechen." (Vgl.: R. Steiner, Die Stufen der höheren Erkenntnis, S.45.) Ebenso wie in der physischen Welt Farben, Töne und Gerüche an Gegenständen und Lebewesen haften, so zeigen sich Parallelen in der geistigen Welt.

Die Pforten der Seele können nur dann gefahrlos geöffnet werden, wenn ein stabiler Bewusstseinszustand erreicht, der Proband sich von den Stimmen anderer nicht mehr beeinflussen lässt und nicht länger unterscheidet zwischen angenehmen und disharmonischen Tönen.

Begegnungen mit Geistwesen: In der geistigen Welt begegnet der Pilger bewussten Wesenheiten und hat die Möglichkeit, mit ihnen zu kommunizieren. Falls es sich bei Erfahrungen, in denen eine Verbindung mit körperlosen Wesen hergestellt wird, lediglich um visionäre Einbildungen handeln würde, wäre die Sache relativ einfach, bemerkt der Psychotherapeut St. Grof. Man könnte diese Phänomene als Produkte der Einbildung abtun, in denen Phantasie und Wunschdenken zusammenwirkt. Doch die Situation ist in Wirklichkeit viel komplexer. Erfahrungen dieser Art beinhalten außergewöhnliche Aspekte, die sich nicht ohne weiteres erklären lassen.

Begegnungen mit Geistwesen führen häufig zu objektiv nachprüfbaren Informationen, zu denen die Betroffenen auf gewöhnlichem Wege nie hätten gelangen können. Grof kritisiert: „Es ist sicherlich nicht das beste Beispiel für wissenschaftliches Vorgehen, wenn man die außergewöhnlichen Merkmale dieser Erfahrungen und die mit ihnen verbundenen theoretischen Herausforderungen achtlos übergeht, nur weil sie nicht in das gegenwärtige wissenschaftliche Paradigma passen." (In: das Abenteuer der Selbstentdeckung, S.141.)

Die Begegnungen auf der Geistebene sind erfreulicher oder unangenehmer Natur. Die Kommunikation und Auseinandersetzung mit geistigen Wesenheiten kann sich auf vielfältige Weise gestalten und ist abhängig vom Bewusstsein des jeweiligen Besuchers.

Telepathie: Personen, die sich für die geistige Welt öffnen, werden aufgefordert, ihr ,magisches Auge' zu trainieren, um u.a. telepathische Informationen von anderen Menschen zu erhalten. Die Übenden erwerben mit der Zeit die Gewissheit, dass in allen Dingen, die sie wahrnehmen, weitaus mehr zu entdecken ist als unter den gewohnten Umständen.

„Der Begriff Telepathie bezeichnet die Übertragung von Gedanken, Gefühlen oder bildhaften Vorstellungen und Ideen auf ein anderes Lebewesen ohne Vermittlung der physischen Sinnesorgane", erklärt L. Roethlisberger. „Teleapathie ist das Tor zur außersinnlichen Wahrnehmung – der sinnliche Draht zur geistigen Welt" (S.201).

Telepathische Beeinflussungen können auch unbewusst geschehen. Zwischen Menschen, die einen intensiven Austausch miteinander pflegen, entstehen energetische Verbindungen, wodurch die Partner offen sind für die jeweilige Stimmungslage des anderen. Dies ist nicht immer wünschenswert, denn auch belastende Gemütszustände kommen beim jeweils anderen ungefiltert an.

Sobald jemand zu ,Übungszwecken' in die Sphäre anderer Menschen eindringen will, sollte er zuvor deren Einverständnis einholen, denn mit dem Einsatz der Gedankenkraft ist grundsätzlich auch die Möglichkeit der Manipulation verbunden.

Veränderte Bewusstseinszustände: Ein veränderter Bewusstseinszustand kann durch Konzentrationsübungen und Meditation erreicht werden. Die Begleiterscheinungen beschreibt H. Kalweit: *„ Man ver-*

schwindet mit dem Gegenstand der Konzentration; der Körper dehnt sich aus, man weiß nicht mehr, wo er endet und anfängt, dieser Eindruck kann fortschreiten bis zur Identifikation mit anderen Menschen in der Umgebung. Zudem treten Vibrationen und Lähmungserscheinungen auf; Formen und Farben treten hervor, Eindruck, die Gegenstände seien lebendig; alte Konturen lösen sich auf, das Phänomen der ‚weißen Leere' zeigt sich, d.h. es wird kein Gegenstand mehr wahrgenommen" (in: Liebe und Tod, S.35f.)

Diese Zustandsbeschreibung erinnert an die Schilderungen von Schizophrenen, die auf derart gravierende Veränderungen in der Regel extrem verstört reagieren. Ein spiritueller Mensch kennt zwar auch Panik und Verzweiflung, doch seine Psyche bleibt stabil, da er sich imstande fühlt, mit der veränderten Situation umzugehen.

Die sinnliche Wahrnehmung, die Denkvorgänge und die Gefühlswelt, wandeln sich. Mit dem Phänomen kann eine Auflösung der Ich-Identität einhergehen. Die paradoxe Empfindung, gleichzeitig mit allem verbunden und nicht mehr da zu sein, sorgt für enorme Verwirrung. Doch zum Glück sind derartige Zustände selten.

In einem gesteigerten Bewusstseinszustand überfällt manchen die Angst vor dem Unbekannten mit aller Macht, vor allem dann, wenn er im Verlauf der spirituellen Entwicklung plötzlich in Ausnahmesituationen gerät und mit ungewöhnlichen Daseinszuständen konfrontiert wird.

Verschiedenartige Sinnesempfindungen, die mit einer spirituellen Entwicklung in Zusammenhang stehen, werden bei H. Kalweit beschrieben:

◉ Bemerkenswerte innere Klarheit und Ruhe: Die Umgebung erscheint weißlich und fast durchsichtig, so als würde helles Licht hinein scheinen.

◉ Das Gefühl, zu schweben: Das Bewusstsein verliert den Kontakt mit dem Körper und schwebt zu weit entfernten Orten und Plätzen.

◉ Veränderung der Größenwahrnehmung: Die Dinge in der Umgebung erscheinen plötzlich riesig oder in Miniaturausgabe; auch der Raum verliert seine feste Struktur und ändert seine Maße.

◉ Entfremdung vom eigenen Körper, vom eigenen Denken und Handeln.

◉ Selbstbeobachtung, so als stünde man neben sich.

◉ Veränderung des Zeitempfindens: Die Zeit verlangsamt sich oder scheint gänzlich zu entschwinden; nur der jeweilige Moment zählt. Manchmal stellt sich ein Zeitlupeneffekt ein.

◉ Kraftzuwachs: Eine neue Kraft von außen erfüllt den gesamten Organismus.

◉ Kommunikationen mit körperlosen Wesen finden statt.

◉ Die Empfindung, ein größeres Selbst übernimmt die Persönlichkeit, kann Verwirrung stiften.

◉ Die Welt wird als Ganzes, als unteilbare Einheit wahrgenommen.

Veränderte Bewusstseinszustände hat fast jeder Mensch schon einmal erfahren, doch die Furcht, den inneren Halt zu verlieren, bringt viele dazu, derartige Erlebnisse zu unterdrücken. Das begrenzte menschliche Ich kann unbekannte Daseinszustände nur schwer verkraften.

Das Bewusstsein der Individualität erweist sich als Gefängnis, wenn ungewöhnliche Erlebnisse strikt ausgegrenzt bleiben. Sobald das Ich vorübergehend die Zügel lockert, kann es zu Sternstunden des Seins kommen, die sich unauslöschlich dem Gedächtnis einprägen oder zu unsäglichen Angstzuständen, die jedweden Fortschritt verhindern.

Geistige Schulung

Der Adept muss lernen, seine persönlichen Vorstellungen und Überzeugungen von der metaphysischen Wirklichkeit, die sich ihm durch seine erwachenden geistigen Sinne offenbart, zu unterscheiden. Er nimmt zwar die Äußerungen von geistigen Wesen wahr, nicht aber die Wesenheiten selbst. Die höhere Geistwelt erschließt sich den Sinnen allenfalls in Schatten und schemenhaften Gebilden. Um nicht Opfer von Trug und Täuschungen zu werden, sind gewisse Maßregeln zu beachten.

Ein Lehrmeister, ein ‚Führer', der die Zusammenhänge offenbaren kann, sei von großem Nutzen, erklärt R. Steiner. Auf das räumliche Beisammensein mit dem Führer komme es dabei nicht an, denn die Lehrer des Geheimwissens fänden Mittel und Wege, um mit einem Schüler telepathisch - auch über räumliche Entfernungen hinweg - in Verbindung zu treten.[2] Durch das Gebundensein an einen Lehrer verlieren die Jünger keineswegs Freiheit und Selbständigkeit, betont Steiner. Allerdings gebe es Unterschiede bezüglich der Abhängigkeit von sogenannten Meistern bei den verschiedenen Methoden der Schulung. Eine verhältnismäßig größte Abhängigkeit existiere bei derjenigen Lehrmethode, die bei den Okkultisten des Orients vorherrschend ist (S.50).

In der Geheimschulung sind die Lehrer den Probanden dabei behilflich, die Vorspiegelungen ihrer eigenen Seele zu durchschauen. Die eigene Gedankenwelt tritt ihnen als etwas Fremdes entgegen. Sie lernen, hinter die Oberfläche der Dinge zu sehen und ‚aus der eigenen Haut zu fahren', um sich von außen zu betrachten und darüber hinaus hinter die Oberfläche äußerer Vorkommisse und geistiger Wesenheiten zu schauen.

Vor allem lernen die Schüler sich selbst besser kennen, denn ihre Gefühle, Wünsche und Leidenschaften treten aus ihnen heraus und nehmen Gestalt an. Sie stehen ihnen nun als etwas völlig Fremdes gegenüber, ganz ähnlich den äußeren Wesen und Dingen in der materiellen Welt. Die eigenen Gedanken, Wünsche und Begierden ver-

---

[2] Von einer ausnehmend guten telepatischen Verbindung zwischen tibetischen Lamas und ihren Schülern erzählt A. David-Néel.

wandeln sich in Bilder und umgeben den Kandidaten in phantastischen Gebilden.

Es ist nicht einfach, die Herkunft dieser Gebilde zu erkennen und zu unterscheiden, denn ein Bild „*kann ebenso gut von einem geistigen Wesen herrühren, welches zu den Menschen spricht, wie von irgendetwas im Innern der Seele. Und übereilt der Mensch gerade dabei etwas, so setzt er sich der Gefahr aus, dass er die beiden Dinge nie ordentlich voneinander zu trennen lernt. Die größte Vorsicht ist dabei geboten*", mahnt Steiner (S.49).

In diesem Grenzgebiet zwischen sinnlichen und übersinnlichen Eindrücken ist es für den Beobachter nicht immer einfach, seinen gesunden Menschenverstand zu wahren, der zwischen Phantasie und Wirklichkeit, zwischen Illusionen und Halluzinationen unterscheiden lernt. Um nicht allen möglichen Phantastereien zum Opfer zu fallen, sollten ausschweifende Phantasien vermieden werden. Klares Denken, ein gut entwickeltes Unterscheidungsvermögen, ethische Grundsätze und die Fähigkeit, sich ein unabhängiges Urteil zu bilden, sind die Grundlage einer geistigen Entwicklung.

Ein schwach entwickeltes Ich neigt bei Eindrücken aus dem Übersinnlichen zu verworrenen Wahrnehmungen und subjektiven, oft absurden Interpretationen. Daher ist geordnetes Denken die unabdingbare Voraussetzung, um phantastischen, umherschweifenden Einbildungen entgegenzuwirken. Der Proband sollte sich darum bemühen, von Anfang an Ordnung in sein Gefühls- und Gedankenleben zu bringen und seine Vorstellungen, Empfindungen und Leidenschaften zügeln, um die innere Stabilität zu gewährleisten.

Durch die Ausbildung seines logischen Denkvermögens wird der Proband mehr und mehr zu einem Beobachter, während er anderenfalls unbesonnen seinen Erlebnissen ausgeliefert wäre. Wenn es an der Fähigkeit zu logischem Denken mangelt, wird alles Mögliche, das vorwiegend der eigenen Phantasie entsprungen ist, als Teil einer übersinnlichen Wirklichkeit angesehen. Selbsttäuschungen gewinnen zunehmend Macht über die Psyche und sorgen für Verwirrung.

Wenn das innere Gleichgewicht fehlt, fällt es schwer, die visuellen Erfahrungen mit dem alltäglichen Leben in Einklang zu bringen. Je weiter sich der Proband entwickelt, desto größer werden die Hindernisse. Bei P. Bessermann warnt ein Rabbi seinen jüngeren Kollegen vor den trügerischen Spiegelungen, die der Geist erzeugt. Er solle sich von den Illusionen, die während der höheren Bewusstseinszustände unvermeidlich auftauchen, nicht täuschen zu lassen, sondern die eigenen Projektionen lediglich anschauen, ihnen aber keinen zu großen Wert beimessen (S.50).

Jemand, der mit Ausdauer Yogaübungen praktiziert, wird viele ,Zeichen' erleben, berichtet Vivekananda (S.79f.). Übernatürliche Wahrnehmungen, wie Hellsehen und Hellhören sowie besondere Geschmacksempfindungen und Gerüche werden dem Yogi zuteil. Zuweilen werden Dinge sichtbar wie etwa kleine Lichtpunkte, die sich vergrößern. Es werden verschiedene Klänge (z.B. Glockengeläut) gehört, die sich vermischen und manchmal als einziger ununterbrochener Ton im Ohr zu vernehmen sind.

Durch Yogaübungen kann das Gehör derart verfeinert werden, dass der Yogi alles hören kann, was in meilenweiter Entfernung gesprochen wird. Zudem sieht er weit entfernte Dinge und gewahrt Ereignisse, die sich an einem fernen Ort begeben. Er erlangt geheimes Wissen, das die Belange anderer Menschen, den physischen Körper, die Natur oder das gesamte Weltall anbetrifft (S.240f.). So wie sich die Sinnesorgane verfeinern, intensivieren sich auch die Wahrnehmungen. Das Geräusch einer herabfallenden Nadel kann entsetzlich laut klingen. Dieses sind vorübergehende Stadien, die verkraftet werden müssen.

Ohne ausreichende Urteilskraft wird die Art der übersinnlichen Wahrnehmung ungenau und verworren. Ebenso wie ein krankes Auge in der Sinnenwelt nicht richtig sehen kann, können sich die geistigen Organe fehlerhaft entfalten. „Die imaginative Welt ist ein unruhiges Gebiet. Es ist überall nur Beweglichkeit, Verwandlung in ihr, nirgends sind Ruhepunkte", berichtet R. Steiner (a.a.O., S.351). Wer in beliebiger Weise seine Gedanken hin- und herschweifen lässt, wird in der feinstofflichen Welt in große Konflikte geraten, denn die Festigkeit der physischen Materie, die inneren Halt gibt, ist nicht mehr in gleicher Weise vorhanden. Falls erotische Ambitionen mit im Spiel sind, wirkt das geistige Schauen wie umnebelt und betäubt.

Die Fähigkeit, sein Denken auf nur einen Gegenstand auszurichten und seinen Gedanken Richtung und Ziel zu geben, ist Teil einer geistigen Schulung. R. Steiner schlägt zu diesem Zweck eine Übung vor:

► Täglich wenigstens fünf Minuten lang die Aufmerksamkeit auf einen alltäglichen Gegenstand (z.B. eine Vase, ein Bild o.ä.) richten.

► Während dieses Zeitraums alle Gedanken ausschließen, die nicht mit dem betreffenden Gegenstand zusammenhängen.

► Nach einigen Tagen kann der Gegenstand ausgewechselt werden.

Durch einfache Denkübungen dieser Art lernt man mehr als durch komplizierte und gelehrte Ideen, behauptet der Autor. Auch wenn die Gedankengänge zeitweilig nicht durch die physische Welt und ihre Gesetze beherrscht werden, gewöhnt sich das Denken daran, eine Richtung beizubehalten und nicht in illusionäre Phantasien abzugleiten.

Das Ziel einer spirituellen Entwicklung besteht darin, in eine feinstoffliche Welt einzutreten, in der das Bewusstsein nicht bloß wahrnimmt, sondern sich auch orientieren kann. Der Proband muss sich davor bewahren, Schein für die Wirklichkeit zu halten und den Illusionen der reichen Bilderwelt, die sich ihm zeigen, zu verfallen. Die Fähigkeit zur Unterscheidung zwischen geistiger Wahrnehmung und eingebildeten Halluzinationen trennt einen Geistesschüler von psychisch labilen Personen.

Sobald über Erlebnisse in der feinstofflichen Welt berichtet wird, erklären traditionelle Wissenschaftler diese für Fehlfunktionen des menschlichen Gehirns. Spirituelle Erkenntnisse und Erlebnisse werden oft als gesellschaftlich inakzeptabel oder sogar als wahnhaft herabgestuft. Allerdings hat sich mittlerweile die Definition der Wirklichkeit mit der Quantenphysik grundlegend geändert. Man könnte sogar behaupten, dass Wissenschaft wie auch Religion zwei Methoden darstellen, tiefgründige, sakrale Geheimnisse zu entschlüsseln und zu erklären.

Paranormale Fähigkeiten sind letztendlich Teil der menschlichen Natur. Bei sensitiven Personen sind sie lediglich stärker entwickelt als in der Allgemeinheit. Die übersinnliche Wahrnehmung kann geschult werden, doch dabei ist Vorsicht geboten. Das Entwickeln sensitiver Kräfte setzt einen angemessenen Umgang mit ihnen voraus. Selbstdisziplin ist der Preis, den jemand für die Erweiterung der Bewusstseinsgrenzen zu zahlen hat.

Selbstbeherrschung und Gelassenheit auch in schwierigen Situationen sowie eine sachliche Einstellung sind unabdingbare Voraussetzungen des geistigen Pfades, denn nur innere Festigkeit und inneres Gleichgewicht bewahren den Wanderer vor dem Abgleiten in alle möglichen Untiefen, aus denen er sich nur schwer wieder befreien kann.

Erinnerungen an frühere Leben

Der Glaube an eine Weiterexistenz nach dem Tode findet sich in allen alten Kulturen und religiösen Traditionen der Welt. Der Gedanke, dass Bewusstsein den Tod überlebt, ist keineswegs lediglich eine Wunschphantasie gläubiger Menschen, sondern er beruht auf zahlreichen ungewöhnlichen Erfahrungen und Beobachtungen, die sich rationalen Erklärungen entziehen. Begegnungen und Kommunikationen mit Verstorbenen sowie Nahtod-Erfahrungen sind eine wichtige Quelle bei der Frage, ob das individuelle Bewusstsein nach dem physischen Tod weiterexistiert.

Auch Erinnerungen aus früheren Leben lassen sich nicht ohne weiteres als kindliche Phantasien abtun, betont St. Grof. Manche Erinnerungen erweisen sich als äußerst präzise und können zuverlässig nachgeprüft werden. „Häufige hingen sie eng zusammen mit den emotionalen und psychosomatischen Symptomen des Betreffenden sowie mit wichtigen Themen und Umständen seines jetzigen Lebens. Wurden diese karmischen Ereignisse der jeweiligen Person voll bewusst, vermittelten sie ihr oft tiefe Einsichten in verschiedenste, bislang unverständliche und rätselhafte Aspekte ihrs Alltagslebens" (in: Impossible, S.182).

Dazu gehören auch psychische Probleme, für die Psychotherapeuten keine schlüssige Erklärung finden. Jeder Mensch hat vor dem gegenwärtigen Leben bereits in einer Reihe von früheren Leben Erfahrungen gesammelt. Erworbene Fähigkeiten aus einem früheren Dasein stehen ihm zur Verfügung und sind leicht abzurufen. Die Erinnerungen daran sind in seinem Unterbewusstsein gespeichert. Auch wenn ihm das Vergangene nicht ohne weiteres zugänglich ist, kann er die Verantwortung für seine Reaktionen im jetzigen Leben nicht verleugnen.

„Jeder Mensch weiß in seinen tiefsten Seelenschichten um seine früheren Existenzen", behauptet L. Roethlisberger. „Das ‚Ich' ist eine Quintessenz sämtlicher Erfahrungen aus den vielen Lebenskreisläufen" (S.361). Ein gegenwärtiges Leben ist nicht allein vom Hier und Jetzt geprägt, sondern auch von viel weiter zurückliegenden Erlebnissen aus früheren Inkarnationen. Dort sind auch die Erklärungen für besondere Begabungen zu finden, mit denen sich bereits ein Kleinkind hervortut. Die Fähigkeiten, die in früheren Leben erworben wurden, stehen in einer späteren Inkarnation zur Verfügung.

Tiefgründige Einblicke in die Wirkung von Reinkarnationserinnerungen gibt D. Fortune. Ein Individuum, das sich zum ersten Mal auf den spirituellen Pfad begibt, wird wahrscheinlich eher langsame Fortschritte erzielen, „aber eine Seele, die in früheren Inkarnationen

Einweihungen erhalten hat, kann die latenten psychischen Fähigkeiten so schnell wieder aktivieren, dass das Problem, eine harmonische Koordinierung mit der Persönlichkeit zu bewahren, sehr ernst wird. Es kommt sehr häufig vor, dass ein Mensch bei seinem ersten Kontakt mit der okkulten Bewegung psychische Störungen erleidet" (in: Selbstverteidigung mit PSI, S.126).

Die Ursache für psychische Übererregbarkeit kann in der teilweisen Rückgewinnung von Erinnerungen aus vergangenen Inkarnationen liegen, sofern diese aufwühlende und erschreckende Episoden, insbesondere solche in Zusammenhang mit okkulten Studien, enthalten. Die unterbewusste Erinnerung an entsprechende Erfahrungen aus vergangenen Leben wird geweckt und verstärkt die Irritationen.

Wenn ein Seelenbewusstsein wiedergeboren wird, bringt es die Substanz all dessen, was es in früheren Inkarnationen an Erfahrungen gewonnen hat, mit. „Alles, was unserem Unterbewusstsein je eingeprägt wurde, geht nicht mehr verloren", berichtet Daskalos (in: K.C. Markides, Heimat im Licht, S.309). Bei jeder neuen Inkarnation fallen die früheren Erlebnisse des Seelenbewusstseins ins Gewicht. Belastende Erfahrungen, denen die Seele ausgesetzt war, haben eine Wirkung bis in die Gegenwart hinein.

Eine Wiedergeburt erfolgt aufgrund einer energetischen Anziehung zwischen der Seele, die sich inkarniert und dem zukünftigen Elternhaus. In der neuen Inkarnation werden brisante Themen, die noch bearbeitet werden sollen, durch die entsprechenden Lebensumstände in den Fokus gerückt, damit eine Lösung ermöglicht wird.

Die Präsenz der Erinnerungen aus vergangenen Leben, die im Unterbewusstsein wirken, ist verschwommen und in einer gegenwärtigen Inkarnation nicht so stark, dass ein Lebensentwurf dadurch zwingend in Mitleidenschaft gezogen wird. Nur in wenigen Fällen, wenn die Erfahrungen extreme Auswirkungen auf das vergangene Leben hatten, reichen die Erinnerungen in das nächste Leben hinein. Das können traumatische Erfahrungen sein oder aber besondere Begabungen, die intensiv geübt wurden und daher einen gewissen Stellenwert auch im nächsten Leben behalten.

Psychische Erkrankungen können demnach mit vergangenen Leben zusammenhängen, doch das ist eher die Ausnahme. In jeder neuen Inkarnation hat ein Seelenbewusstsein die Möglichkeit, in seinem jeweiligen Umfeld diejenigen Erfahrungen zu machen, die seinen Fortschritt begünstigen. Das Gesetz von Ursache und Wirkung soll es der Persönlichkeit ermöglichen, in geistiger Hinsicht zu wachsen.

Es würde einen großen Schritt vorwärts bedeuten, wenn die psychologische Wissenschaft den Gedanken der Wiedergeburt in ihre Überlegungen mit einbeziehen würde, denn damit ließen sich viele Rätsel lösen, die gegenwärtig noch nebulös erscheinen. T. Dethlefsen fordert mit seinen Schriften die moderne Naturwissenschaft heraus, indem er ein esoterisches Weltbild propagiert, in dem auch die Reinkarnation eine wichtige Rolle spielt (vgl.: Schicksal als Chance). Der Sinn des Rades der Wiedergeburt liegt darin, Erfahrungen zu sammeln und das Bewusstsein weiter zu entwickeln.

Hindernisse und Prüfungen

Widersteht nicht dem Übel.
Wer mit den dunklen Kräften kämpft, stärkt sie damit.

Löslösung von der Vergangenheit

Es ist nicht sinnvoll, einen Fuß auf den Pfad zu setzen und den anderen auf der alten Straße zu lassen. Es kann sogar gefährlich sein, denn wirkliche Veränderungen könnten geschehen, bevor der Proband auf die Konsequenzen vorbereitet ist. Wer sich dem spirituellen Pfad verpflichtet, der verpflichtet sich ein für allemal der Veränderung. Es existiert kein Ausweg, keine Hintertür, durch die er entkommen kann. Wenn jemand für den Weg erwählt wurde, dann wird es kaum geschehen, dass er wieder in alte Verhaltensmuster verfallen kann, erläutert R. Feild (in: Schritte in die Freiheit, S.32).

Die dunklen Seiten der Schöpfung werden gemeinhin verleugnet und in den Hintergrund gedrängt. Zuviel Beschäftigung mit dunklen Mächten, so befürchten viele, könnte diese heraufbeschwören und lebendig werden lassen. Doch die Gefahren existieren dennoch, auch wenn sie verschwiegen werden. Wer sich aufmacht, den spirituellen Weg zu beschreiten, wird sich früher oder später mit der Furcht vor dem Unbekannten auseinandersetzen müssen.

Viele Ängste begleiten die Erwartungen und Hoffnungen des Weges, wie z.B. die Angst davor, in diesem Prozess die Gesundheit und den Verstand zu verlieren oder Bedenken davor, alles aufzugeben, um sein ,wahres Wesen' zu entdecken. Das Bewusstsein ist in vorgeprägten Mustern erstarrt und lässt die Kräfte, welche die Entwicklung begünstigen, nicht frei fließen. Doch sobald jemand mit sich selbst unzufrieden ist, werden ihn meditative Übungen unweigerlich zu dem Wunsch nach Veränderung führen.

Am Beginn des Weges sind viele Fehlschläge zu erwarten. Selbstdisziplin und unermüdlicher Einsatz werden zu einer Notwendigkeit. M. Rogers schreibt: „Wer sich für den Weg der Meditation entschieden hat, sollte wissen, dass es auf diesem Weg keine Abkürzungen gibt und dass man auch nicht mehr umkehren kann, hat man sich erst einmal aufgemacht" (S.130). Der Meditierende wird eine Transformation erleben, die seine Einstellung sich selbst, seinem Besitz und anderen Menschen gegenüber grundlegend verändern wird. Von Anfang an wird von ihm die Bereitschaft gefordert, die innere Flexibilität zu wahren und jene Dinge loszulassen, an denen er im alltäglichen Leben bisher festgehalten hat.

Eine spirituelle Entwicklung beinhaltet die Forderung, den einmal eingeschlagenen Weg fortzusetzen, ohne auf Vergangenes zurückzuschauen. Ob diese Verpflichtung zu einer eisernen Kugel an den Füßen wird oder im Gegenteil Flügel verleiht, liegt in der Entscheidung eines jeden selbst.

Wichtige Lernschritte bestehen darin, vorangegangene Erfahrungen zu überwinden und sich davon zu lösen. Das bislang angesammelte Wissen, alle altbekannten Konzepte, müssen aufgegeben werden. Mit jedem Lernschritt stirbt im Jünger das, was er bisher zu sein glaubte. Er soll frei werden von alten Denkmustern und bereit sein, alles hinter sich zu lassen, worauf er bisher Wert gelegt hat. Die Gesetze von früher verlieren ihre Gültigkeit. An diesem Punkt benötigt der Proband Unterstützung von außen, denn ohne Hilfe besteht die Gefahr, dass die Persönlichkeit Schaden erleidet und zersplittert.

„Damit sich die Energien nicht gegen dich wenden, ist es erforderlich, dass du eine Veränderung zulässt. Das ist der schwierigste Augenblick im Leben eines Menschen, wenn er den ‚guten Kampf' erkennt und nicht den Mut aufbringt, die Auseinandersetzung anzunehmen und sein Leben zu ändern. Wenn das passiert, dann wendet sich das Wissen gegen den, der es besitzt", erklärt P. Coelho (S.123).

Will ein Mensch aber aufgrund der Unkenntnis seiner wahren Natur die irdische Form verewigen und klammert sich an der Materie fest, provoziert er mit dieser Haltung die unsichtbare Welt, die dann nicht selten zum Hammer greift und die Formen zersprengt, warnt O.M. Aivanhov. Diese scheinbare Grausamkeit der unsichtbaren Welt, die Formen sprengt, um neue zu schafften, soll die Menschen aufrütteln, denn „…die unsichtbare Welt zerschlägt die Formen, weil sie die Menschen befreien und zwingen will, sich weiterzuentwickeln" (in: Eine universelle Philosophie, S.35).

Viele derjenigen, die anfangs den Wunsch haben, ihren Horizont zu erweitern, werden von dem Umfang und die Größe des geistigen Pfades abgeschreckt und ziehen sich in ihr Schneckenhaus zurück. Doch wenn sie nun meinen, dass es ihnen mit dieser Lebensauffassung besser ergeht, sind sie im Irrtum, erläutert Aivanhov. Alle möglichen Ärgernisse werden die Abtrünnigen ‚stechen, beißen und plagen' um sie anzutreiben, Fortschritte auf dem geistigen Weg zu machen (vgl.: Was ist ein geistiger Meister? S.67).

Das Leben ist ein perfekter Lehrmeister, betont Aivanhov, den es weist den Menschen zurecht, schüttelt ihn kräftig durch und gibt ihm so die Möglichkeit, die Wahrheit zu erkennen. Ein Geistlehrer setzt alles daran, einen Probanden aufzuklären oder zur Vernunft zu bringen. Der Uneinsichtige wird nötigenfalls übel zugerichtet, bis er endlich begreift, warum ihm soviel Missgeschicke im Leben zustoßen.

Aivanhov mahnt seine Jünger: „Wenn ihr meine täglichen Erläuterungen nicht in Betracht zieht, überlasse ich euch dem Leben, und das Leben ist hart! Ich bin nett und freundlich, aber dem Leben gegenüber könnt ihr schreien soviel ihr wollt, es schlägt solange auf euch ein, bis alles zerbrochen ist. Und dann werdet ihr wieder zu mir zurückexpediert! So ist es schon vielen ergangen. Das kann zwei zehn, zwanzig Jahre dauern oder noch länger..." (S.97f.). Vielfach wissen die Betroffenen nicht, weshalb sie mit so vielen Widrigkeiten zu kämpfen haben. Die bedauerlichen Ereignisse haben sie in der Regel selbst herbeigerufen.

Die Erde kann als Schule aufgefasst werden in der darum geht, die Lektionen zu begreifen und daraus zu lernen. Solange jemand das nicht versteht, wird er vom Schicksal geplagt. Das Leben verfügt über unbestechliche ‚Lehrer', erläutert Aivanhov. Zu ihnen gehören Niederlagen, Krankheit, Elend und Leid. Diesen unangenehmen Prüfungen braucht sich aber niemand auszusetzen, der die höheren Gesetze kennt und freiwillig akzeptiert.

Spirituelle interessierte Leute erhalten von Lehrern auf den geistigen Ebenen telepathische Unterweisungen als Vorbereitung zum Dasein in höheren Sphären. Wer noch Irrtümern unterworfen ist, sich aber ansonsten nichts zuschulden kommen lässt, muss eine Art Fegefeuer durchmachen, bis er geläutert daraus hervorgeht.

Ein großer Nachteil entsteht dann, wenn jemand die Ursachen für seine Probleme und Leiden nicht erkennt. Es bleibt unklar, welche mangelhafte Einstellung sich hinter den feindseligen Angriffen verbirgt. Gelingt es jemanden, die Ursachen zu ergründen, dann hat er zumindest die Möglichkeit, Mittel und Wege zu finden, die ihm bei der Bewältigung seiner Schwierigkeiten helfen.

An etlichen Stationen seines Lebens steht ein Mensch an einer Wegkreuzung und hat die Wahl zwischen zwei Richtungen. „Die einzige Art, die richtige Entscheidung zu finden, ist, die falsche zu kennen", bemerkt P. Coelho. „Man muss erst alle Möglichkeiten abwägen, ohne Furcht und ohne Zwang" (S.124). Wenn jemand seinen Fortschritt im Blick hat, darf er keine Angst davor haben, sein Leben von Grund auf zu verändern.

In der ‚dunklen Nacht der Seele', über die Johannes vom Kreuz ausführlich berichtet, wird der Adept von Nervenaufreibenden Problemen heimgesucht. Sie entstehen in dem Ausmaß, wie das Seelenbewusstsein sich dem Wandlungsprozess entgegenstellt. Wird jemand von Depressionen geplagt, ist dies häufig ein Teil des Weges, der mit seiner persönlichen Geschichte zusammenhängt.

Johannes vom Kreuz schildert seine persönlichen Erfahrungen: „Das Leiden einer unreinen Seele aber, von der das göttliche Licht wahrhaft Besitz ergreift, ist unendlich. Denn wenn dieses lautere Licht in sie einbricht, so um ihre Unlauterkeit zu vertreiben; dann erkennt sich die Seele als so unsauber und erbärmlich, dass ihr vorkommt, Gott erhebe sich gegen sie, und sie selbst erhebe sich gegen Gott; sie wird so sehr gepeinigt und bedrückt, dass sie meint, von Gott verstoßen zu sein. Sie erfährt die schrecklichsten Qualen" (S.105f.).

Die Zeit der Läuterung ist eine Periode des Aufruhrs und der Finsternis. Die dunkle Nacht soll zu einer Brücke werden, die einen befreienden Effekt hat und letzten Endes, nach vollzogener Reinigung, eine Verschmelzung mit dem All-Bewusstsein ermöglicht. Nicht immer führt eine spirituelle Reise ans Ziel. Dies hängt von den Entscheidungen ab, die ein Wanderer unterwegs trifft. Manche, denen das Fortschreiten nicht gelingt, gehen zurück zum Anfang der Reise – oder beenden sie nie.

Der ‚Ruf'

Der Suche nach spiritueller Entfaltung geht manchmal ein ‚Ruf' voraus. Der so Auserwählte fühlt sich von einer unwiderstehlichen Kraft angezogen und entfernt sich schrittweise aus seiner Existenz und seinem bisherigen Umfeld. Die ‚Gnade' des Gerufenseins wird allerdings nicht immer als reine Freude erlebt. Der Proband fühlt sich wie an unsichtbaren Fäden gezogen und ist unfähig zu erklären, was genau in ihm vor sich geht.

Viele Menschen verhalten sich wie Schmetterlinge, die sich weigern, ihre Flügel zu entfalten, weil sie nicht wissen, was draußen auf sie wartet. Der spirituelle Weg macht Entscheidungen notwendig und diese bergen mit Sicherheit auch Gefahren, erklärt R. Feild. Wer sich Veränderungen widersetzt, möchte möglichen Gefährdungen ausweichen. Die Bedingungen des Weges sind überaus hart. Der fortgeschrittene Wanderer hat nur die Möglichkeit, entweder zu steigen oder zu fallen, denn der Pfad verläuft vertikal: Der Adept wird erhöht oder er fällt.

Manche Individuen verstricken sich immer tiefer in die Materie. Dann sieht sich das höhere Selbst gezwungen, Maßnahmen zu ergreifen, um eine weitere Anhaftung zu vermeiden. Die Erfahrungen können dann so schmerzvoll werden, dass eine Person wachgerüttelt wird und letztlich ihren Irrtum erkennt. Weigert sie sich dennoch, zur Einsicht zu kommen, droht ihr die Auslöschung, die völlige Vernichtung.

Im *Buch der Geheimnisse* sagt Bhagwan: „Tantra sagt: Wir akzeptieren dich so, wie du bist. Was aber nicht heißt, dass du dich nicht zu ändern brauchst. Was nicht heißt, dass du jetzt aufhören sollst zu wachsen. Ganz im Gegenteil heißt das, dass wir den Wurzelboden von allem Wachstum akzeptieren. Jetzt darfst du wachsen, aber dieses Wachsen wird nichts mit deiner Entscheidung zu tun haben. Dieses Wachsen wird ein Wachsen ohne eigene Wahl sein" (S.211). Anscheinend wird dem Individuum das Mitspracherecht über sein Werden weitgehend entzogen.

Auch bei C. Castaneda ist es keine Sache der persönlichen Entscheidung, ob jemand erwählt wird, um das magische Wissen eines Zauberers zu erlernen. Die Entscheidung, jemanden auszuwählen, gehe von einer höheren Instanz aus, die als ‚Kraft' bezeichnet wird. Niemand könne die Absichten der *Kraft* entschlüsseln. Sei jemand einmal ausgewählt, gäbe es nichts, was er tun könnte, um die Erfüllung dieser Absicht aufzuhalten. Ein Krieger sei in der Hand der *Kraft*, und er habe nur noch die Freiheit, sich für ein makelloses Leben zu entscheiden (vgl.: Der Ring der Kraft, S.66).

Am Beginn des Weges befinden sich die zukünftigen Zauberer meist in einer lebensbedrohlichen Situation, aus der heraus sie sich eher unfreiwillig für den Pfad des Zauberers entscheiden. Der Weg erfordert von ihnen die Aufgabe ihrer individuellen Persönlichkeit, zu der sie unter anderen Umständen nicht bereit gewesen wären. Da sie aufgrund ihrer Notlage nichts mehr zu verlieren haben, geben sie sich ganz dem Lehrer – dem sogenannten ‚Wohltäter' - in die Hände. Sie verpflichten sich, ab sofort auf persönliche Interessen zu verzichten, um als Gegenleistung aus ihrer misslichen Lage gerettet zu werden. Der einmal eingegangenen Verpflichtung können sie sich fortan nicht mehr entziehen. Jemand, der einmal seine Zustimmung erteilt hat, kann nicht umkehren, diese Wahl existiert nicht.

Freiwillige sind in der Welt der Zauberer nicht willkommen, denn sie verfolgen bereits eigene Ziele, die es ihnen schwer machen, ihre individuellen Interessen aufzugeben. Wenn von ihnen Taten verlangt werden, die ihren persönlichen Zielsetzungen zuwiderlaufen, dann sind sie unter normalen Umständen nicht bereit, sich damit zu arrangieren. Weigert sich ein einmal Erwählter entschieden, den Weg zu beschreiten, dann droht ihm der absolute Stillstand in seiner Entwicklung. Nur eine Frage bleibt unentschieden: Wie weit kann einer auf dem Weg des Wissens und der Kraft fortschreiten? (S.272).

In dem Buch *Der Eremit*, in dem eine Schulung in der *Weißen Bruderschaft* geschildert wird, hat ein widerstrebender Schüler die Konsequenzen einer Verweigerung zu tragen, wie ihm sein Mentor deutlich macht: „Deine innere Entwicklung ist bis zu einem Punkt gelangt, wo der Strom wohl noch für kürzere oder längere Zeit mag eingeengt werden können – so zum Beispiel, wenn du jetzt deine Meinung änderst -, aber du darfst auch sicher sein, dass die Macht des Stromes dann irgendwo anders einen Ausweg suchen wird. Und das mag dann nicht so angenehm für dich sein wie jetzt, wo alles infolge der Reife seinen natürlichen Lauf nimmt... Tue aber, was du willst. Jeder Mensch hat einen freien Willen, den kein Mensch unterbinden darf" (S.36f.).

In diesem Zusammenhang den freien Willen hervorzuheben, erscheint unangemessen. Der Jünger hat lediglich die Wahl zwischen Gefügigkeit und unüberschaubaren Problemen, die eine Verweigerung unweigerlich nach sich ziehen würde. Damit wird eine Scheinfreiheit postuliert, die den tatsächlichen Zwang, der den Anforderungen innewohnt, verdeckt. Wirkliche Veränderung kann nur durch innere Transformation geschehen. Jeder spirituelle Mensch sollte sich tief in seinem Inneren fragen, ob er wirklich bereit ist, absolut alles zu opfern, um das Werk der Transformation zu vollenden.

Das hochgesteckte Ziel der Selbstverwirklichung setzt eine grundlegende Bereitschaft zur Verwandlung und Erneuerung der Persönlichkeit voraus. Es ist ein langer und mühseliger Weg, der Hindernisse und Prüfungen mit einschließt. Eine Transformation geschieht, bei der überbewusste Kräfte mitwirken. Nicht immer geht alles glatt über die Bühne. Um die notwendige innere Unabhängigkeit und genügend Selbstvertrauen zu entwickeln, müssen persönliche Empfindlichkeiten und Schwächen überwunden werden. Besondere Prüfungssituationen, die bei jedem einzelnen Individuum unterschiedlich ausfallen, können dabei helfen, übertriebene Ängste zu überwinden und damit den Zugang zu esoterischem Wissen zu eröffnen.

Lust und Schmerz, Glück und Unglück, Liebe und Hass sind die Komponenten, die wichtige Erfahrungen ermöglichen. Ein bedeutsamer Lernschritt in der geistigen Entwicklung besteht darin, Freude und Leid zu überwinden und auch physischen Schmerzen keine überragende Bedeutung beizumessen. Die innere Distanz zum gefühlsmäßigen Erleben kann als erste Stufe auf dem geistigen Weg angesehen werden. Ein Mensch, der in leidvollen Erfahrungen gefangen ist und sich mit ihnen identifiziert, ist nicht in der Lage, über seine Zukunft frei zu entscheiden.

Die Distanz gegenüber den schmerzhaften Seiten des Daseins bedeutet, dem geistigen Wesen näher zukommen, um letzten Endes eins mit ihm zu werden. Das höhere geistige Wesen kennt weder Schmerz noch Leid. Die mannigfaltigen Erfahrungen auf der Erde streben dem einen Ziel zu, das geistige Wesen im Menschen zu entwickeln, zu vervollkommnen und ihn letztlich zur Höherentwicklung zu führen.

Ein Mensch, dem der Entwicklungssprung, die Rückkehr in den rein geistigen Zustand, nicht gelingt, sieht sich gezwungen, die ihn beschränkenden Erfahrungen wieder und wieder zu durchleben, bis er sie eines Tages gemeistert hat.

Die Prüfungen des Weges

Die Hindernisse, die den spirituellen Weg begleiten, ähneln bis zu einem gewissen Grad den Symptomen, unter denen viele Psychotiker zu leiden haben. Neben lehrreichen Wegstrecken voller freudiger Erwartung enthält der Pfad auch dunkle und schwierige Phasen. Um psychotischen Erlebnissen auf die Spur zu kommen, ist es daher angebracht, sich mit der beschwerlichen Reise spiritueller Sucher und ihren Stationen näher zu befassen.

Bei Wanderern auf dem spirituellen Pfad häufen sich außergewöhnliche Erlebnisse. Diese sind eine zweischneidige Angelegenheit und könnten nicht geschehen, wenn der Kandidat nicht in irgendeiner Weise darauf ansprechen würde. Im Hintergrund scheint eine besondere Kraft als Katalysator zu wirken. Der Zugang zu anderen Bereichen, zu höheren Ebenen jenseits des Unterbewusstseins, eröffnet sich. Normalerweise sind sie dem Bewusstsein nur in Träumen zugänglich und bleiben flüchtige, rätselhafte Erinnerungen.

Die Schritte auf dem geistigen Weg weisen keine feste Abfolge auf. Manche Adepten sehen sich speziellen Erfahrungen ausgesetzt, die andere bereits überwunden haben. Die Lernschritte sind so unterschiedlich wie die individuellen Merkmale der Persönlichkeit. Mit ihren Reaktionen entscheiden die Probanden selbst, welche Erfahrungen noch erforderlich sind und welche Richtung ihre Entwicklung nimmt.

R. Steiner beschreibt vier unterschiedliche Proben, die Adepten auf dem Weg der Ganzwerdung zu bestehen haben. Die erste Probe, *Feuerprobe* genannt, vermittelt eine klarere Anschauung der Natur einschließlich der des Menschen. Die Sinneswahrnehmungen verfeinern sich und nehmen an Schärfe zu. Bislang verborgene Eigenschaften der Natur und der darin wohnenden Lebewesen können unverhüllt erfasst werden.

An diesem Punkt hat der Adept noch die freie Wahl, ob er die Entwicklung fortsetzen will oder nicht, erklärt Steiner. „Nach der ‚Feuerprobe' kann jeder Kandidat noch umkehren. Er wird gestärkt in physischer und seelischer Beziehung dann sein Leben fortsetzen" (vgl.: Wie erlangt man Erkenntnisse der höheren Welten? S.77f.).

Daraus wird ersichtlich, dass im Verlauf der weiteren Entwicklung an eine Umkehr nicht mehr zu denken ist. Der Proband verpflichtet sich, bei Fortsetzung der ‚Geheimschulung' dem Pfad unter allen

Umständen treu zu bleiben. Der Rückweg ist abgeschnitten aufgrund der eingegangenen Verbindlichkeit, die im Nachhinein nicht mehr ohne weiteres gelöst werden kann.

Erst dann, wenn ein Kandidat die von ihm erwarteten Entwicklungsschritte gemeistert hat, kann er mit der nächsten Stufe beginnen. Je mehr Widerstand er entgegensetzt, desto unangenehmer werden die Erfahrungen. Auf diese Weise soll er Einsicht in problematische Verhaltensweisen bekommen.

Die Prüfungen des mystischen Weges haben mit den obskuren Erlebnissen psychotischer Patienten vieles gemeinsam, auch wenn das auf den ersten Blick nicht erkennbar ist. Für manche Patienten scheint sich die gesamte Umgebung in ein einziges Prüfungsfeld zu verwandeln, in dem besondere Situationen eigens für sie geschaffen und aufgebaut werden. Sie fühlen sich wie in den Kulissen eines absurden Theaters, in dem ihre Auffassungsgabe getestet werden soll. Wahrscheinlich verheimlicht man ihnen etwas oder versucht, sie hereinzulegen. Die gesamte Mitwelt ist im Bilde und hat sich verabredet, um sie auf die Probe zu stellen.

D. Fortune erklärt: „Selbsthypnose und bewusst hervorgerufene Bewusstseinsspaltung der Persönlichkeit sind Teil des Verfahrens der Geheimwissenschaften. Einige Leute wissen, worum es geht, andere nicht. Die Ignoranten werden schizophren und bleiben es" (in: Mondmagie, S.138). Der psychische Druck wird immer dort weiter verstärkt, wo sich kein Ventil befindet, um den Druck abzulassen. Dieser Tortur kann sich kein Anwärter auf dem spirituellen Weg entziehen.

Viele schizophrene Patienten berichten von übernatürlichen Erscheinungen, die ihnen zu schaffen machen oder die sie ehrfürchtig bestaunen. Sie ähneln in vielen Einzelheiten den Erlebnissen von Mystikern, die allerdings auf andere Weise darauf reagieren. Spirituelle Menschen werden von Erfahrungen, für die es in der materiellen Realität keine ausreichende Erklärung gibt, weder überrascht noch geängstigt, während Psychotiker auf ähnliche Erlebnisse mit Panikattacken und absonderlichen Wahnvorstellungen reagieren.

Menschen mit ausgeglichener psychischer Verfassung sind frei von psychotischen Wahrnehmungsverzerrungen, bei denen persönliche Ängste und Phantasien im Vordergrund stehen. Sie sind in der Lage, ihren außergewöhnlichen Erfahrungen mit Neugier und Verständnis zu begegnen. Da ihr Erfahrungshorizont weiter ist, lassen sie sich auch von furchterregenden Visionen und Begegnungen nicht aus der Bahn werfen.

Schizophrene Patienten leben zum Teil jahrelang in einem isolierten, nach innen gekehrten Zustand. Dieses Festhalten an einer unzulänglichen Situation, die von Unselbständigkeit gekennzeichnet ist, hat ihren Ursprung in einer Verweigerungshaltung und bedeutet im Grunde Flucht vor der Eigenverantwortung.

Im Irrgarten

Ein Anfänger auf dem spirituellen Weg ist grundsätzlich bereit, sich auf ungewohnte Erfahrungen einzulassen. Der Pfad verläuft für den einzelnen sehr unterschiedlich, denn jeder hat sein eigenes Labyrinth, in dem er sich zurechtfinden muss. Was dem einen nützt, kann für den anderen schädlich sein.

Verschiedene Hindernisse säumen den Wegrand und können den Fortschritt behindern. Die herkömmliche Art und Weise, Verstand und Logik einzusetzen, reicht oft nicht aus. Die Offenheit für besondere Zeichen und Botschaften, die immer wieder den Pfad kreuzen, ist von herausragender Bedeutung. Einige davon lassen sich leicht erkennen, während andere verborgen sind.

Der Anwärter wird mit Aufgaben konfrontiert, für deren Lösung er bislang ungenutzte Fähigkeiten wecken muss. Eine der Voraussetzungen dafür ist, alten Ballast abzuwerfen, sich von überkommenen Vorstellungen zu lösen und bislang gehegte Erwartungen und Ge-

wohnheiten aufzugeben. „Um ein Glas zu füllen, muss man es lehren", erklärt G. Herrera.

Die mediale Schriftstellerin V. Hasselmann warnt: „Viele gehen
auf dem Weg,… und viele verirren sich dort, weil ihnen anfangs
nicht bewusst ist, dass die Welt des Geistes, die sie betreten, von
vielen verschiedenen Wesen bevölkert ist, die keineswegs immer nur
freundlich und hilfreich sind" (S.180f.). Es kann geschehen, dass
Suchende an dunkle Wesen und Einflüsse geraten, mit denen sie
nicht gerechnet haben. Wegweiser sind so gut wie nicht vorhanden
und fehlerhafte Annahmen führen sie immer tiefer in den Irrgarten
hinein.

A. Gehrke, der über seine psychotischen Episoden Buch führte,
fasst die Auseinandersetzung mit destruktiven inneren Mächten als
umfangreichen ‚Denk- und Erziehungsprozess' auf (S.27f.). Die mit
ihm in Verbindung stehenden geistigen Mächte werden von ihm als
‚teuflische Wesen' beschrieben, die ihn allerdings dahin brachten,
seine Gedanken zunehmend zu beherrschen. Die Reize, die aus der
geistigen Welt auf ihn einstürmten, wurden mit der Zeit immer heftiger, bis es ihm gelang, Ordnung in das Chaos zu bringen.

Anscheinend fand eine mentale Ausbildung statt mit dem Ziel, das
ungezügelte Denken in den Griff zu bekommen. *In der unsichtbaren
Welt wird intensives Denken mit Sprechen gleichgesetzt*, erfährt
Gehrke. Um in einen Zustand der Ruhe zu gelangen, sei völlige
Denkstille die Voraussetzung.

In einer Rückschau stellt der ehemalige Psychiatriepatient fest, er
habe während der psychotischen Erkrankung mehr über menschliche
Abgründe gelernt als in seinem ganzen vorherigen Leben. Für ihn
seien es lohnende Erfahrungen gewesen: „Sie, die Krankheit, hat mir
ein neues Denken, eine neue Herangehensweise an das große Thema
von Leben und Tod vermittelt. Sie lässt mich bewusster und gelassener mit dem Leben umgehen", bemerkt er (S.73).

Die psychotische Erfahrung wurde für ihn - neben allen Schrecknissen - in nachhinein zu einer Zeit des Lernens und Umdenkens. Längst vergessene Begebenheiten aus der Vergangenheit befördern die Stimmen, die er unablässig hört, ans Tageslicht, wodurch er gezwungen ist, sich mit ihnen intensiv zu befassen (S.91) Die Zeit des Verdrängens geht ihrem Ende zu, denn er fühlt sich nun genötigt, sich mit den Problemfeldern auseinanderzusetzen. Einige erworbene Muster im Denken, Fühlen und Handeln erscheinen ihm nun nicht mehr angemessen.

Ein Umdenken setzt ein, als er beginnt, sich wieder als vollwertiges Mitglied der Gesellschaft zu fühlen und seine Angelegenheiten selbst in die Hand zu nehmen. Die Macht, die er den Stimmen in seiner Phantasie eingeräumt hatte, beginnt mit der Zeit zu bröckeln.

Jedes Individuum hat seine besonderen Schwierigkeiten, seine persönlichen Hemmnisse und Beschränkungen zu überwinden, die ihm das Leben schwer machen. G.S. Arundale nennt drei große Hindernisse, die den mystischen Pfad zur Fallgrube machen:

■ Selbsttäuschung,
■ Zweifel oder Ungewissheit,
■ abergläubische Vorstellungen.

Einer der größten Stolpersteine sind zudem Vorbehalte und Fehlurteile. Entweder zeigt jemand zuviel Skepsis und verpasst daher einfache, aber durchaus wichtige Lektionen, oder er verhält sich zu offenherzig und vertrauensselig. Die Welt ist voll von falschen Propheten und Scharlatanen, weshalb Vorsicht in jedem Fall geboten ist.

Der Pfad weist viele Windungen auf. Oft ist der Wanderer einen Berg emporgestiegen, nur um auf der anderen Seite unversehens wieder hinab zu fallen. Auf die Euphorie der ersten Periode folgt eine Zeit der Prüfungen, sofern der Proband noch nicht ausreichend geläutert ist. Diese Phase beschreibt M. Lamm: „In den folgenden Stadien… lässt Gott die Seele fühlen, wie gering sie ist, lässt sie mit Versuchungen kämpfen, sich nach der göttlichen Gnade sehnen, die sie verloren zu haben glaubt" (S.140f.). Auch eine ganze Anzahl physischer Leiden kennzeichnen diesen Zustand.

Diese Periode in der Entwicklung des angehenden Mystikers geht mit pathologischen Erscheinungen einher. „Von der fürchterlichsten Depression zu einem ekstatischen Glücksgefühl geschleudert, das an Größenwahn grenzt, *zeigt der Mensch Symptome, welche die Psychiater allzu wohl kennen, um nicht versucht zu werden, sie mit ihren klinischen Fällen zu identifizieren.*

Leider begnügen sie sich nicht damit, das Vorhandensein dieser pathologischen Anzeichen festzustellen: *sie glauben damit nicht nur die mystischen Seelenzustände, sondern die ganze weitere Entwicklung des Individuums hinreichend erklärt zu haben"*, kritisiert der Autor.

Viele große Mystiker wiesen ausgeprägte neurotische Züge auf. Dahinter verbargen sich oft großartige, geniale Anlagen. Die Versuchungen und Prüfungen, denen sie ausgesetzt waren, basierten darauf, dass sie zu den Auserwählten gehörten. Als E. Swedenborg eines Tages gefragt wird, ob es anderen Menschen wohl möglich sei, ebenfalls auf seine geistige Stufe zu gelangen, lautet die Antwort: „Nehmen Sie sich in acht. Das ist der kürzeste Weg, irrsinnig zu werden… Denn der Mensch weiß in solchem Zustande, wenn er über geistige und ihm verborgene Dinge grübelt, sich nicht vor den Betrügereien der Hölle zu hüten…" (in: M. Lamm, S.182).

R. Steiner vertritt dagegen die Auffassung, in esoterischen Schriften sei häufig von Gefahren die Rede, die mit dem Aufstieg in höhere Welten verbunden sein sollen. Diese Schilderungen seien wohl geeignet, ängstliche Gemüter mit Schaudern zu erfüllen. „Aber man muss doch bedenken, dass die lebensfeindlichen Mächte auch dann vorhanden sind, wenn man sie nicht kennt. Wahr ist allerdings, dass dann deren Verhältnis zum Menschen von höheren Kräften bestimmt wird und dass dieses Verhältnis sich auch ändert, wenn der Mensch mit Bewusstsein in diese ihm vorher verborgene Welt eintritt." (Vgl.: Wie erlangt man Erkenntnisse der höheren Welten? S.183.)

Die wahre mystische Vereinigung kann nicht mit Furcht im Herzen vollzogen werden, daher hat der Proband die Aufgabe, seine größte Angst zu erkennen und sie zu besiegen. Ein Mensch, der von anhaltenden Angstvorstellungen geplagt wird, wird von niederen Wesenheiten heimgesucht, die einen unheilvollen Einfluss ausüben und damit das Problem verschlimmern. Sie bekommen mit der Zeit immer mehr Macht über ihr Opfer. Gelingt es ihnen, ihm vermehrt Angst einzujagen, können sie seine Psyche nach und nach vollständig beherrschen.

Furcht macht verwundbar und lässt die feinseligen Kräfte erstarken. Daher ist die Überwindung von angsterregenden Vorstellungen ein grundlegendes Anliegen jeden geistigen Fortschritts. Sofern es dem Pilger gelingt, seine tiefsitzenden Hemmnisse und Angstvorstellungen zu überwinden, können ihm niedrig schwingende, dunkle Mächte nicht mehr viel anhaben.

Viele der Adepten, die Initiationsriten überstanden haben, mussten im Nachhinein erkennen, dass sie erst dann den richtigen Weg fanden, nachdem sie sich hoffnungslos verirrt hatten. Innere Gelassenheit und Weisheit halfen ihnen dabei, Zeiten der Krise zu überwinden.

Die spirituelle Praxis

Je höher man steigt, desto größer werden die Hindernisse.

Sich auf die spirituelle Praxis einzulassen, ist ein aufregendes und anstrengendes Abenteuer. Es ist eine Reise, auf der ein Meditierender die inneren Bereiche des Bewusstseins erforscht. Das ist nicht immer leicht und angenehm. Oft ist sie viel schwieriger, als er zu Anfang dachte. Hat ein Wanderer sich einmal auf den Pfad begeben, wird es für ihn zunehmend schwer, umzukehren und wieder ins gewohnte Fahrwasser zu gelangen.

Störungen während der Meditation

Die veränderten Bewusstseinszustände, die Meditierende erleben, können von mannigfaltigen Störungen begleitet sein:

◉ Anstatt in einer ruhigen, inneren Sammlung zu verweilen, erleben Meditierende Stimmungsschwankungen, die von ekstatischen Zuständen bis hin zu Panikattacken reichen.

◉ Schmerzen sowie Hitze- und Kälteempfinden stellen sich ein.

◉ Anstelle einer ruhigen, stetigen Aufmerksamkeit ist das Denken zerstreut und fluktuierend.

◉ Meditierende erleben teilweise eine Aufhebung der körperlichen Schwere; gelegentlich kommt es auch zu Levitationen. Bei Störungen werden willkürliche Proportionsveränderungen des Körpers und der Umgebung wahrgenommen.

◉ Statt einer Verminderung von Wahrnehmungsreizen kommt es zu optischen und akustischen Halluzinationen.

◉ Die Gedanken sind sprunghaft oder reißen ab, anstatt in unmittelbarer Anschauung der transzendenten Wirklichkeit zu verweilen.

◉ Es kann vorkommen, dass Menschen im Rahmen ihrer spirituellen Praxis in Phasen der inneren Entwicklung geraten, in denen alles auseinander zu fallen droht.

◉ Anstelle des Erlebens von Zeitlosigkeit dehnt sich die Zeit endlos aus.

◉ Raum und Umwelt scheinen in der Meditation zeitweilig aufgehoben. Bei Störungen kommt es stattdessen zur Instabilität der räumlichen Wahrnehmung, der Perspektive und Proportionen. Eine furchterregende Öffnung ins Unendliche tut sich auf.

◉ Statt der transzendenten Aufhebung der Ich-Grenzen erlebt der Meditierende einen Verlust der Selbstkontrolle und leidet unter dem Gefühl, verloren und ausgesetzt zu sein. Im Extremfall hat er die Vision eines Weltuntergangs.

Manche Meditationsformen (wie auch energetische Behandlungen) können kontraproduktiv sein und eine problematische Entwicklung noch zusätzlich verstärken. Wer auf Barrieren stößt, die ihm zu schaffen machen, sollte die Übungen aussetzen, um keine Erkrankung zu riskieren. Erst die Überwindung der Hindernisse ermöglicht einen Übergang zur nächsten Sprosse der Leiter.

Auch bei tibetischen Gläubigen wird eine Unterbrechung der spirituellen Praxis empfohlen, falls sich anhaltende Störungen zeigen, da durch meditative Übungen eine Blockierung der Lebensenergie noch verstärkt werden kann. In solchen Fällen hilft es, sich innerlich leer zu machen und zeitweilig ‚abzuschalten', um die blockierte Energie wieder in Fluss zu bringen.

Hindernisse im Yoga

Auch in den Schriften über Yoga-Praktiken finden sich Hinweise auf ‚Bedrängnisse', denen die Übenden ausgesetzt sind (vgl. Vivekananda, Yoga-Aphorismen). Sie hängen mit gewissen menschlichen Eigenschaften zusammen, zu denen u.a. Nichtwissen, Leidenschaften, Hass, Lebensdrang und Ichhaftigkeit gezählt werden.

♦ *Nichtwissen* sieht im Vergänglichen das Ewige, im Unreinen das Reine, in existentiellen Leiden das Freudvolle.

♦ *Leidenschaften und Begierden* binden an die Lustempfindungen und sind daher ein Hindernis auf dem Pfad.

♦ *Hass* erzeugt Leiden und bindet denjenigen, der Hass empfindet, an die intensiven Gefühlsregungen.

♦ *Lebensdrang* ist der angeborene Trieb, das Leben unter allen Umständen fortzuführen, anstatt den Erlösungsweg zu gehen.

♦ *Ichhaftigkeit* bedeutet, das menschliche Ich irrtümlich mit dem wahren Selbst gleichzusetzen.

Die Unbeständigkeit der Psyche wird durch Meditationsübungen in ruhigere Bahnen gelenkt. Durch beständiges Üben erreicht der Yogi das Freisein von Leidenschaften und damit erlischt jegliches irdisches Verlangen. Gelingt es ihm nicht, einen inneren Zustand der Ruhe zu erzeugen, zerstreuen sich die Gedanken. Die Folge davon sind Gliederzittern, trübsinnige Stimmungen, Trägheit, Unstetigkeit im Denken und Handeln, innere Erstarrung und Krankheit.

Meditative Übungen reichen oft nicht aus, um auftauchende Hindernisse zu beseitigen. Manche lösen sich erst auf in der höchsten Form der Versenkung. Durch mystische Erkenntnis wird das Nichtwissen endgültig aufgehoben und damit die Wurzel aller Hindernisse beseitigt.

Der Yogi, dem es letztendlich gelingt, seine Sinnesorgane von allen Objekten zurückzuziehen, erzeugt den Yogalehren zufolge einen idealen Geisteszustand und ist bereit, sich in der Urmaterie aufzulösen. Das Selbst wird befreit und erlangt Absolutheit.

Die Zen-Krankheit

Bei der Zen-Krankheit kommt es im Verlauf intensiver Übungen zu Sinnestäuschungen, körperlichen Erkrankungen, einem Verhaftetsein an übersinnlichen Erfahrungen und zum Zen-Koller, berichtet C. Scharfetter.

▶ *Sinnestäuschungen*: Der Übende hört die unterschiedlichsten Laute und Geräusche. Auch zeigen sich sowohl erschreckende als auch verlockende visionäre Bilder. Derartige Erscheinungen rechnet die Lehre des Zen dem sogenannten ‚Teufelsbereich' zu und empfiehlt, sie nicht weiter zu beachten und stattdessen hartnäckig mit den Übungen fortzufahren.

Selbst der historische Buddha wurde von Traumbildern und Visionen heimgesucht. Das Geistwesen *Mara*, die Verkörperung des Todes und der Leidenschaften, suchte den Buddha daran zu hindern, auf dem Weg der Befreiung Forschritte zu erzielen. Derartige Erfahrungen werden zu einem Hindernis, sobald der Übende sich von ihnen ablenken lässt und sich nicht von ihnen lösen kann.

Auch verändertes Körperempfinden, z.B. Hitzeaufwallungen, unfreiwillige Bewegungen und Levitationen zählen zu den ‚Täuschungen', die nicht weiter beachten werden sollten.

▶ *Übersinnliche Erfahrungen*: Das Verhaftetsein ein übersinnlichen Erfahrungen kann zu einem ernsthaften Hindernis werden. Selbst große Gestalten des Zen-Buddhismus hatten mit diesem Problem zu kämpfen.

Der Erwachte lebt normalerweise völlig unauffällig weiter, als sei nichts geschehen. Wenn es einem Zen-Adepten nicht gelingt, das Erfahrene in den gewöhnlichen Alltag zu integrieren und er stattdessen viel Aufhebens macht davon, wird das zum Problem. Solange er sich etwas auf seine Erlebnisse und seinen besonderen Geisteszustand einbildet, ist er noch im Alltagsbewusstsein verhaftet.

▶ *Zen-Koller*: Nach besonders intensivem Training geraten die Übenden nicht selten unter großen psychischen Druck und erleiden einen psychischen Zusammenbruch. In diesem Zusammenhang spricht man von einer negativen Ich-Auflösung, die einen Gegensatz bildet zur positiven Ich-Auflösung, einer Aufhebung der Ich-Zentriertheit, die im Buddhismus angestrebt wird. Negative Ich-Auflösungen können zu psychotischen Erkrankungen bis hin zum Selbstmord führen.

Energie-Übertragung und Verbindung

Furcht und innere Anspannung verdrängen
höhere Energien.

Jeder ausgesandte Gedanke und jedes Gefühl bildet einen elektromagnetischen Strom, d.h. jedes einzelne Individuum erzeugt ständig Wellen und Strömungen aus emotionaler Energie und ‚bevölkert' mit mentalen Bildern seine Umgebung. Das menschliche Bewusstsein ist im Prinzip nicht nur an die physische Ebene gebunden, sondern ragt darüber hinaus in geistige Welten hinein. Träume, Intuitionen und Ahnungen könnten nicht ins Bewusstsein dringen, stünde dieses nicht mit einer unsichtbaren, dem Bewusstsein mehr oder weniger zugänglichen, geistigen Welt in Verbindung.

Ein ständiger Energieaustausch findet statt, wobei negative Kräfte als unangenehme Einflüsse empfunden werden, die das seelische Gleichgewicht empfindlich stören können. Im praktischen Alltag sind viele Personen von niederen energetischen Strömungen umgeben, die durch negatives Denken verursacht werden.

Feinstoffliche Energieströme

Da bestimmte feinstoffliche Energien teilweise im Menschen selbst entstehen, teils aus dem Kosmos laufend auf ihn einströmen, ist er gefordert, die Beherrschung dieser feinstofflichen Substanz zu erlernen, um seine Psyche nicht andauernden ungünstigen Einflüssen auszusetzen (vgl. W. Augustat S.161).

Bei E. Bragdon wird *Prana* (ein Energiestrom im physischen Körper) erwähnt, dem ähnliche Eigenschaften wie der Elektrizität zugeschrieben werden (S.329). *Prana* trägt durch die Vermittlung des Nervensystems wesentlich zum Funktionieren der geistigen und körperlichen Aktivitäten bei. Die Energie hängt eng mit dem Atem zusammen und kann daher durch Atemübungen, die zu einer bewussteren Kontrolle des Geistes und der Körperfunktionen führen und das bewusste Gewahrsein erhöhen, beeinflusst werden.

Yogis gewinnen durch Übungen zur Atembeherrschung Gewalt über den unsichtbaren *Kraftstrom,* der in Wahrheit den Körper belebt, berichtet P. Brunton (S.90). Ein ‚Etwas' liege jenseits des Verstandes, das unendlich, ewig ist. „Hat ein Mensch zum erstenmal sein anderes Selbst erkannt, dann steigt aus den Tiefen seines Wesens etwas in ihm auf und ergreift von ihm Besitz" (S.156). Durch gewisse regelmäßige Übungen wird der geistige Kraftstrom aktiviert.

In der Nähe des indischen Gurus *Maharishi* macht Brunton Bekanntschaft mit einer geheimnisvollen Kraft, die eine tiefe Wirkung auf ihn ausübt. Der Kraftstrom scheint ihn mit dem rätselhaften Guru zu verbinden. „Ich fühle, dass er meinen Geist an seinen kettet und dass er mich der himmlischen Ruhe teilhaftig werden lässt, die er ständig verspürt" (S.159). Kräfte außerhalb seines bewussten Ich sind mit im Spiel.

Sobald sich Brunton dem Guru in der Folge nähert, beginnt zwischen ihnen ein verbindender Strom zu fließen auf eine sehr subtile, unaussprechliche Weise. „Eines Tages wird die Wissenschaft diesen von ihm ausgehenden geheimnisvollen, telepathischen Strom anerkennen müssen", hofft der Autor (S.285).

Die Schwingungen der höheren Geistebenen, bei A. Besant ‚astrale und mentale Bewusstseinswellen' genannt, können ein menschliches Gehirn enorm unter Druck setzen und aus dem Gleichgewicht bringen. Es wird leicht überreizt durch die feineren Schwingungen aus höheren Regionen und dadurch sehr unbeständig. (Vgl.: Theosophie und moderne psychische Forschung, S.42f.).

Das Hereinfluten der Energien aus der geistigen Welt unterliegt einer Gesetzmäßigkeit: Jede Energie, die aus den höheren geistigen Ebenen kommt, wird umgewandelt gemäß der Beschaffenheit des Körpers, in den sie einströmt. Sie wird verwandelt in diejenige Form von Energie, für die der Körper geeignet ist (S.68). Lediglich ein kleiner Teil des energetischen Stroms gelangt in seinem ursprünglichen Glanz in das menschliche Gehirn.

Die Energie, die im Laufe einer spirituellen Entwicklung in den Körper einfließt, unterliegt einem Wandlungsprozess. Meditative Übungen können Bewusstsein und Organismus vorbereiten, um für die einströmenden Wellen empfänglich zu werden. Die Energiekanäle fangen den Strom auf und setzen einen Teil davon in vermehrte Lebenskraft um. Ist der Organismus nicht entsprechend vorbereitet und gereinigt, wird die gewöhnliche Kraft verstärkt. Dieser Vorgang kann äußerst unangenehme Symptome hervorrufen.

Sobald die Ströme des Überbewusstseins sich in das Wachbewusstsein ergießen, müssen die Gefäße, in die das ‚Wasser des Lebens' fließen soll, gereinigt und aufnahmefähig werden. A. Besant warnt vor einer fehlgeleiteten Entwicklung: Hat ein Organismus gewisse unkontrollierte Neigungen, z.B. zu sexueller Erregung, so steigert die einströmende Energie die Stärke der sexuellen Erregung ins Unermessliche. Daraus resultieren alle möglichen Ausschweifungen und eine Herabsenkung der spirituellen Energie auf ein niedriges Niveau.

Die mediale Autorin L. Roethlisberger geht davon aus, dass auch Inspirationen und Heilkräfte mittels einer Art ‚Impuls' oder ‚Energiestrom' übermittelt werden (S.41). Geistige Helfer senden Heilenergien, die gebündelt wie ein Laserstrahl durch den Empfänger hindurchfließen.

Aufgrund der Erläuterungen aus dem Gebiet der okkulten Schulung werden Phänomene, zu denen ansonsten der Zugang fehlt, zumindest im Kern verstehbar. Hier liegt ein großer Nachholbedarf für Therapeuten, die Menschen in spirituellen Krisen behandeln. Nur, wenn sie den Dingen auf den Grund gehen und für die Entstehung der Störungen eine Erklärung finden, können daraus Erfolg versprechende Therapieansätze entwickelt werden..

Energie-Übertragung

Alles Leben auf der Erde wird mit universalen Energien aufgeladen, die das geistige Wachstum seiner Bewohner sowie des gesamten Globus beschleunigen. Gegenwärtig ist die Erde in einem Entwicklungsprozess begriffen und die Grenzen, die bisher die Verschmelzung mit den höheren geistigen Energien des Universums verhindert haben, werden schrittweise durchlässig.

Die kosmischen Energien werden allmählich zugänglich und beschleunigen das Erwachen der Menschheit. Das Bewusstsein erkennt, dass es Teil eines größeren Ganzen ist. Alle Menschen sind Teil einer Welt, die weit größer ist, als sie es sich jemals erträumt haben. So wie jede Zelle mit dem physischen Körper in Wechselwirkung steht, interagiert jedes Individuum durch den Kreislauf der Elemente mit der Erde und steht mit dem gesamten Kosmos in Verbindung.

Auch die Übertragung von Gedanken zwischen zwei Menschen geht nach Auffassung von A. Besant Hand in Hand mit elektrischer und magnetischer Tätigkeit. Etwas wie eine elektrische Wirkung begleitet jeden Gedanken, was die Übertragung von ‚Gedankenströmen' ermöglicht. Diese ‚magnetischen Ströme' gewinnen mit der Schärfe des Denkens an Kraft.

Gewisse okkulte Methoden sind geeignet, die Entwicklung der Zirbeldrüse (von der Wissenschaft lediglich als Überbleibsel des sogenannten *Dritten Auges* betrachtet), zu fördern, wodurch das Senden einer Botschaft von einem Gehirn zum anderen erleichtert wird. Tritt die Zirbeldrüse in Aktion, lassen sich Gedankensströme ohne größere Probleme übertragen.

Das Übersenden von Botschaften wird zudem begünstigt durch eine starke symphatische Anziehung, durch die Bande inniger Zuneigung. Eine weitere Möglichkeit der effektiven Gedankenübertragung ergibt sich, wenn bei fortgeschrittener Entwicklung der Astralkörper unter die Kontrolle des Bewusstseins gebracht wird. Dann wird es möglich, Gedanken direkt zum Astralkörper des Gegenübers zu senden.

Im täglichen Leben ist unbewusste Telepathie ein normaler Teil des Daseins. A. Besant behautet sogar: „Alles, was wir ‚öffentliche Meinung' nennen, beruht größtenteils auf Gedankenübertragung. Die Meinungen, die Sie sich bilden, sind weit mehr Meinungen Anderer, als Ihre eigenen. Sie fangen sie einfach von Leuten mit größerer Energie des Denkens auf. Und das gilt für alle Zweige des Lebens" (S.112).

Wenn mehrere Menschen ähnliche Gedankenschwingungen aussenden, entsteht eine gebündelte Kraft, die eine starke Wirkung entfaltet. Intensive Gedankenenergien reichen weiter als subtilere Schwingungen. Gedanken der Zuneigung bilden ein schützendes Element für den Empfänger, während aggressive Gedankenschwingungen dort Schaden anrichten, wo sie auf eine empfängliche Struktur treffen. An einer intakten, schützenden Aura prallen sie weitgehend ab und fallen auf den Urheber zurück.

Die Theosophin Besant rät, das individuelle Bewusstsein, das im Normalfall die Gedankenströme der physischen Ebene empfängt, auch für Ströme aus höheren geistigen Ebenen zu erschließen. Dies geschieht durch Meditationsübungen, die das Gehirn und die feinstofflichen Körper für höhere, subtile Gedankenschwingungen sensibilisieren. Wer seine Aufmerksamkeit den höheren Welten zuwendet, wird bald bemerken, dass deren Schwingungen sich allmählich im Bewusstsein geltend machen. Gedankenübertragungen aus den höheren Mentalwelten in ein physisches Gehirn können stattfinden (S.115).

Spirituelles Erwachen setzt einen vitalen, widerstandsfähigen Organismus voraus sowie die Fähigkeit, starke Gefühle zu verarbeiten. Ein ausreichend stabiler Zustand von Körper und Geist ist notwendig, um das Gehirn davor zu bewahren, unter dem gewaltigen Ansturm von Energieströmen zu degenerieren.

Unter den ungünstigen Umständen der modernen Zivilisation ist dieser Zustand nur schwer zu erlangen. Sind die Nervenverbindungen nicht stark genug, um sich an das Fließen des machtvollen Stromes zu gewöhnen, kann das Ergebnis fatal sein. Die Gewebe des Körpers werden zerstört; das Ergebnis davon sind Krankheit, Wahnsinn und sogar Tod.

Tibetische Lamas sind davon überzeugt, dass Eingeweihte in okkultes Wissen dazu imstande sind, bestimmten Menschen selbst aus großer Entfernung Gedanken irgendwelcher Art und sogar Impulse des Selbstmordes einzuflößen. Doch bei geistig gesunden und geschulten Personen prallen gegen sie ausgesandte destruktive Kraftwellen bzw. Energieströme ab. Sie erkennen deren Natur und sind in der Lage, sich ihrer zu erwehren.

Energie-Verbindungen

Für Schamanen ist nichts so, wie es äußerlich erscheint. K. Meadows bemerkt dazu: „Was solide, physische Realität zu sein scheint, ist in Wirklichkeit ein komplexes System pulsierender Energien. Was unsere Augen wahrnehmen, sind tanzende Energiemuster, Energiemuster, die wir als Gegenstände oder andere lebendige Geschöpfe erkennen." Durch pulsierende Lichtwellen sind Lebewesen mit allem, was ihnen sichtbar ist, verbunden. Auf verschiedene Weise sind sie über Energiestränge, ähnlich den Fäden eines Spinnennetzes, mit anderen Dingen verknüpft (S.24f.).

Alles Existierende besteht aus Energie, die in bestimmten Mustern angeordnet ist. Emotionen werden bei Meadows als Energieströme bezeichnet, die durch Gedanken stimuliert werden. „Die Schamanen leben in einem komplexen und grenzenlosem Netzwerk, in dem alles durch Energiestränge miteinander verbunden ist", erklärt er. Menschen üben eine Wirkung auf andere aus, beeinflussen sich gegenseitig, da sie in diesem Netz durch Energieströme, gleichsam wie mit feinen Fäden, verbunden sind (S.68).

Auch die Huna-Lehre der polynesischen Tradition, die M.F. Long ausgiebig studiert hat, befasst sich sehr eingehend mit energetischen Zusammenhängen. Long hat Erstaunliches zutage gefördert, indem er die Modernität der Lehre in bezug auf die heutige Psychologie nachgewiesen hat. Die Entsprechungen sind erstaunlich; vor allem werden Bewusstsein, Unterbewusstsein und Überbewusstsein klar erläutert (S.23). Die Huna-Lehre zeichnet sich durch ein tiefes Verständnis von der Arbeit des menschlichen Geistes aus.

Das Unterbewusstsein bzw. das ,niedere Selbst' hat die Fähigkeit, Körpersubstanz austreten zu lassen, die als Energiefäden bezeichnet werden. Längs der Energiefäden können mentale Eindrücke in beide Richtungen übersandt werden. Es werden nicht nur äußere Sinneseindrücke aufgenommen und längs der Schnur dem Bewusstsein, dem ,mittleren Selbst', vermittelt; sondern die Informationsübermittlung ist auch in die Gegenrichtung möglich. Diese Aussendung von Gedanken und Eindrücken wird gemeinhin Telepathie genannt.

Bei der Gedankenübertragung spielt die Vitalkraft eine große Rolle. Zwischen emotionell - und damit telepathisch - verbundenen Menschen entstehen Energiefäden, durch die *Mana*, die Vitalkraft, fließt. Die Energiefäden sind Telefondrähten vergleichbar, über die Mitteilungen gesandt werden. Ein Energie-Verbindungsfaden ist ein lebender Ersatz für einen Draht, wofür die telepathische Übertragung einen Beweis liefert. Wie der elektrische Strom durch Drähte fließt, so fließt Mana durch die Fäden und trägt Mitteilungen zum Empfänger.

Die Energie wirkt wie eine intelligente, lebendige Kraft, die beim Empfänger wie eine plötzliche Eingebung oder Erinnerung ankommt. Zwischen guten Freunden bestehen feste Energie-Verbindungen. Längs der Fäden wandern die Gedankenform-Mitteilungen, die vom Selbst des Senders zum Selbst des Empfängers ausgesandt werden. Zwischen Fremden wird die Verbindung - wenn auch nur vorübergehend - durch Blicke oder einen Händedruck hergestellt.

Auch persönliche Gegenstände, die häufig gebraucht, oder Kleidungsstücke, die oft getragen werden, sind durch starke Energiefäden mit dem Eigentümer verbunden. Daher kann eine sensitive Person anhand eines Gegenstandes Eindrücke von dem Eigentümer empfangen, der mit diesem verbunden ist.

Es scheint so, als würden die energetischen Fäden dem feinstofflichen Energiekörper in der Gegend des Solarplexus anhaften und von dort in verschiedene Richtungen verlaufen. Aus der Körpermitte kommen die dauerhaftesten Verbindungen. Laut C. Castaneda (Die Lehre des Don Juan) existieren unendlich viele Energielinien, die ein Individuum mit den Dingen seiner Umgebung verbinden. Ein Großteil der Linien ist allerdings nicht von langer Dauer.

Ein geistiger Meister vereinigt sich auf der astralen Ebene mit seinem Jünger. Ein Band von Energie wird geschaffen und verbindet beide miteinander, wobei die Energie mit dem Band verschmilzt. Der Meister ist nun in der Lage, die Seele des Probanden zu erforschen und auftauchende Fragen klären. Es wird es ihm möglich, unbemerkt vom Schüler in die Abläufe seines Körpers einzugreifen.

„Der Meister muss sehr viel am Körper verändern, denn wenn euer Körper nicht transformiert wird, kann man sich nicht dem innersten Wesen annähern... Sein Eingreifen ist ein geheimer Vorgang im Körper, das nur dann wirkt, wenn ihr euch dessen nicht bewusst seid. Wenn ihr es merkt, funktioniert es nicht" (in: Ich bin der Weg, S.187f.). Allein durch die bewusste Wahrnehmung dieser Vorgänge würden die Abläufe im Körper gestört.

In tiefer Meditation können einschneidende Veränderungen im Körper geschehen, da die innere Haltung weniger vom Verstand bestimmt wird. Der gesamte Energiefluss wird bei spirituellen Adepten umgeleitet. Die maßgebliche Energie, die dabei eine Rolle spielt, liegt im Geschlechtszentrum, wodurch die Sache kompliziert wird. Manchmal wird ganz von selbst die Kundalini aktiv, doch da bei vielen das sexuelle Zentrum blockiert ist, kann die Energie nicht ungehindert aufsteigen und in höhere Zentren geleitet werden.

Bhagwan Shree Rajneesh beklagt das sexuelle Verhalten der meisten Menschen. Es sei leider sehr unnatürlich, wodurch das Aufsteigen der Kundalini-Energie zum Problem wird, denn „die Kundalini kann nur bei Menschen mit natürlichem, unschuldigen sexuellen Verhalten funktionieren, bei Menschen, deren Sexualität im Körper ist und nicht im Verstand" (S.128).

Auch Yogastellungen und gewisse Gesten werden angewandt, um den Strom der Energien umzulenken. Damit sich die Energiezentren im Körper öffnen, müssen die Übungen über einen langen Zeitraum hinweg praktiziert werden. Die Probanden werden sensibilisiert, was im Alltag ein großer Nachteil sein kann. Sobald sie mit vielen Menschen in Kontakt kommen, machen ihnen Störenergien zu schaffen. Ein Adept sollte sich, wenn irgend möglich, eine zeitlang von allzu vielen äußeren Einflüssen fernhalten, um nicht zu viele störende Fremdenergien aufzunehmen.

Die feinstofflichen, ätherischen Verbindungen sind für das gewöhnliche Auge nicht sichtbar. Hellsichtige Menschen können ,sehen', dass Menschen durch zahlreiche Fäden mit anderen Personen, Aktivitäten, Wesenheiten und Regionen verbunden sind. Für spirituelle Menschen ist es wichtig, einige dieser Fäden zu durchtrennen, um nicht gefesselt und gefangen zu sein, erklärt O.M. Aivanhov. „Ihr könnt euch aber nur dann von einem Wesen oder einem Gegenstand lösen, wenn ihr euch an ein anderes Wesen oder einen anderen Gegenstand bindet. Ihr könnt euch nicht von allem lösen, denn es gibt keine absolute Unverbundenheit" (in: Die Freiheit, Sieg des Geistes, S.68).

Die beste Möglichkeit, sich von einer destruktiven Bindung zu lösen, liegt in der Verbindung mit einer Person oder Aktivität, die das

Gegenteil der vorherigen verkörpert. Empfehlenswert ist es, sich eine Kraft, einen Verbündeten zu suchen, der einem bei der Loslösung hilft.

Ähnlich wie ein Telefondraht verbindet eine energetische Schnur auch das niedere mit dem Hohen Selbst, erklärt M.F. Long. Wer sich häufig mit dem Hohen Selbst verbindet, sei symbolisch unter dem ‚Joch' des Herrn – des Hohen Selbstes (S.118). Wegen der Verschiedenheit der geistigen Kräfte könne das Hohe Selbst niemals ganz verstanden werden.

Die Klagen schizophrener Patienten, die unter körperlichen Veränderungen und Missempfindungen leiden, scheinen vor diesem Hintergrund nicht aus der Luft gegriffen. Da Psychiatern die okkulten Möglichkeiten der seelischen und körperlichen Einflussnahme nicht bekannt sind, halten sie die Beschwerden der Patienten für frei erfunden und rechnen sie der Krankheit zu.

Energie-Entzug

Vampirähnliche Wesenheiten beziehen Energie aus großen Menschenansammlungen, während andere sich von den während eines Geschlechtsaktes freigesetzten Energien ‚ernähren'. Wieder andere ziehen ihre Lebenskraft aus der Natur. Es gibt auch Wesen, die sich Personen in aufgeregten Gemütszuständen nähern, um von ihnen Energien abzuziehen. Daneben existieren noch weitere Möglichkeiten, an die Energien der Menschenwelt zu gelangen.

Bei D. Fortune findet sich die Auffassung, für Energieentzug sei entweder ein körperloses parasitäres Astralwesen verantwortlich oder es handele sich um die willentliche Projektion eines Bewohners der menschlichen bzw. geistigen Sphäre. In beiden Fällen führe der Angriff bei dem Opfer zu einem plötzlichen, auf andere Weise nicht erklärbaren, Verlust an Lebenskraft. (Vgl.: Selbstverteidigung mit PSI.)

Aus ihrem Roman *Mondmagie* geht hervor, welche Art von Wesenheit beim magischen Vampirismus beteiligt ist. Die Autorin gibt an, sie habe das Buch ‚wie unter Zwang' geschrieben. Sie fühlte sich dabei als Werkzeug, das am Ende der Erzählung selbst in Erstaunen geriet. Das Buch „enthält seltsame Zusammenhänge, von denen ich vieles nicht wusste, bevor ich es gelesen habe", bekennt die Autorin im Vorwort. „Das Schreiben, wie in Trance vollbracht, war vielleicht sogar eine magische Handlung."

In der Erzählung werden geheimnisvolle Zusammenhänge aufgedeckt. Bei den *Sukkuben* und *Inkuben*, die bestimmten Menschen heimlich Energie entziehen, handelt es sich angeblich um fortgeschrittene Adepten, die den Neulingen das unbekannte Reich der Mystik und Magie begreiflich machen wollen (S.91). Der Energieentzug, der manche an den Rand der Erschöpfung bringt, nimmt andererseits einen enormen Druck von ihnen, der sehr quälend sein kann.

Die Kraft, die gewöhnlich in sexuelle Kanäle fließt, wird von den Adepten abgezogen und anderweitig verwendet. Auch in Träumen wird ein Teil der immensen Lebenskraft, die in Vielen schlummert, auf fortgeschrittene Adepten übertragen und von diesen umgewandelt. Das, was auf den inneren Ebenen geschieht, wird überdies Teil des kollektiven Bewusstseins und kann sich, ähnlich wie ein Ferment, ausbreiten.

Ohne energetische Kraft, ohne Magnetismus, ist Magie undenkbar. Die Mondpriesterin in der Erzählung von Dion Fortune erklärt einem Adepten, sie ziehe seinen ‚Magnetismus' an sich, um ihren eigenen zu verstärken und gleichzeitig seine ausgeprägte Vitalität zu bremsen. „Mit dem, was ich an Energie von dir abziehe, baue ich meine ‚magische Persönlichkeit' auf und realisiere sie zu meiner Vorstellung hin. Die eigene Vitalität reicht nur für die eigene normale Persönlichkeit; wenn man also eine magische Persönlichkeit aufbauen will, muss man sich Energie von jemand anderem borgen" (S.204).

Intensive Gefühle, die zwischen Geistlehrern und ihren Schüler fließen, werden gleichfalls in Energien verwandelt und für magisch-mystische Zwecke nutzbar gemacht. Ein Kanal wird geschaffen, damit die Energie fließen kann, wobei starke Gefühle eine ausgezeichnete Quelle der Energie sind. Die Kräfte werden in Magie und Mystik auf höherer Ebene umgewandelt.

Visualisations-Übungen mit dem Ziel, die persönliche Situation zu verbessern und sich zu bereichern, sind nach Auffassung von J. Wandel verbotenes Terrain, denn dadurch werden Wünsche fixiert. Übungen dieser Art ziehen Wesen der Astralwelt an, die zwar die Wunscherfüllung unterstützen, jedoch auch ihren Tribut fordern, indem sie die Lebenskraft des Betreffenden anzapfen. Er hat sich an die ‚linken Mächte' verkauft und muss mit depressiven Episoden sowie Schicksalsschlägen rechnen (vgl.: Die Religion der Zukunft, S.27f.).

Ein Mensch, der emotional und spirituell erwacht ist, öffnet seine Aura und wird durchlässiger für Einflüsse von innen und außen, auch für die Energien anderer Personen. Ein intensiver Austausch wird vor allem dann möglich, wenn beide Partner auf die gleiche ‚Wellenlänge' eingestellt ist. Sofern jemand gleichgültig bleibt oder ihm die inneren Vorgänge nicht bewusst sind, erfolgt keine Reaktion und ein direkter Austausch findet nicht statt. Bei unerwünschten Verbindungen kann dies durchaus ein Vorteil sein.

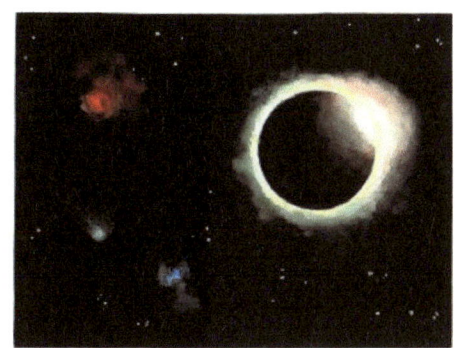

Initiation und Erkenntnis

Initiation: Die Stufen der Erkenntnis

„Einweihung bedeutet, bewusst zu werden."
Elisabeth Haich

Initiation und Krise

Eine Einweihung kann auf vielfältige und verborgene Weise stattfinden. Das Initiationsgeschehen führt dem Probanden die Begrenztheit und Relativität der irdischen Existenz durch eindrucksvolle Impulse von innen vor Augen. Er erkennt, dass es außerhalb der im bekannten Wirklichkeit Kräfte und Ereignisse gibt, für die er zwar keine Erklärung hat, die aber dennoch in beeindruckender Form auf ihn einwirken, so dass an ihrer Existenz kein Zweifel aufkommt.

Geistige Lehrer nehmen während der Initiation Einfluss auf die Psyche des Kandidaten und übermitteln ihm neue Einsichten, mit denen sie ihn gleichzeitig an sich binden. Dem Schüler wird selten sofort bewusst, was mit ihm geschieht, doch dem Drängen eines eingepflanzten Impulses kann er sich auf Dauer nicht entziehen. Er fühlt sich innerlich angetrieben, voranzukommen und seinen Horizont zu erweitern. Freiwillig würde er die damit verbundenen Mühen wohl kaum auf sich nehmen.

Der Initiationsimpuls gibt dem Leben eine neue Richtung und weckt die Bereitschaft zur Veränderung. Er führt den Kandidaten aus der passiven Lebenseinstellung hinaus. Auch wird er hinfort nicht mehr in einer spontanen, unkontrollierten Weise von seinen Emotionen gesteuert. Seine Handlungsweise stimmt immer mehr mit den Gesetzmäßigkeiten des Lebens überein.

Intuitives Wissen wird zwar gefördert, nicht jedoch irrationale Phantastereien ohne Sinn und Verstand. Eine ausreichende Selbstdisziplin ist die Voraussetzung dafür, mit Hindernissen und Schwierigkeiten fertig zu werden. Die allgemeine Lebensführung und Handlungsweisen sollten keinen Anlass zur Kritik geben. Alles Denken und Tun sollte sich in Übereinstimmung mit Grundsätzen befinden, die als richtig und sinnvoll erkannt wurden.

Auch Selbsteinweihungen sind möglich. Sie werden gemeinhin nicht empfohlen, denn sie setzen eine Intensität des Erlebens voraus, die nur in seltenen Fällen aufgebracht wird. Fehlt diese, wird eine harmlose Farce daraus. Oder die feinstofflichen Kanäle öffnen sich für unbekannte Kräfte, was ohne ausreichende Vorbereitung verheerende Folgen haben kann. Geistige Verwirrung, Depressionen, psychotische Schübe, psychosomatische Erkrankungen u.a. können daraus entstehen. Aus diesen Gründen ist vom Versuch einer Selbsteinweihung ohne ausreichende Vorkenntnisse grundsätzlich abzusehen.

Den schizophrenen Prozess vergleicht R.D. Laing mit einer Initiationszeremonie, in der die Probanden durch drei Phasen geführt werden:

◙ Dem mystischen Tod folgt der
◙ Ausflug in eine andere Welt, worauf am Ende der Reise
◘ eine Wiedergeburt zurück in die Gegenwart steht.

„Sowohl auf seiten des Betroffenen als auch in therapeutischen Kontexten gibt es nur mangelhafte Kenntnis über diese Bewusstseinsbereiche. So muss der Betroffene diese ‚Reise' in der Regel alleine und verlassen von einem verständnislosen Umfeld antreten. Die Erfahrungen innerhalb des inneren Raumes selbst halten Schrecken, Verwirrungen, Schimären und Möglichkeiten des Scheiterns bereit" (S.114f.).

Es gehört zum Wesen des krisenhaften des Erlebens, dass die vom Ich aufgerichtete Trennung zwischen innen und außen, zwischen Psyche und Materie, teilweise verschwindet. Zunächst zeigt diese archetypische Erfahrung allerdings „fast ausschließlich seine ver-schlingenden und zerstörerischen Qualitäten, so dass die Seinserfah-rung darin sozusagen mit untergeht", berichtet der Psychotherapeut V. Aderhold. „In den Momenten jedoch, in denen die Ich-Auflösung noch wenig fortgeschritten ist oder die Ich-Restitution schon wieder erfolgt ist, kann dieses Ich die tiefe Verbundenheit mit dem Weltfeld erleben und vielleicht sogar ein einheitliches Gestaltungsprinzip, das in seinem SELBST und in der Welt wirksam vorhanden ist, erken-nen" (in: A. Finzen, S.171f.).

Der archetypische Erneuerungsprozess in der Krise hat große Ähn-lichkeit mit den Einweihungsritualen, die ein Initiand Schritt für schritt bestehen muss:

◙ Abstieg in die Unterwelt;

◙ Himmelsreise und Höllenfahrt;

◙ Apokalypse und Jüngstes Gericht;

◙ Kreuzigung oder ‚Feuertaufe';

◙ Martyrium und mystischer Tod, (dazu gehört die Vorstellung, verschlungen zu werden oder die Zerstückelung im Bauch eines mythischen Ungeheuers);

◙ die Rückkehr zu den Ahnen und das Erlernen einer neuen Spra-che. Zuletzt folgt

◙ die Auferstehung und die Apotheose (die Einswerdung mit dem Göttlichen), die das Ende des Einweihungsrituals anzeigt.

◙ Die ‚heilige Hochzeit' ist der krönende Abschluss, die Vereini-gung der Gegensätze, die einen Erneuerungs- und Verjüngungspro-zess in Gang setzt.

Auf die erste große Initiation muss der Kandidat gut vorbereitet sein, sonst wird er sie nicht heil überstehen, warnt G.S. Arundale (S.57f.). Ein feinstofflicher Körper, bei Arundale als ‚Kausalkörper' bezeichnet, kann geschädigt werden und zerbrechen, wenn der Druck zu groß wird. Dieser Körper ist im Normalfall eine Stütze, die den Menschen begleitet und stärkt. „Bei der ersten großen Initiation sprengt sozusagen eine Bombe den Kausalkörper, und danach hast du nie wieder denselben Kausalkörper wie zuvor. Der Kausalkörper des Schülers im Vorstadium der Initiation ist reichlich starr, und wenn er in Stücke zerbrochen ist und du von den buddhistischen E-benen wieder in den Kausalkörper hinunter kommst, bildet sich ein neuer um dich herum. Später merkst du, dass er besser ist als der, den du vorher hattest, viel fließender, dynamischer, freier" (S.62f.).

Die folgenden Initiationen führen den Adepten zu Kreuzigung und Wiederauferstehung; er steigt in die Hölle hinab und fährt in den Himmel auf.

Er hört auf, ein Sklave seiner Gefühle zu sein, d.h. weder Ärger, Zorn oder Freude ziehen ihn zukünftig in ihren Bann. Das Gebundensein an Gefühle jeglicher Art soll durch das Initiationsgeschehen überwunden werden, denn eine nicht überwundene Bereitschaft zum Ärger oder Hass wird den Probanden in den höllischen Regionen festhalten.

Abstieg in die Unterwelt

Als Voraussetzung für eine Initiation werden die Schattenseiten des persönlichen Unterbewusstseins ausgeleuchtet, um Blockaden zu erkennen und aufzulösen. Der Kandidat, der den Drahtseilakt einer großen Initiation überstehen will, benötigt vor allem innere Harmonie und Ausgeglichenheit, um ohne Furcht den schockierenden Erlebnissen und aufwühlenden neuen Erkenntnissen standhalten zu können.

Das Sinnbild für die erste Initiationserfahrung ist eine Treppe, die in einen Keller hinabführt. Die ‚Tore der eigenen Unterwelt' beginnen sich zu öffnen. Zu Beginn der Einweihungszeremonie steigt der Kandidat mit seinem Bewusstsein in die tiefste Sphäre der Schöpfung hinab, denn er muss die dort herrschenden Kräfte erleben und meistern, wie E. Haich berichtet (S.328).

Dies ist die erste Prüfung. Wenn er sie bestanden hat, steigt der Proband um einen Grad höher, um auch diese Ebene zu überwinden. Damit hat er die zweite Prüfung hinter sich gebracht. Ihn erwarten immer neue Hindernisse, bis er das Ziel, die siebte Stufe, erreicht. Dort erwartet ihn eine Auferstehung, eine Erleuchtung.

Gelingt es dem Kandidaten, alle Prüfungen mit Erfolg zu durchlaufen, ist er zum Eingeweihten geworden. Die Gefahr, den Anforderungen nicht gewachsen zu sein und während der Einweihung zu sterben, ist immer vorhanden. Sobald die bisherigen Schutz- und Verdrängungsmechanismen versagen, nehmen bei vielen Zweifel und Ängste überhand. Ein chaotisches Innenleben beansprucht einen Großteil ihrer Aufmerksamkeit, während Stoffwechsel und Kreislauf auf Hochtouren laufen.

Schamanen haben während ihrer Einweihung in der ‚nichtalltäglichen Wirklichkeit' unsägliche Torturen zu überstehen. In schaurlich anmutenden Zeremonien wird der Novize rituell geopfert und sein Körper wird zerstückelt. In drastischen Bildern wird beschrieben, wie der zerstückelte Körper des Probanden in einem Kessel gekocht und später wieder zusammengesetzt wird. Der Kopf wird auf einem Amboss geschmiedet und dgl. mehr. Anschließend erwacht der Schamane und fühlt sich anschließend wie neu belebt (vgl.: N. Drury, S.50).

Von dem Einweihungsritual bringt der Schamane außerordentliche Fähigkeiten mit. Er ist nun imstande, Krankheiten zu heilen und zugunsten seiner Gemeinde Fürsprache bei den Göttern einzulegen. Fortan ist er befähigt, in der physischen Welt Veränderungen zu bewirken, die der Gemeinschaft zugute kommen. Auch kann er mit den geistigen Augen ‚sehen', versteht die Sprache der Pflanzen und kann Reisen in die nichtalltägliche Wirklichkeit unternehmen.

Viele Probanden befürchten, verrückt zu werden oder stehen Todesängste aus, dieweil ihr Innenleben sie stetig auf Trab hält. Sie reagieren dünnhäutig und sensibel. Eine Überempfindlichkeit gegen äußere Reize löst ein starkes Bedürfnis nach Rückzug aus. Sie leiden unter Ich-Schwäche und mangelnder Willenskraft. In einigen Fällen kehren diese Funktionen erst nach Jahren zurück, nachdem sich die psychische Struktur auf subtile Weise umorganisiert hat.

Bei Initiationen werden unsichtbare Mächte wirksam, die in Zeiten psychischer Störungen keinesfalls angerufen werden sollten, warnt D. Fortune (in: Selbstverteidigung mit PSI, S.222). Ihr Einfluss intensiviert den jeweiligen Seelenzustand und lässt den Schleier noch durchlässiger werden. Der innere ‚Wirbelsturm' dauert oft über mehrere Wochen an und mündet im mystischen ‚Nichts', in dem alle Gegensätze und Grenzen aufgehoben scheinen.

Mit den Mächten der Unterwelt zu ringen, erzeugt Schmerzen und traumatische Zustände. Panikattacken und Angstzustände begleiten den Prozess. Um gegen die ‚Dämonen der Unterwelt' anzukommen ist es ratsam, das Ich zu stabilisieren, denn die verborgenen dunklen Seiten in der Seele kommen an die Oberfläche.

In dieser Phase ist die ‚Unterscheidung der Geister' von enormer Bedeutung. Auf dem spirituellen Pfad ist es notwendig, dunkle Energieausstrahlungen als solche zu erkennen und der geheimen Anziehungskraft, die dunkle Kräfte ausüben, zu widerstehen. Unheilvolle Impulse müssen von positiven Einflüssen unterschieden werden.

In krisenhaften Zeiten ist es wichtig, sich auf die Unterstützung der inneren Seelenkräfte verlassen zu können. Auch wenn die Grenzen des Erträglichen manchmal erreicht werden, wird der Proband doch von unsichtbaren Kräften unterstützt. Sofern der Kampf einen glücklichen Ausgang nimmt, werden unheilvolle Prägungen in der Psyche beseitigt, ohne dass die Individualität verloren geht. Eine spirituelle Transformation findet statt.

Die Wahrnehmung erweitert sich, sobald die schützenden Mauern durchlässiger werden. Botschaften aus anderen Ebenen des Bewusstseins fließen dem Betreffenden zu. Neben den alltäglichen Sinneswahrnehmungen öffnet sich ein weiterer ‚Informationskanal'. Das

Dritte Auge, das als Organ des Hellsehens gilt, wird aktiv. Plötzlich machen sich Lichterscheinungen und auch dunkle Schatten bemerkbar.

Auch A. Besant beschreibt eine Einweihung in die Mysterien als Erweiterung des Bewusstseins. Der Adept erlebt das rituelle Geschehen außerhalb seines physischen Körpers in der Gegenwart einer Schar von Meistern, berichtet die Autorin, die dabei auf eigene Erfahrungen zurückblickt. „Die Folge ist, dass der Mensch sich einer neuen Welt bewusst wird, gerade als ob ein starker neuer Sinn in ihm geboren wäre, der eine neue Welt in ihm eröffnet" (in: Initiation, S.119f.).

Dem Adepten werden neue Erlebnishorizonte zugänglich, von denen er vorher nicht zu träumen wagte, so als seien ihm plötzlich die Augen geöffnet worden. Er erlebt eine neue Art der Bewusstheit, denn er sieht nun Dinge, für die er bisher blind war. Das Bewusstsein erweitert sich und die geistige Welt, in der Wahrheiten durch unmittelbares Begreifen und Schauen erkannt werden, öffnet sich ihm. „Sind die Augen des Geistes geöffnet, wird unmittelbare Erkenntnis gewonnen, da die Erkenntnis intuitiv ist, nicht mehr intellektuell."

Eine Initiationskrise kann sich in einigen Fällen nach wenigen Jahren in abgewandelter Form wiederholen. Die Reisen durch die Unterwelt, von denen Psychotiker und Schamanen gleichermaßen berichten, erschüttern das Ich und stärken es zugleich. Ein neues Ordnungssystem entsteht, um die verwirrte Psyche zu stützen. Ziel ist das Erreichen einer neuen Stufe des Bewusstseins, eine Ganzwerdung des zuvor zerstückelten Egos.

Himmel und Hölle

Die Schrecken der Hölle und paradiesische Zustände sind häufige Erfahrungen unter psychedelischer Drogeneinwirkung, über die u.a. A. Huxley berichtet. Erlebnisse dieser Art gehören unter gewissen

Umständen zum Erfahrungsbereich aller Menschen. Vor allem in akuten psychotischen Schüben spielen sie eine Rolle. Auch schamanisch Reisende berichten von phantastischen Abenteuern, zu denen auch Höllenerfahrungen und himmlische Begegnungen gehören.

Die alten Ägypter glaubten an einen Feuersee, dessen Glut - aus einer Mischung aus Feuer und Wasser bestehend - die Verdammten vernichtete, während seine Wasser die Seligen erquickte, erzählt H. Kalweit (in: Liebe und Tod, S.69f.). In welcher Weise eine Seele den Feuersee erlebte, war von der Art des individuellen Bewusstseins abhängig. Aufbrausende und wütende Seelen, die von ihren unbeherrschten Gefühlen umher getrieben wurden, sahen lodernde Flammen und verspürten eine unerträgliche Hitze. Die Besonnenen dagegen schauten eine blaue Lichtquelle, die eine angenehme Wärme ausstrahlte.

Der Schutz des physischen Körpers, der die überschäumenden Emotionen mildern könnte, ist in der jenseitigen Welt nicht mehr vorhanden, wodurch jähzornige, in Aufruhr befindliche Seelen wahrhaft ,höllische Zustände' ertragen müssen. Da das Seelenbewusstsein ausschließlich aus Emotionen und Ideen besteht, vereinigt es sich leicht mit anderen Seelen, die sich auf einer ähnlichen Schwingungsebene befinden und den jeweiligen Zustand noch zusätzlich verstärken.

Die Materiewelt erlaubt unter normalen Bedingungen keine endlosen Höhenflüge und hält die schweifende Phantasie in Grenzen. Die festen Strukturen von Raum, Zeit und Materie helfen dem Bewusstsein, sich auf den gegenwärtigen Zeitpunkt zu konzentrieren. Himmel und Hölle sind Darstellungen psychologischer Zustände in metaphorischer Form. Die stofflichen Bedingungen, die in der Materie für Realitätssinn sorgen, fallen im psychischen Bereich weg und können daher über negative Auswüchse keine Kontrolle mehr ausüben. Die Himmels- und Höllenreise wird zu einer Fata Morgana der eigenen Gefühlswelten.

Jeder Mensch ist in Kontakt mit Höllenwesen und lichtvollen Wesenheiten, schreibt E. Swedenborg (S.387). Je nach seinen Vorlieben und Neigungen sei er mehr mit dem Himmel oder der Hölle verbunden. Der Grundsatz: *Gleiches zieht Gleiches an*, komme hier zur Geltung. „Bei jedem Menschen sind gute und böse Geister gegenwärtig: durch die guten Geister hat der Mensch Kontakt mit dem Himmel und durch die bösen mit der Hölle. Diese Geister existieren in der Geisterwelt, die in der Mitte zwischen Himmel und Hölle liegt" (S.167). Die Höllenwesen sind nach Auffassung von Swedenborg in Selbstsucht und Selbstliebe verstrickt.

Der freie Wille des Menschen entscheidet darüber, welcher Seite er sich zuwendet. Wenn destruktive Neigungen vorherrschen, dann zieht er entsprechende Wesenheiten an, die ihn darin bestärken, seinen fatalen Vorlieben nachzugehen. Durch die Geistwesen wird dem Individuum die Neigung zu dunklen Mächten oder zur Lichtebene eingeflößt, doch es bleibt die Wahl jedes Einzelnen, sich für die lichte Seite zu entscheiden und die dunkle zu verwerfen.

Himmel und Hölle sind nicht für jeden von gleicher Art, denn in beiden Regionen herrschen große Unterschiede. Niemand leidet unter denselben Höllenerfahrungen oder erfreut sich derselben himmlischen Zustände, genauso wenig, wie es Menschen gibt, die einem anderen aufs Haar gleichen.

Eine Person, die an psychischer Desorganisation leidet, gerät leicht in einen desolaten Zustand, der sie an die dunklen Regionen bindet, da sie es nicht schafft, ihnen zu entkommen. Das Reich der Halluzinationen hält sie fest mit all seinen Verstrickungen. Da ihre individuellen Vorstellungen beschränkt und von subjektiven Vorstellungen geprägt sind, wird sie eine entsprechend subjektiv verzerrte Welt wahrnehmen.

Die Phantasien psychotischer Patienten kreisen häufig um Besuche in mythologischen Sphären, um Visionen von paradiesischen Gefilden sowie göttlichen und dämonischen Erscheinungen in Himmeln und Höllen. Für Psychiater handelt es sich bei solchen Berichten lediglich um Produkte einer kranken Einbildung. Pathologische Vorgänge unbekannten Ursprungs finden angeblich statt, deren Ursache man noch nicht begriffen hat.

„Auch wenn akademische Kreise diese Sicht oft als wissenschaftliche Tatsache präsentieren, die klar auf der Hand liegt, handelt es sich hier in Wirklichkeit um eine höchst unplausible Behauptung", wendet der Psychiater und Wissenschaftler St. Grof ein. „In Wirklichkeit ist es unvorstellbar, dass das reiche Panoptikum an ästhetisch exquisiten Bildern und faszinierenden philosophischen Gedanken, das für die Erfahrungen dieser Patienten typisch ist, durch pathologische Prozesse hervorgerufen wird." (in: Impossible, S.342). Die Qualität der Informationen, die mythologische Zusammenhänge betreffen, geht oft weit über den Bildungshorizont der betreffenden Personen hinaus.

Die Offenbarungen und Einsichten, die derartige Erlebnisse vermitteln, weisen erstaunliche Ähnlichkeiten mit den spirituellen Traditionen des Ostens und Westens auf. Bereits C.G. Jung hat nachgewiesen, dass dabei Elemente aus der Mythologie zahlreicher verschiedener Kulturen widergespiegelt werden, die zum Teil das Wissen der jeweiligen Personen weit übersteigen. Die Erfahrungen entstammen dem kollektiven Unbewussten und vermitteln tiefe Einsichten in die Weltanschauung verschiedener Kulturen.

„In diesen Zuständen können wir persönlich einen direkten Zugang zur archetypischen Welt der Götter, Dämonen, legendären Helden, zu übernatürlichen Wesenheiten und zur inneren Führung im kollektiven Unbewussten bekommen", erklärt Grof. Weitreichende persönliche Erfahrungen in phantastischen Landschaften und jenseitigen Reichen helfen zu begreifen, *„dass die Bilder des Kosmos, die wir in vorindustriellen Gesellschaften finden, nicht auf Aberglaube oder primitivem ‚magischen Denken' beruhen, sondern auf unmittelbaren Erlebnissen mit anderen Wirklichkeiten"* (S.343).

Das Verhältnis zwischen Gut und Böse, Himmel und Hölle, Gott und Teufel beschäftigt die Phantasie psychotischer Menschen in besonderem Maße, und dies vor dem Hintergrund persönlicher abgründiger Erfahrungen. Deutlich wird „die ursprüngliche Zusammengehörigkeit empfunden: Luzifer gilt etwa als himmlische Lichtgestalt, als ursprünglicher gottgesandter Lichtträger, dessen Erscheinung immer noch etwas von seiner göttlichen Herkunft verrät. Darüber hinaus kann die ganze Welt einschließlich ihrer dämonischen Abgründe und Repräsentanten als gute Schöpfung Gottes gedeutet werden. Gott, so ist immer wieder zu hören, ist und umfasst alles, selbst die Hölle" (in: R. Mundhenk, S.135).

Einige schizophrene Patienten sind davon überzeugt, sich tatsächlich in einer Art Hölle aufzuhalten. Die roten Vorhänge auf der Krankenstation werden als ‚Höllenflammen' gesehen, überall lauern dämonische Mächte, die ihnen schaden wollen. Ein Patient erblickt auf dem Weg in die Stadt plötzlich vor sich das ‚Tor zur Hölle'. Die Passanten werden als dämonische Gestalten entlarvt. Die Hölle scheint allgegenwärtig, denn das Heimtückische besteht darin, dass sie sich als Normalität tarnt.

Andere Patienten verstehen sich als Gegenspieler Gottes, als Antichrist, dessen Los es sei, Christus und Gott zu bekämpfen. Oder sie halten sich selbst für den Teufel in Menschengestalt. Sie sind von der Vorstellung besessen, mit satanischen Mächten in Bunde zu stehen oder selbst Satan zu sein und verwünschen alles Göttliche. Zudem sind sie davon überzeugt, an der dunklen Macht teilzuhaben. (Ähnliches behauptete auch Aleister Crowley einst von sich, als er sich für den leibhaftigen Teufel hielt und sich *The Beast* (die Bestie) nannte.)

Tatsächlich sind einige Patienten davon überzeugt, *alle* Menschen seien Teufel. Sie behaupten, dass sich hinter der menschlichen Fassade ein Dämon oder der Teufel selbst verbirgt. Die ganze Welt wird dämonisiert und die Umwelt als getarnte Hölle betrachtet (vgl.: R. Mundhenk, S.134).

Viele Mystiker erzählen von Begebenheiten, in denen sie in die Hölle geführt wurden, um deren Macht und Wirkung am eigenen Leibe zu erfahren. Dabei scheint es sich um eine Art Rundgang durch die Unterwelt zu handeln, nach deren Anschluss der Eingeweihte um eine Erfahrung reicher ist. Sicherlich dient die Höllenerfahrung darüber hinaus zur Abschreckung, um etwaigen zukünftigen Freveln vorzubeugen.

In Dantes ‚Göttlicher Komödie' werden Höllenfahrten beschrieben, die sich bei eingehender Betrachtung als Reisen durchs Fegefeuer erweisen. Die Hölle wird zum Purgatorium, in dem die Seele der Sünder letztendlich erkennt, dass sie nicht endlose Schmerzen erleiden muss. Zuletzt entsteigt sie geläutert dem Fegefeuer und erhebt sich in lichtere Gefilde.

Der Abstieg in die Unterwelt bzw. die Höllenfahrt ist Teil der Entwicklung, die den Probanden auf eine harte Probe stellt. Der Mythos des Hinabsteigens in die Unterwelt birgt ein tiefes esoterisches Geheimnis. Dies zu erfahren gehört zu den größten Erlebnissen des okkulten Weges. Er ist Teil des Initiationsgeschehens. Der Adept wird gewissen schädlichen Einwirkungen ausgesetzt, damit er sie überwinden und dadurch Kraft gewinnen kann.

Ein Symbol des Hinabsteigens in die Unterwelt ist das mythische Labyrinth. Doch in einem solchen Labyrinth kann sich niemand ohne einen Ariadnefaden orientieren. Wer einmal ohne einen solchen in die tiefen Schichten seines Wesens hinabgestiegen ist, begibt sich in die Gefahr, nicht mehr zurückzufinden.

Die Voraussetzung für Prüfungen auf dem geistigen Pfad ist ein stabiler, fester Charakter. Würde ein verwirrter, von Emotionen getriebener Mensch diesen Weg beschreiten, „ginge er in den Regionen des Hades rettungslos in den Wildwassern des Bewusstseins unter. Denn an jenem Punkt, wo sich astrale Schwäche oder Unwissenheit in ihm zeigen, wird der Boden unter seinen Füßen nachgeben, und er bricht in den tiefen Morast ein. Das Schlinggewächs ungeklärter Gefühle und Begriffe aber wird seine Seele, seinen Geist umklammern, ihn hinabzerren und gefangen halten", erklärt R. Steiner (in: Individuelle Geistwesen..., S.62). Die Prüfungen, denen die Probanden unterworfen werden, enthüllen ihren Charakter, ihre Willenskraft und ihren moralischen Entwicklungsstand.

Ein Kandidat, der den Prüfungsanforderungen nicht gewachsen ist, verliert leicht den Verstand und versinkt in der Hölle seiner selbsterzeugten Horrorvisionen. Um den Ansturm der Prüfungen zu überstehen, ist das innere Gleichgewicht von ausschlaggebender Bedeutung. Alle noch vorhandenen Zweifel und Ängste werden auf die Psyche zurückgeworfen und reflektiert wie in einem Spiegel. Das Seelenlicht verdunkelt sich; das klare Denken wird verwirrt, wenn inneres Chaos vorherrscht.

Am Ende des beschwerlichen Weges durch das Tal der Finsternis warten auf den Adepten die Auferstehung und der Sonnenaufgang eines neuen Morgens. Die Theosophin A. Besant erzählt, nach der Zeit des Leidens, der Finsternis und Verlassenheit folgt auf die vierte Einweihung die Auferstehung und Himmelfahrt (vgl.: Initiation, S.133). Zu diesem Zeitpunkt erlischt jeder äußere Wunsch und auch das Empfinden, in irgendeiner Weise ein ‚Ich' zu haben, ist nicht mehr vorhanden.

Wer mit sich und der Welt hadert, wer hasserfüllt durchs Leben geht und sein Herz verschließt, zieht dunkle Geistwesen an und wird empfänglich für schwarzmagische Einflüsse. Die daraus resultierenden leidvollen Erfahrungen können unter Umständen hilfreich sein, um die Lebenseinstellung und Weltanschauung zu verändern. Negative Ereignisse werden somit als Bewährungsprobe aufgefasst, die geeignet ist, notwendige Reifungsschritte zu vollziehen.

Bei psychotischen Menschen haben sich die schöpferische Phantasie und die Welt der Triebe in eine gefährliche Anarchie weitgehend unbewusster Reize und Impulse verwandelt. Irregeleitete Vorstellungen, die der Kontrolle entglitten sind, prägen das Bild. Die ‚Krankheit mit hundert Gesichtern', wie Schizophrenie auch genannt wird, produziert nervöse Störungen und Verfolgungsängste, sofern auf ihre Warnsignale hin keine angemessene Reaktion erfolgt. Sie wird mit der Zeit immer fordernder; ihre Drohungen werden immer konkreter, solange die zugrunde liegende Problematik ignoriert wird.

Die Materie vermittelt einen festen Bezugsrahmen und ist damit eine Stütze, um das umherirrende Bewusstsein einzufangen und zu konzentrieren. Jemand, der in der Materiewelt Gedankenkontrolle lernt, wird sich auch im körperlosen Zustand kontrollieren können, denn gerade in der Geist-Dimension ist dies besonders wichtig, da Individuen dort reine Gedankenwesen sind, erklärt H. Kalweit (S.234). Um sich nicht rettungslos zu verirren, sind Gedankenkontrolle und Gedankenstille eine unabdingbare Notwendigkeit im feinstofflichen Bereich.

Allein die Schwingung bestimmt in der feinstofflichen Welt, auf welcher Ebene sich eine Seele aufhält, erklärt R. Schache. „Extrem niedrig schwingende Formen können sich nicht in einer hochschwingenden Umgebung aufhalten" (S.248). Umgekehrt fühlt sich Bewusstsein, das einer hohen Schwingungsebene entspricht, nicht lange in einer Umgebung mit niedriger Schwingungsfrequenz wohl. Auf den Ebenen mit höherer Schwingung sammeln sich feinstoffliche Wesen, die als ‚Engel' angesehen werden. Dort fühlt sich die reine Seele ‚wie im Himmel'. Die Bereiche mit niedriger Schwingung sind Orte, die man umgangssprachlich und aus christlicher Sicht als ‚Hölle' bezeichnet.

Berichte über die Abenteuer des Seelenbewusstseins werden gemeinhin von Ärzten, Psychologen und leider häufig auch von Theologen als primitiver Aberglaube, als kollektive Psychopathologie, abgetan, anstatt sie als Beschreibungen außergewöhnlicher Bewusstseinszustände anzuerkennen, kritisieren St. und Chr. Grof. Doch die moderne Bewusstseinsforschung deutet darauf hin, dass die westliche Wissenschaft in ihrer Beurteilung zu voreilig war. „Seit langem ist bekannt, dass Schizophrenie mit akuten Schüben oder chronischen Psychosen tiefe Erlebnisse religiöser oder mystischer Art beschreiben, die den Schilderungen in der eschatologischen Literatur sehr ähnlich sind. Solche Erfahrungen umfassen Begegnungen mit Dämonen, unmenschliche Höllenqualen, Szenen des Göttlichen Gerichts oder, umgekehrt, Begegnungen mit Heiligen, Engeln, Geistführern und anderen himmlischen Wesen, selbst das Einswerden mit Gott" (in: Jenseits des Todes, S.24).

Die Arbeit mit Schizophrenen hat etliche westliche Psychiater mittlerweile dazu veranlasst, religiöse Inhalte nicht mehr rundweg als Einbildung oder Aberglauben abzutun. Der mystischen Anschauung zufolge existieren im Geistigen wie in der Materie unzählige Entwicklungsstufen und Welten. Vom Einzeller über das gesamte Pflanzen- und Tierreich bis hin zum Menschen existiert eine Kette von Lebewesen mit wachsendem Bewusstseinsvermögen und zunehmender Komplexität, Intelligenz und Schöpferkraft, wie es auch Darwin in seiner Evolutionstheorie in ähnlicher Weise dargestellt hat. Dazwischen existieren zahlreiche Verbindungsglieder und Stufen.

Ähnlich wie im Naturreich, das sich zu immer höheren und komplexeren Formen entwickelt, findet auch eine Entfaltung im Geistigen statt. Geistwesen befinden sich auf unterschiedlichen Entwicklungsstufen, die je nach begangenen Taten und individuellen Eigenschaften dasjenige erfahren, was man mit Glückseligkeit und ,Himmel' bzw. mit ,Hölle' und Pein bezeichnen kann.

Himmel und Hölle werden als veränderliche, energetische Daseinsbereiche beschrieben und die Wesen, die darin leben, als Energiewesen. Die jeweilige Umgebung ist Ausdruck der individuellen Vorstellungen der Seelen, die darin hausen. Die subjektive Welt kann Hölle oder Himmel sein, je nach den Überzeugungen und der Phantasie ihrer Bewohner.

Das Problem vieler Wissenschaftler liegt darin, dass sie davon ausgehen, Leben sei ausschließlich an organische Stoffe, an Materie, gebunden. Geist und Existenz sind aber keineswegs an organische Materie gebunden und sie gehen auch nicht unter, wenn der feste Stoff sich auflöst.

Zwischen den beiden Extremen Himmel und Hölle existieren viele Stufen und Bereiche des Seins, die einem Lebewesen aufgrund seiner geistigen oder seelischen Entwicklung zugänglich sind bzw. es ausschließen. Sie können als Bewusstseinszustände verstanden werden. Jedes Lebewesen macht Erfahrung in derjenigen Welt, die seinem Entwicklungsstand und seinen jeweiligen Aufgaben entspricht und ihm diejenigen Lernmöglichkeiten bietet, die sein Wachstum fördern. Eine allmähliche Verfeinerung und Vergeistigung des Bewusstseins eröffnet den Zugang zu immer feinstofflicheren und lichtvolleren Ebenen.

Kreuzigung oder ‚Feuertaufe'

Der Akt der Kreuzigung steht symbolisch für die Kreuzigung der niederen Aspekte der Persönlichkeit, für die Abtötung des irdischen Selbst, das sich dem Einfluss der höheren Geistwelt widersetzt. Der Schmerz, der mit dem Kreuz verbunden ist, bedeutet Opfer und Verzicht, die als notwendig erachtet werden, um zu wahrer Spiritualität zu gelangen. Bevor der Mensch nicht die Kreuzigung der niederen Elemente seines Wesens erlitten hat, kann er sich nicht weiterentwickeln, heißt es in der Ramala-Offenbarung. (Vgl.: Und ich sah einen neuen Himmel, S.104.)

Mystische Lehren gehen davon aus, dass in der Welt der Materie das verborgene höhere Selbst des Menschen gefangen ist. Da es den materiellen Gesetzen unterworfen und seiner Macht beraubt ist, kann es sich nicht offenbaren. Mit der Kreuzigung, die dem ‚niederen' Anteil des Menschen widerfährt, schüttelt das Individuum die Einschränkungen, Leiden, Unruhen und Prüfungen des physischen Lebens ab. Es befreit sich von den Begrenzungen der Materie und kehrt zu seinem Ursprung zurück. Die Kreuzigung ist somit der Schlüssel, der die Eingangspforte zur Auferstehung öffnet.

Die Erfahrung des Verzichts wird durch die Kreuzigung symbolisch veranschaulicht. In östlichen Religionen bedeutet es den weitgehenden Verzicht auf weltliche Positionen und Familie, ja selbst der Verzicht auf Leben, wenn dies für das höhere geistige Dasein als notwendig erachtet wird. Falls ein Anwärter diese Stufe erreicht, hat er für immer den Bannkreis der Persönlichkeit verlassen. Auch der feinstoffliche Kausalkörper wird zerbrochen und die Seele wird Teil der geistigen Welt.

Eine Umgestaltung aus eigener Anstrengung zu erzielen, ist so gut wie unmöglich, denn ein Einfluss aus geistigen Sphären ist notwendig, um die eigentliche Veränderung hervorzubringen. Die Kreuzigung, die auch als *Feuertaufe* aufgefasst werden kann, beinhaltet eine Stimulation der atomaren Struktur des physischen Körpers, die vor allem durch Schmerzen erreicht wird. Vormals getrennte Energieströme werden zusammengeschmolzen. Im Endeffekt findet eine Durchlichtung der Zellstruktur statt. [3]

Viele Psychiatriepatienten haben Visionen von der Kreuzigung Jesu und identifizieren sich in vollem Maß mit seinem Leiden. Durch die religiösen Bilder in ihrem Innern fühlen sie sich wie ein zweiter Christus, der einen Kampf gegen die Dunkelmächte ausficht. Sie befinden sich mitten in einem Erneuerungsprozess. Wie Christus sollen sie geopfert werden und wieder auferstehen. Das Ausmaß die-

---

[3] Durch die mit der Kreuzigung einhergehenden Veränderungen wird es den geistigen Mächten möglich, das Seelenbewusstsein des Probanden zu bannen. Die Schmerzempfindungen, die mit der Kreuzigung verbunden sind, erlauben es ihnen, auf geheimnisvolle Weise Einfluss auf das Nervensystem des menschlichen Organismus zu nehmen. Hierbei spielen energetische Prozesse eine Rolle, die noch weitgehend unbekannt sind.

ses Prozesses gibt ihnen das Gefühl, als stünden sie im Mittelpunkt von Ereignissen globaler und sogar kosmischer Bedeutung. Ihre Psyche wird zu einem Schlachtfeld, auf dem die hellen und dunklen Kräfte einen universalen Kampf austragen.

O.M. Aivanhov bemerkt in diesem Zusammenhang: Anstatt sich die Kreuzigung Jesu bildlich vor Augen zu führen, sollte es das Hauptanliegen von Gläubigen sein, an sich selbst zu arbeiten und sich zu einer geläuterten, lichtvollen Persönlichkeit zu wandeln „Auf die Auferstehung sollten sich diese Menschen konzentrieren, nicht mehr das Leiden sondern die Auferstehung anstreben. Das Leiden ist kein Ziel an sich" (vgl.: Die geometrischen Figuren, S.145).

Der Tod Christi am Kreuz und die Auferstehung aus dem Grab sind in den Grundzügen Teil eines geheimen Einweihungsrituals. Beim Vorgang der Kreuzigung werden die Mächte der Dualität gebunden, um den Probanden vor dem Abgleiten in niedere Gefilde zu bewahren. Neuartige Erkenntnisse werden ihm vermittelt, die ihn auf die Teilhabe an der geistigen Welt vorbereiten.

Die Kreuzigung wird auch als vierte Einweihung beschrieben, als der ‚große Verzicht', der für das höhere geistige Leben notwendig ist. Eine Zeit der Isolation kennzeichnet die vierte Einweihung, wie G.S. Arundale berichtet (S.148). Als Teil dieser Prüfung verliert der Kandidat jede Stütze und Hilfe und fühlt sich völlig allein gelassen.

Daraufhin folgt die fünfte Einweihung, symbolisiert durch die Auferstehung Jesu nach der Kreuzigung. Die Leiden und Qualen verwandeln sich im Innern des Menschen, wenn sein höheres Bewusstsein erweckt wird. Der Initiand erlebt die Auferstehung seines höheren Selbst und damit seine Erlösung. Doch die Auferstehung kann er nur dann erleben und in das geistige Leben eingehen, wenn er den Schmerz der Isolation und Kreuzigung überwunden hat.

Die nahende Apokalypse

Im Verlauf einer beginnenden schizophrenen Erkrankung tauchen häufig apokalyptische Motive auf. Manche Patienten glauben unbeirrbar an einen bevorstehenden Weltuntergang und fühlen sich verpflichtet, die Menschheit zu warnen. Gott hat sie für dieses Schicksal auserwählt und sie müssen diesem Ruf Folge leisten. Sie fühlen sich als Auserwählte Gottes, dessen Stimme sie vernehmen. In ihren Visionen erscheinen Engel und der gestirnten Himmel.

Ihre Zukunftsvisionen teilen sie mit etlichen religiösen Glaubensrichtungen. Mythisch-religiöse Erlösungsvorstellungen werden auf die gesamte Menschheit übertragen. Sie lediglich als ‚wahnhaft' zu etikettieren, würde dem Erleben in keiner Weise gerecht. Daneben hängen sie religiös gefärbten idealistischen Phantasien an, die ebenfalls Gedankengut einer Glaubensgemeinschaft sein könnten, wären sie nicht von absurden Ideen durchsetzt.

Viele erwarten in naher Zukunft schwere Erschütterungen, Krisen und Auseinandersetzungen, die dem Aufbau einer neuen und gerechteren Welt vorausgehen. „Nicht selten wird dann der Schizophrene zum Endzeitboten, zum Weltuntergangsprediger und apokalyptischen Kämpfer, der um der verheißenen Zukunft willen in schwere, lebensgefährliche Kämpfe verwickelt wird", berichtet R. Mundhenk (S.141).

Die Katastrophe des Weltuntergangs beschreibt eine alles umfassende Umwälzung des Daseins. Die gesamte Wirklichkeit, das Universum, der Himmel, alles wird in den Untergang gerissen. Nicht nur die Fundamente der individuellen Psyche geraten ins Wanken, selbst die Grundlagen des Universums beben unter dem Druck der anstürmenden Apokalypse.

Hinweise auf das drohende Weltende werden aus den täglichen Berichten im Fernsehen und aus anderen Medien entnommen und als Vorboten des Untergangs gewertet. Auch verschiedene andere Anzeichen scheinen ganz deutlich auf einen bevorstehenden Weltuntergang hinzuweisen, der entweder eine völlige Vernichtung nach sich zieht oder aber den Übergang in einen hoffnungsvollen Neubeginn einleitet.

Die Beschreibung der apokalyptischen Szenarien erinnert in vieler Hinsicht an die Schreckensbilder der biblischen Offenbarung. Katastrophen kosmischen Ausmaßes, Erdbeben, die Entwurzelung des Lebensbaumes, das Erlöschen der Sonne, Herabfallen der Sterne, etc. werden hautnah miterlebt. Es sind drastische Bilder, die auf eine radikale Veränderung hinweisen. Der individuelle Untergang wird mit dem Weltuntergang gleichgesetzt.

Analog zum biblisch-apokalyptischen Denken wird der Untergang als notwendiger Durchgang im Vorfeld der Errichtung einer ganz neuen Erde, eines paradiesischen Gottesreiches, verstanden. Das individuelle Schicksal ist mit dem Weltganzen verbunden. Der religiöse Anteil an den Weltuntergangsphantasien und der Reichtum apokalyptischer Bilder in den religiösen Traditionen erschwert eine ausschließlich pathologische Bewertung.

Die Apokalypse als Ausdruck der tiefgreifenden Umwandlung des gesamten Daseins wird häufig mit dem Tod in Verbindung gebracht, wobei der Tod als Symbol für die erlebte Zerstörung der bisherigen Lebenswelt begriffen wird. Die Erschütterung des Ich, die sich in der apokalyptischen Erfahrung spiegelt, ist allerdings keine ausreichende Erklärung für das Geschehen, meint R. Mundhenk (ebd.). Die Apokalypse sei in ihrem Gehalt ein tief religiöses Erlebnis. Sie sei ein bedeutsamer Teil des Initiationsgeschehens.

Tatsächlich wird als Höhepunkt einer Einweihungsprüfung ein apokalyptisches Szenario erlebt, wie es bspw. bei E. Haich beschrieben wird: „Es wird stockfinster, und mit ohrenbetäubendem Donner stürzen die Berge zusammen. Felsen und Steine fallen, die Erde öffnet sich, das vollkommene Chaos tobt um mich herum, nur ich stehe in diesem Weltuntergang felsenfest auf meinen Füßen…" (S.335f.).

Die Kandidatin lässt sich nicht in ihren Grundfesten erschüttern und widersteht dem alles verschlingenden Untergang. Als strahlende Siegerin geht sie aus dem tosenden Chaos hervor.

Häufig bildet der der Weltuntergang im Erleben von Schizophrenen nicht den Endpunkt, sondern einen Durchgang, einen Übergang zu etwas Neuem. Er ist begleitet von dem Jüngsten Gericht, das dem Anbrechen einer neuen Zeit vorausgeht. Ein neues Zeitalter, das ,Tausendjährige Reich' bricht an. Die Apokalypse, die manchmal mit dem Gefühl von Erstarrung und Tod einhergeht, wird zum fundamentalen Wandel, zur kosmischen Metamorphose, deren Ausgang und Ziel nur erahnt werden können.

Mystischer Tod und Auferstehung

Eine besonders eindrucksvolle schizophrene Erfahrung ist diejenige von Tod und Wiedergeburt. St. Grof sieht hier eine große Ähnlichkeit mit dramatischen Erlebnissen bei den Tempelmysterien und Initiationsriten der Vergangenheit. Menschen im westlichen Kulturkreis haben nach der Einnahme von LSD ebenfalls über tiefe mystische und religiöse Zustände in Verbindung mit eindrucksvollen Visionen berichtet. Dieses Phänomen macht deutlich, dass im menschlichen Unterbewusstsein offenbar eine ,Blaupause' für derartige Erfahrungen angelegt ist.

Immer dann, wenn eine tiefgreifende Veränderung kurz bevorsteht, tritt das Motiv des Todes als ihr Vorbote auf. Im Verlauf eines spirituellen Erwachens trifft der Proband häufig auf Bilder von Tod und Zerstörung der Welt. Die archetypischen Bilder haben die Funktion, Energien zu transformieren und geistige Prozesse in bildhafte Form zu kleiden. Wenn im Leben eines Menschen eine Transformation stattfindet, ist die Auflösung des alten Weltbildes der Vorbote einer fundamentalen Veränderung.

Bestandteil von spirituellen Krisen ist häufig die Konfrontation mit den Zyklen von Tod und Wiedergeburt. In vielen Traditionen spielt die Vorstellung vom ‚Sterben vor dem Sterben' eine entscheidende Rolle. Um eine Transformation zu ermöglichen, muss sich das bisherige Selbstbild verändern und auflösen. Extreme Turbulenzen, welche die tiefgreifenden Veränderungen in der Psyche begleiten, sorgen für viel Verwirrung. Das Gefühl von bevorstehender Auslöschung erstreckt sich auch auf die überindividuelle Ebene. Lebhafte Visionen von der Zerstörung allen Lebens auf der Erde oder sogar des Planeten selbst stellen sich ein. Sterne explodieren und das gesamte Universum ist in Chaos und Auflösung begriffen.

Das Todesmotiv ist auch ein zentrales Element im psychotischen Prozess. Die Auflösung alter Identifikationen steigert sich zur tödlichen Bedrohung und gipfelt in der Erfahrung des eigenen Todes. Das instabile Ich kann der grundlegenden Wandlung nicht standhalten und sieht sich mit Weltuntergangsphantasien konfrontiert. V. Aderhold berichtet: „Der Betroffene erlebt seine individuelle Vernichtung oder Opferung oftmals in der Vorstellung, ermordet, vergiftet oder anderweitig getötet zu werden. In bildnerischen Darstellungen werden oft Kreuzigung, Zerstückelung und Neuanordnung der Knochen dargestellt" (S.184f.). Auch halluzinatorische Selbsttötungsbefehle kommen vor, die zur fixen Idee, zum Zwang, ausarten können.

Das Erleben erinnert an die Martern während einer schamanischen Initiation. Der mit großer Angst einhergehenden Ich-Auflösung steht komplementär das Erleben ozeanischer Selbstentgrenzung gegenüber. Das Geschehen wird nicht durch den Zerfall des Ichs dominiert, sondern durch eine mystisch-transzendente Erfahrung.

Bei Erschöpfungszuständen, unter Stress und starken Schmerzen sowie bei schwerer Krankheit kommt es zu einer ‚Seelenablösung', die H. Kalweit mit einer Todeserfahrung gleichsetzt (S.45f.). In Zeiten der Ermüdung, der Entspannung, während meditativer Übungen sowie Geistesabwesenheit kommt es ebenfalls zu einer Seelenablösung. Voraussetzung hierfür ist ein Verlust der Ich-Kontrolle, eine vorübergehende Abwesenheit des Ich-Bewusstseins. Das Bewusstsein verschwimmt und weitet sich gleichzeitig aus.

Ein Gefühl der Zeitlosigkeit und räumlichen Unendlichkeit stellt sich ein. Manchmal beginnt der Raum, sich zu verzerren und zu schwanken. Die Materie scheint ihre feste Form zu verlieren. Einige Menschen berichten über einem ‚Panoramablick', der sie befähigt, Vergangenheit, Gegenwart und Zukunft wie auf einem Bild gemeinsam zu sehen. In derartigen Zuständen nimmt die Identität mit dem Körper ab und die Seele fühlt sich frei und schwerelos.

Manche Menschen haben in visionären Zuständen das Empfinden, in das Reich der Toten hinübergewechselt zu sein und unter den Geistern Verstorbener zu weilen. Das Pendant zum eigenen Tod ist ein Bild von der Zerstörung der Welt. Die Auflösung des alten Weltbildes repräsentiert den Tod des Alten, um den Weg für eine Erneuerung zu bahnen. Alte Strukturen sind in Auflösung begriffen im Interesse einer Entfaltung, die bislang unbekannte Bereiche der Erfahrung betrifft.

Der transformative Tod kommt gewöhnlich überraschend und ungebeten und oft höchst unwillkommen. Es handelt sich dabei um einen autonomen und archetypischen Prozess, der die Themen Geburt, Tod und Auferstehung durchläuft. In seinem Erfahrungsbericht erzählt ein Proband, wie eines Morgens eine dunkle Gestalt mit Kapuze vor ihm erscheint und ihn packt. Sie zieht ihn mit sich; jede Gegenwehr ist zwecklos. Er hat in diesem Augenblick die schreckliche Empfindung, zu sterben. Die Realität scheint vollständig verschwunden, dennoch ist er sich ihrer weiterhin bewusst. - Plötzlich kehrt er ins Diesseits zurück und stellt fest: Er ist am Leben!

Das seelische Ereignis, das die Tatsache der eigenen Sterblichkeit und den Ich-Tod symbolhaft darstellt, wird von manchen Erlebenden mit der äußeren Wirklichkeit verwechselt. Daraus entwickelt sich die überwältigende Angst, die Existenz der gesamten Welt sei bedroht.

Die Zerstörung, der Ich-Tod, geht der Wiedergeburt voraus. Diese Phase kann sich wie das Ende der Welt anfühlen. Die Empfindung einer überwältigenden Angst und einer bevorstehenden Katastrophe riesigen Ausmaßes kann äußerst nervenaufreibend sein.

„Diese Furcht bringt viele Leute dazu, sich dem Prozess in diesem Stadium zu widersetzen, was dazu führt, dass sie in diesem problematischen Gelände stecken bleiben", berichten Chr. und St. Grof. „Überwindet man die metaphysische Angst, der man an dieser wichtigen Kreuzung begegnet, und entscheidet sich, den Dingen ihren Lauf zu lassen, erfährt man die totale Auslöschung auf allen Ebenen – physische Zerstörung, emotionales Desaster, intellektuelle und philosophische Vernichtung, letztendliches moralisches Versagen und sogar die spirituelle Verdammnis." (In: Die stürmische Suche nach dem Selbst, S.217.) Alles das, was bisher im Leben wichtig und bedeutungsvoll erschien, ist zerstört worden.

Der Ausprägungsgrad ist unterschiedlich, er kann von einer abgemilderten Form bis zu einem höchst erschreckenden Verlauf reichen. Dabei spielen die jeweiligen Inhalte der individuellen Psyche eine Rolle sowie die persönlichen Reaktionen. Gewöhnlich sind derartige Erlebnisse – die im Großen und Ganzen viele Ähnlichkeiten aufweisen - weit weniger zerrüttend, als es den Anschein hat. Das Selbst strebt nach einer Erneuerung, die in Bildern von Wiedergeburt und Regeneration zum Ausdruck kommt.

In der Zeitspanne zwischen den Visionen von Tod und Zerstörung und ihre Wandlung und Erneuerung ist der Proband oft in Ängsten gefangen und fühlt sich isoliert. In dieser schwierigen Zeit, in der er vermehrt Akzeptanz und Verständnis benötigt, steht er meist allein da und findet sich von Fachleuten umgeben, die den Bewusstseinsprozess im Ansatz unterdrücken. Eine menschliche Beziehung, die auf Verständnis und Mitgefühl basiert, würde in den meisten Fällen weit besser wirken als ein Tranquilizer.

Extreme Formen visionärer Zustände zeigen den stattfindenden psychischen Prozess in einer Klarheit, die ihn verständlich werden lässt. Wer die apokalyptische Erfahrung heil übersteht, fühlt sich im Anschluss daran erlöst und befreit. Eine Welle positiver Emotionen und lichtvoller Visionen überfluten ihn, die ihn die vorangegangenen Schrecknisse vergessen lassen.

Auferstehung heißt, sich nach innen zu wenden und eine Ebene höheren Bewusstseins zu betreten. Die Aufmerksamkeit wird von der Sinnenwelt abgewendet, um ihre Anziehung zu verringern und das Bewusstsein der geistigen Welt anzunähern. Bei diesem Prozess ist die Mitwirkung geistiger Lehrer von entscheidender Bedeutung.

Die Entfaltung des inneren geistigen Lebens ist ein langsamer Vorgang, der sich ganz allmählich vollzieht. Während der Einweihung wird der Proband durch den Meister mit einer höheren geistigen E-nergie verbunden und eine Art ‚Neugeburt' findet statt.

Nach dem 'mystischen Tod' ist der innere Mensch von alten Anhaftungen befreit und wird geistig wiedergeboren. Ein Kampf zwischen dem inneren und äußeren Menschen hat stattgefunden, berichtet E. Swedenborg, denn das Egobewusstsein ist mit der materiellen Welt eng verbunden und verteidigt diese Bande.

Sobald ein Individuum sich endgültig gegen das niedere Dasein entschieden hat, „ist man dem inneren Menschen nach im Himmel und dem äußeren nach in der Welt, die Verbindung zwischen dem Himmel und dem Menschen ist wieder hergestellt... Durch die Wiedergeburt wird der Mensch von der niedrigsten Seelenregion, der natürlichen, in die höhere geistige, und durch diese in die höchste himmlische hinauf gehoben" (vgl.: M. Lamm, S.312f.). Swedenborg sieht in Christus ein Vorbild für eine Wiedergeburt des ‚wahren Menschen'. Der innere Christus im Menschen und nicht der historische Christus sei der wirkliche Erlöser.

Einweihung und ‚Kraftübertragung'

„Es gibt viele machtvolle Pfade und magische Korridore. Hüte dich
vor denen, die behaupten, es gäbe nur einen."
Mary Summer Rain

‚Wahre' und ‚falsche' Lehrer

Geistige Lehrer mit unterschiedlichsten Ambitionen bevölkern die spirituelle Landschaft. Manche von ihnen sind bestrebt, folgsame Schüler zu finden, die ihnen uneingeschränkt zu Willen sind und von denen sie unbedingten Gehorsam erwarten. Doch niemand ist gezwungen, einen bestimmten Weg einzuschlagen.

Der Unterschied zwischen einem ‚wahren' und einem ‚falschen' Meister wird bei O.M. Aivanhov dargelegt: „Ein falscher Meister wendet alle ihm verfügbaren Mittel an, um euch in seine Richtung zu zwingen. Ein wahrer Meister hingegen weiß, dass er keinem Geschöpf Gewalt antun darf. Er spricht zu euch, erklärt euch die Dinge und betet für euch, das ist alles. Wenn ihr die Hölle vorzieht, erklärt er euch, was dort auf euch wartet, aber er hält euch nicht zurück" (in: Was ist ein geistiger Meister? S.113).

Aivanhov macht auf sogenannte ‚Meister' aufmerksam, die nicht davor zurückschrecken, Zwangsmaßnahmen gegen ihre Jünger anzuwenden, sollten diese sich ihrer Autorität entziehen. Von außen ist nicht immer sogleich sichtbar, zu welchen Handlungen ein solcher ‚Meister' imstande ist.

Sobald ein Schüler in der Falle sitzt, wird es für ihn schwierig, daraus zu entkommen. Oft ist er allein nicht in der Lage, sich einem missbräuchlichen Einfluss zu entziehen. In dieser prekären Situation einen Psychotherapeuten zu Rate zu ziehen, reicht oft nicht aus, denn der Behandler wird kaum die mentale Beeinflussungsmöglichkeit seitens geistiger Instanzen in Betracht ziehen.

Jedes Individuum hat die Fähigkeit, im Umgang mit anderen Grenzen zu setzen. Dies bezieht sich auch auf den Kontakt mit unsichtbaren Kräften, denn Grenzen sind ein Schutz vor fehlendem Respekt. *Niemand sollte sich die Zügel aus der Hand nehmen lassen, weder von Lebenden noch von Toten!* Wird die Selbstachtung verletzt, sollte der Betroffene verstärkt auf seine Körpersprache achten, die ihm unmissverständliche Botschaften übermittelt und ihn darauf aufmerksam macht, dass etwas nicht stimmt.

Jeder sollte sich fragen, inwieweit er anderen Wesen Rechte zugesteht, die unangebracht sind. Wenn jemand keinerlei Grenzen setzt, erlaubt er anderen Mächten, seine Würde zu missachten. Er sendet ihnen Signale, mit denen er sie dazu einlädt, Grenzen zu überschreiten. Mit ein wenig Übung kann er lernen, selbstbewusster aufzutreten und sich gegen mangelnden Respekt besser zur Wehr zu setzen. Die Voraussetzung dafür ist, sich selbst mit Respekt zu begegnen.

Der innere Lehrmeister kann zum schrecklichen Feind eines Adepten werden, denn er wird ihn in die Untiefen seines Selbst führen. Dieser Weg hat schon viele in den Untergang getrieben. Sie müssen lernen, ihre Furcht zu besiegen und die Wirklichkeit so zu sehen, wie sie ist. Das wirkliche Hindernis ist die Angst, denn nichts hat so große Macht über Menschen wie sie.

Ein geistiger Lehrer, ein Meister, kann nur dann positiven Einfluss bei einem Menschen nehmen, wenn dieser bereits ein hohes Ideal hat und sich nach Vervollkommnung sehnt.

Intensität und Kraftzuwachs

Ein Initiationsprozess ist darauf ausgelegt, den drohenden psychischen Zerfall - der in der Regel nach dem Tode stattfindet -, zu verhindern. Das Bewusstsein soll überdauern; dies ist eines der Ziele der Einweihung. Dabei geht es nicht immer zimperlich zu, denn vor allem die intensiven Gefühle, die geweckt werden, fördern den psychischen Zusammenhalt.

In manchen Fällen bewirken die Schrecken der Einweihung allerdings das Gegenteil. Bei einer unter Spannung stehenden Psyche, die in der Vergangenheit großen Belastungen ausgesetzt war, können sogenannte ‚Unfälle' nicht ausgeschlossen werden. Das initiatorische Geschehen fügt dem Probanden Schaden zu, der in der Folgezeit die Anspannung in seinem Innern noch verstärkt.

Im Verlauf des Einweihungsprozesses werden die Probanden an eine stärkere Kraftquelle angeschlossen. In den Körper des Adepten wird eine Energie mit einer höheren Frequenz geleitet, als seinen Bewusstseinsgrad entspricht. Daher ist es ihm in der Folge möglich, in einem höheren Grad bewusst zu werden. Dieser Zuwachs an Energie löst bei Vielen starke Irritationen und Ängste aus, vor allem dann, wenn der Proband nicht weiß, was mit ihm geschieht.

Während der Einweihung schalte sich das Bewusstsein in einen stärkeren Kraftstrom ein, erzählt auch E. Haich. „Das Glücksgefühl, das mit einem gesteigerten Zustand verbunden ist, kennt jeder Mensch, der intuitiv begabt ist. Dasselbe Glück der gesteigerten Nervenanspannung sucht auch jener Mensch, der Wein trinkt oder zu anderen Reizmitteln greift. Der Rückschlag wirft ihn aber tiefer zurück, als er vorher war" (S.325).

Der Grad der Bewusstheit hänge mit der Widerstandskraft der Nerven zusammen, erklärt die Autorin. Wenn ein Adept in einem höheren geistigen Grad bewusst werde, lenke er damit automatisch auch stärkere, durchdringendere Kräfte in den Körper. Demgemäß müsse auch die Widerstandskraft der Nerven und des Körpers gesteigert werden.

Sofern jemandem eine stärkere Kraft zugeführt wird, als er physiologisch verkraften kann, ist der Zeitpunkt schlecht gewählt und der Vorgang bringt ihn in große Gefahr. Wird die höhere Energie in die niederen Nervenzentren hineingelenkt, kann es geschehen, dass diese ausbrennen und ihre Funktion verlieren. Das Bewusstsein des Adepten sinkt auf eine niedrigere Stufe ab als bei seiner Geburt.

Wenn Adepten den irdischen Versuchungen nicht widerstehen können, besteht ebenfalls die Gefahr, dass sie auf eine niedrige Stufe hinabsinken. Sie werden sich in späteren Zeiten wieder verkörpern und an die Wahrheiten, die ihnen während der Einweihung zuteil wurden, zu gegebener Zeit erinnern.

Einige Erfahrungen, mit denen ein Adept auf seiner Suche konfrontiert wird, besitzen eine große Intensität und verändern seine Grundeinstellung zum Leben und seine Auffassung davon, was er ertragen und bewältigen kann. Das intensive initiatorische Geschehen hat die Aufgabe, die Psyche zu stärken. Dies gelingt – wie bereits erwähnt – nicht in jedem Fall. Die höheren Zentren werden durch Schmerzen, Leid und Glücksgefühle erweckt, wobei der auf einer tieferen Stufe schwingende Körper in einen höheren Spannungszustand versetzt wird.

Neuartige Prozesse kommen in Gang und die Lebenserfahrungen werden neu bewertet. Die Organe, welche die übersinnlichen Fähigkeiten offenbaren, werden infolge stetiger Übung aktiviert. Die Entdeckungen der verborgenen Aspekte der Wirklichkeit und der mit ihnen verbundenen Herausforderungen fügen der Existenz neue, faszinierende Dimensionen hinzu. Begegnungen mit der übersinnlichen Sphäre lösen den Kandidaten aus der engen und beschränkten Perspektive, die den Durchschnittsmenschen kennzeichnet.

Die meisten Eingeweihten können den höheren Bewusstseinszustand in der Folgezeit nicht beibehalten. Sie fallen in die vorherige geistige Verfassung zurück, erinnern sich aber an den Ausnahmezustand, den sie während der Initiation erlebt haben.

Eine gelungene Initiation bedeutet vollkommene Selbstbeherrschung der eigenen inneren Kräfte. Nur ein Individuum, das zuvor eine Schulung durchlaufen hat, kann auf angemessene Weise die höhere Kraft beherrschen und sein Nervensystem auf die intensivere

Schwingung einstellen. Der Adept hat gelernt, nicht ‚durchzudrehen', sondern die Ruhe zu bewahren und abzuwarten, bis der Energieschub vorüber ist.

Das magnetische Band

Hat ein spiritueller Lehrer eine bestimmte Person als Schüler angenommen, dann beginnt er, sie zur Einweihung vorzubereiten. Zu diesem Zweck wird ein *magnetisches Band* zwischen Lehrer und Schüler erzeugt, das fest geknüpft wird und nicht zerrissen werden kann, wie A. Besant berichtet: „Das Band ist da, geknüpft vom Meister selbst, und keine Macht der Welt ist stark genug, das zu zerstören, was ein Meister schuf. Er ruft den Schüler zu sich – natürlich nicht in seinem physischen Leib, denn die meisten Meister leben abseits an verborgenen Orten, die mühsam zu erreichen und schwer zu finden sind" (in: Initiation, S.80f.).

Der Adept erhält den ‚Ruf' des Meisters, und das Knüpfen des unsichtbaren Bandes kann beginnen. Er lernt, in seinem feinstofflichen Astralkörper auf Reisen zu gehen, während sein physischer Körper schläft. Eine neue Energie, die ihm auf den inneren Bewusstseinsebenen übermittelt wird, umgibt den Probanden: „Die Kraft des Meisters ist in ihm."

Das unzerreißbare Band überdauert sogar den Tod, berichtet die Autorin; eine Vorstellung, die nachdenklich macht. Dem Schüller ist es offenbar nicht möglich, sich aus der Verbindung mit dem geistigen Lehrers zu befreien, auch wenn das Verhältnis nicht ungetrübt ist. Selbst im Jenseits kann er sich nicht der Bande entledigen.

Auch unsichtbare Strahlen können einen bedeutsamen Einfluss ausüben, erklärt J. van Rijckenborgh (in: Der kommende neue Mensch, S.13f.). Dem modernen Menschen sei deren Anwendung bereits aus der Wissenschaft bekannt. In der Medizin, in der Technik und in vielen Laboratorien werde mit unsichtbaren Strahlen experimentiert und gearbeitet.

Im Kosmos existieren zwei elektromagnetische Felder: Ein natürliches zentral magnetisches Feld und ein zentral magnetisches Feld der Bruderschaft (S.58). Die von J. van Rijckenborgh gegründete *Universelle Bruderschaft*, auch *Lectorium Rosicrucianum* genannt, erzeugt ein elektromagnetisches Feld, von dessen Strahlungskraft die Mitglieder getroffen werden. Geistesschüler, die sich auf den spirituellen Pfad begeben haben, werden einer ganzen Reihe ‚unerklärlicher Erfahrungen' und ‚intensiver Beunruhigungen' ausgesetzt, was mit dem Einfluss der Strahlen bzw. ‚Lichtströme' in Verbindung steht.

Kraftlinien des ‚Höheren Selbst' laufen in den Energiezentren des Menschen zusammen. Diese magnetischen Kräfte bestimmen den Charakter und den psychischen Zustand des Individuums. Ohne das Höhere Selbst wäre es nicht handlungs- und lebensfähig. Diese Kraftlinien können verstärkt als vibrierende Einströmung von Kräften in Erscheinung treten. Die feurigen Linien gruppieren sich rund um den Kopf herum und erinnern an das Phänomen des Heiligenscheins.

Die Strahlen und Einflüsse des elektromagnetischen Feldes wirken sowohl anziehend als auch zerbrechend. Die eine Gruppe nennt man *infra-rot*, die andere *ultra-violett*. Das Ich wird sich möglicherweise spontan zur Wehr setzen, dennoch wird es von dem Licht „wie in einem Reaktionsstrom mitgeschleift" (S.14). Die lichtvollen Energieströme sollen den Transformationsprozess unterstützen und beschleunigen.[4]

Ein erweitertes Bewusstsein geht mit einem erhöhten Energieniveau einher, was eine Person in die Lage versetzt, ihre versteckten natürlichen Anlagen zu nutzen. Es wird für sie völlig normal, die Gedanken anderer zu lesen, die Zukunft zu erspüren und die umge-

---

[4] Die von vielen psychotischen Patienten geäußerte Angst vor allen möglichen Strahlenwirkungen wird hier ansatzweise verständlich.

bende Wirklichkeit zu beeinflussen. Die Empfindungen anderer Leute, denen sie nahesteht, werden mitempfunden, als wären es die eigenen. Mit einem erhöhten Energieniveau werden auch die Selbstheilungskräfte aktiviert.

Eine zeitlang hat der spirituelle Jünger das Empfinden, völlig durchzudrehen, denn ein Ansteigen der Energie in seinem Körper hat nicht nur einen bewusstseinserweiternden Einfluss, sondern sorgt auch für reichlich Verwirrung. Alles scheint verändert, sogar das Denken ist nicht mehr dasselbe. Der Adept gewinnt den Eindruck, als würde sich sein gesamter Organismus ausdehnen.

Seltsame Ahnungen kommen wie aus heiterem Himmel angeflogen. Manchmal stürmen Gedanken und Vorstellungen ungebremst auf sein Bewusstsein ein. Vor dem inneren Auge blitzen plötzlich Bilder auf, die nicht von ihm erzeugt werden; sie erscheinen ganz von selbst. Wo kommen die bildhaften Eindrücke her? Der Proband fühlt genau, dass es nicht seine eigenen sind.

Irgendetwas scheint nicht zu stimmen. Wird er verrückt? Mitunter verwirrt ihn eine Art ‚Surren' im Unterleib, so als würde dort ein Generator anspringen. Er wendet sich an den spirituellen Lehrer, um von ihm Rat zu erbitten. „Du wirst nicht verrückt", beruhigt ihn dieser. „Dein Verstand wehrt sich gegen die umfassendere Wirklichkeit, die dir jetzt zugänglich wird." Weil er sich von den neuen Ereignissen, die das gewohnte Leben auf den Kopf stellen, bedroht fühlt, leistet der Verstand erbitterten Widerstand. Er sträubt sich hartnäckig gegen ein überwältigendes, neues Erfahrungspotential, das sich ihm erschließt und versucht, eine logische Erklärung dafür zu finden.

Im Verlauf eines Einweihungsrituals erzeugen spirituelle Meister eine geistige Verbindung zu ihren Jüngern und übertragen ihnen eine besondere Kraft. Diese wird aus der Ferne durch Gedankenkonzentration telepatisch übermittelt und kann an seinem Bestimmungsort, sofern der Übertragende geistig geschult ist, entsprechende Wirkungen entfalten.

O.M. Aivanhov berichtet darüber Folgendes: Während der Einweihung werden Jünger an einen energetischen Strom angeschlossen. Dieser Strom bringt sie in Verbindung mit den Mitgliedern einer okkulten Gemeinschaft, insbesondere mit der *Universellen Weißen Bruderschaft*, die angeblich eine Schutzfunktion ausübt. Sehr schlimm sei es, wenn diese Verbindung nicht gehalten werden kann, warnt der Autor, „denn dann ist die von oben kommende Strömung unterbrochen, die die schädlichen Elemente abwehrt und ihn läutert" (vgl.: Eine universelle Philosophie, S.90). Auf die Art der ,Läuterung' wird nicht näher eingegangen.

Adepten werden zu Kanälen für die Einströmungen geistiger Wesenheiten und beginnen, den tieferen Sinn des Lebens zu begreifen, erklärt Aivanhov (in: Die Freiheit, Sieg des Geistes, S.63f.). Werden die kosmischen Strömungen in einem harmonischen Gemütszustand empfangen, sind sie geeignet, den spirituellen Pfad zu ebnen.

Im Verlauf einer spirituellen Entwicklung entsteht eine Öffnung und eine neue Kraft, die nicht mit dem bestehenden magnetischen System übereinstimmt, sondern sich völlig disharmonisch verhält, beginnt, in die Kandidaten einzuströmen. Neue ,magnetische Kräfte' beginnen, in die höheren Energiezentren im und über dem Kopf einzuströmen, wodurch sich ein neues Bewusstsein, eine ,ganz neue Persönlichkeit' entwickelt.

Die Fernübertragung von Kräften ermöglicht es den Lehrern, auf den körperlichen und seelischen Zustand des Schülers von weitem einzuwirken. Nicht immer wird der Empfänger, auf den die Kraftwellen gerichtet sind, tatsächlich bereichert. Manchmal kehrt die Kraft an ihren Ausgangspunkt zurück, nachdem sie dem ,Empfänger' Energie entzogen hat.

Das bestehende System wird durch die energetischen Einströmungen irritiert und gestört, weshalb ein innerer Kampf entfesselt wird. Die neuen magnetischen Ströme, welche „durch die aufgebrochenen Breschen nach innen gelangen", beherrschen das niedere Selbst des

Individuums, bemerkt J.v. Rijckenborgh (S.355). Ein Prozess hat begonnen, der als ‚Abbruch des Alten' bezeichnet wird. Die Persönlichkeit wird versuchen, dieses Neue, das sich im Menschen zu offenbaren beginnt, zu neutralisieren und zu beseitigen. Es entwickelt sich ein innerer Kampf.

Das Ziel dieses Kampfes besteht darin, das gesamte persönliche System zu zerbrechen und zu verändern, erklärt Rijckenborgh. Gänzlich neue magnetische Kräfte beginnen, in die höheren Zentren einzuströmen und ein neues Bewusstsein, eine ganz neue Persönlichkeit, zu formen. Dieser Prozess der völligen Umwandlung, der anscheinend auch ohne Einverständnis der Person vonstatten geht, wird vom Autor nicht in Frage gestellt. Das Geschehen erinnert an mittelalterliche Exerzitien, von denen man glaubte, dass ihnen in der Neuzeit keine Bedeutung mehr zukäme.

Die energetischen Veränderungen können aufgrund extrem schnell schwingender Energien große Teile des Gehirns in Mitleidenschaft ziehen. Die Zellwände werden porös. Die schnelle Schwingung bewirkt einen Unterdruck im Gehirn und einen Überschuss an Sauerstoff, der nicht verbraucht werden kann. Der Sauerstoff verteilt sich in den Zellen und übt einen unverhältnismäßigen Druck aus. Der Zellenboden ‚schmilzt' und die Zellen rollen sich zusammen.

Das gesamte Bewusstseinsfeld erfährt eine Degeneration. Die Degeneration der Zellen ist gekoppelt mit einer Degeneration des Bewusstseinsfeldes. Als ein Merkmal dieses Vorgangs nimmt die Strahlungsintensität der Zellen ab. Der Unterdruck im Gehirn bewirkt, dass sich die Kapillaren schließen und nicht mehr genügend Sauerstoff das Gehirn erreicht.

Die Gefahr der Destabilisierung ist gebannt, wenn es gelingt, die Verbindung zur höheren geistigen Welt zu festigen. Die Konzentration auf die Lichtwelt reicht aus, um eine Regeneration der Energien zu erreichen. Damit ist eine wichtige Hürde überwunden und ein bedeutsamer Entwicklungsschritt zum Abschluss gekommen.

Stagniert die Entwicklung eines Probanden und bleibt der Energiestrom aus, können sich niedere Wesen in den Organismus einschleichen und ihn schädigen. Gegen diese dunklen Wesenheiten ist die ärztliche Kunst machtlos. Einzig die Verbindung mit der höheren geistigen Welt könnte hier Abhilfe schaffen. Ein aus höheren Sphären kommender Strom drängt die niederen Wesen zurück.

Diese Hinweise machen deutlich, dass eine ganze Reihe von Behauptungen, die Menschen in psychischen Krisen aufstellen, keineswegs aus der Luft gegriffen sind oder auf purer Einbildung beruhen, wie dies häufig unterstellt wird. Die Beschwerden basieren auf Beeinflussungen, die auf den feinstofflichen Ebenen stattfinden und die sich auch auf die materiellen Belange auswirken. Die Klagen derjenigen Menschen, die unter ihnen leiden, verhallen meist ungehört.

Energetische Übertragungen können auch missbräuchlich verwendet werden. Die in die tibetischen Geheimwissenschaften eingeweihte A. David-Néel gibt über geheime Praktiken Auskunft: „Von einigen schwarzen Magiern und gewissen dämonischen Wesen sagt man, sie könnten ihre Leben auf diese Weise bis ins Unendliche verlängern oder sich außergewöhnliche Körperkräfte zulegen" (vgl.: Heilige und Hexer, S.275).

Sobald die höheren Fähigkeiten im Menschen wachgerüttelt werden, birgt die gesteigert Energie ein erhöhtes Gefahrenpotential. Ein Adept muss lernen, mit seinen außergewöhnlichen Fähigkeiten umzugehen und Gedanken- und Gefühlswelt in Schach zu halten. Andernfalls wird er nicht nur für andere, die sich in seiner Nähe aufzuhalten, zur Gefahr, sondern er gefährdet auch die Sicherheit der eigenen Person. Gelingt ihm die Kontrolle nicht, verwandeln sich seine Fähigkeiten in eine ungebändigte Naturgewalt.

Je mehr über derartige Vorgänge bekannt wird, desto eher können die Äußerungen von Psychotikern in ein anderes Licht gerückt werden. Die Patienten haben allen Grund, sich unwohl zu fühlen, denn ihre Entwicklung ist in ein falsches Fahrwasser geraten. Anstelle der

Entwicklung höherer Bewusstseinsebenen leiden sie unter unsichtbaren Einflussnahmen, die zu einer Belästigung und Plage werden.

Schizophrenie oder Einweihung?

Am Beginn einer schizophrenen Erkrankung steht nicht selten ein überwältigendes, mystisches Erlebnis, das die Psyche überfordert, da es völlig unbekannte Erfahrungshorizonte eröffnet. Einige Betroffene reagieren darauf stark verunsichert und entwickeln phantastische, realitätsferne Vorstellungen.

Die Frage: *Schizophrenie oder Einweihung?* ist insofern berechtigt, als zahlreiche Patienten ihre Erlebnisse selbst als eine Art Einweihung, als besondere Erfahrung eines Mysteriums, ansehen, das ihnen Kenntnisse höher Welten zuteil werden ließ. In dieser Sichtweise wird Schizophrenie nicht primär als Krankheit aufgefasst, sondern zunächst als Ausdruck eines außergewöhnlichen Geschehens, das wenige Unterschiede aufweist zu religiösen Bekehrungserlebnissen.

Die Annahme einer ‚wahnhaften Umgestaltung' der subjektiven Wirklichkeit, die nach Ansicht von Psychiatern stattfindet, ist in vielen Fällen eine zu engstirnige Interpretation des übersinnlichen Geschehens, meint R. Mundhenk. Obwohl es dem normalen Bewusstsein nicht ohne weiteres zugänglich sei, könne ihm dennoch der Anschein der Wirklichkeit nicht abgesprochen werden (S.164).

Sogenannte ‚wahnhafte Ideen' sind oft nichts anderes als subjektiv erlebte Einblicke in andere Realitäten, die auf metaphysischem Schauen basieren. Es existieren aufschlussreiche Gemeinsamkeiten mit den Berichten von Mystikern und Parapsychologen, die alles andere als ‚verrückt' klingen.

R.D. Laing hat schizophrene Episoden mit einer Initiationszeremonie verglichen (S.107). Dennoch bleibt kein Zweifel, dass derartige Ausnahmeerlebnisse die Psyche aufs Äußerste strapazieren und mit einem hohen Risiko der Dekompensation einhergehen. Schwer gestörte Menschen sind kaum dazu in der Lage, strenge Regeln einzuhalten und spirituelle Krisen zu überstehen, um eine kathartische Erneuerung zu erleben. Die initialen Hürden sind für psychisch labile Menschen riskant, denn sie werden dabei nicht selten mit konfliktreichen inneren Kräften konfrontiert. Während des dramatischen Verlaufs der Initiation werden die Probanden ihren stärksten Ängsten ausgesetzt.

Prozesse, die normalerweise erst nach dem physischen Tod stattfinden, werden im initiatorischen Geschehen vorweggenommen. Zu einem wichtigen Teil bestehen die Stufen der Initiation in der allmählichen Bezwingung und Überwindung feindseliger Kräfte in der Psyche. Die Initianden liegen (manchmal nur symbolisch) in einer Art Sarg und starren in das sie umgebende undurchdringliche Dunkel. Sobald sie von angsterregenden Vorstellungen überwältigt werden, ist ihr Ich-Bewusstsein nicht länger fähig, der heranbrandenden Furcht standzuhalten.

Aufgrund der Schwäche des Ichs können feindselige Mächte, die immer zur Stelle sind, den Platz erobern, der eigentlich dem persönlichen Ich zukommt. Ein Ausflug über die Ich-Grenzen hinaus ist nur dann ohne Schaden möglich, wenn stabile Ich-Grenzen vorhanden sind, die ein Überschreiten und eine Rückkehr ermöglichen. Ein religiöses Erlebnis kann sich bis zu wahnhaften Vorstellungen verdichten und ist dann einer einfühlenden Kommunikation nur noch schwer zugänglich.

Geistige Zerrüttung, die in eine Psychose ausufert, kann die Folge einer dramatisch verlaufenen Initiation sein. Das Ich wird - anstatt gestärkt und als Sieger hervorzugehen -, in seinen Grundfesten erschüttert. Wenn das initiale Geschehen im Nachhinein die praktische Alltagsbewältigung grundlegend erschwert oder gar blockiert, muss ebenfalls von einer missglückten Initiation ausgegangen werden.

Psychopathologische Symptome beziehen ihre dynamische Wirkung aus in der Psyche aufgestauten konfliktreichen Gefühlsenergien. Das Freisetzen unterdrückter Emotionen ist eine effektive Behandlung bei neurotischen Erkrankungen. Das therapeutische Modell des Wiedererlebens emotional intensiver Ereignisse aus der Vergangenheit weist Parallelen zu Initiationserfahrungen auf.

Die emotionale Spannung, die durch ein frühkindliches Trauma ausgelöst wird, führt zu einer Speicherung der aufgestauten Emotionen. Das Ziel einer therapeutischen Behandlung besteht darin, die verdrängten Erinnerungen wieder bewusst zu machen, um eine verspätete Aufarbeitung der belastenden Erfahrungen zu erreichen.

Der therapeutische Erneuerungsprozess, der nicht selten in eine spirituelle Krise führt, hat große Ähnlichkeit mit Initiationsriten. Auch im Initiationsgeschehen geht es zum Teil darum, problematische Bewusstseinsinhalte erfahrbar zu machen: Der Initiand erlebt, meist ohne zu begreifen, was ihm widerfährt:

♦ den Abstieg in die Unterwelt;
♦ eine Höllenfahrt und Himmelsreise,
♦ die Apokalypse und
♦ das Jüngste Gericht,
♦ eine Kreuzigung oder ‚Feuertaufe',
♦ Martyrium und mystischen Tod; zuletzt
♦ die Apotheose und
♦ die Vereinigung der Gegensätze in der ‚heiligen Hochzeit'.

Die Nachtseite der initialen Erfahrung ist Einsamkeit, Entwurzelung und Leere. Der eindrucksvolle Initiationsweg, von denen etliche schizophrene Patienten berichten, entbehrt oft jeder erkennbaren Vorbereitung. Das religiöse Erlebnis kann zum Wahn führen und die unvorbereitete Psyche zerbricht daran. Die Betroffenen sind mit ihrem Erleben, den Offenbarungen, den dämonischen und göttlichen Erscheinungen, allein. Ob in mystischer Verschmelzung, ekstatischer Beglückung oder rauschhafter Entgrenzung: Das initiale Geschehen ist ein einsames Erlebnis. Eine tiefgreifende Verwirrung und das Gefühl der Entwurzelung ergreifen schizophrene Patienten nach Beendigung der Initiation.

R. Mundhenk bemerkt in diesem Zusammenhang: „Wer etwa in der Ekstase die Alltagswelt hinter sich lässt, um sich neue Erfahrungsräume zu erschließen, der begibt sich auf riskanten Boden. Denn hier kann es geschehen, dass der ‚Eindringling' selbst zum Objekt von Mächten wird, die ihrerseits in ihn eindringen." Das Mysterium hat eine wilde und dämonische Seite. „Der dem ekstatischen Erleben beigemischte Aspekt der Entmächtigung, des Besessenwerdens und des Selbstverlustes wird oft von den Schizophrenen selbst empfunden. Wer in ‚verbotene' numinose Räume vorstößt, begibt sich in Gefahr" (S.63f.). Der Wanderer zwischen den Welten wird leicht zum Gejagten.

Von hier aus ist der Weg nicht weit zu jenen bedrohlichen Phasen, die für paranoide Formen der Schizophrene charakteristisch sind. Im Zuge der übersinnlichen Begegnung können lebensbedrohliche, zerstörerische Kräfte freigesetzt werden, die den Untergang der menschlichen Psyche herbeiführen. Der Patient wird zum Mittelpunkt unheimlicher Anfeindungen einer ihn umzingelnden Gegenwelt. Die Begegnung mit dem ‚Heiligen' wirkt durchaus nicht immer heilsam. Sie kann Wahnsinn hervorrufen oder noch verstärken und einen Menschen in ausweglos scheinende Situationen, in Verzweiflung und Tod treiben.

Der spirituelle Weg hat sowohl aufbauende als auch destruktive Seiten. Er bewirkt einerseits, dass der Lichtanteil im Organismus erhöht wird und das Bewusstsein eine spirituelle geistige Ebene erreicht, doch er setzt auch zerstörerische Mächte frei. Auf diejenigen, die sich ihm hartnäckig in den Weg stellen, warten schwierige Zeiten.

Eine *Initiatische Therapie* wird bei dem Autorenpaar Trimondi erwähnt. Sie basiert nach ihrer Auffassung auf einer Schrift des italienischen Okkultisten Julius Evola (Titel: *Über das Initiatische*).

„Kriterien der Initiation sind Evola zufolge die bewusste Konfrontation mit einer Todeserfahrung schon zu Lebzeiten, ‚Überwindung des Menschen', der Übergang von der alltäglichen Seinsweise zu einer anderen, die er als ‚transzendentalen Realismus' bezeichnet. Dieser werde hergestellt ‚von einer objektiven wirkenden Macht des Initiationsritus'…, diese Macht wird auf geistiger Ebene als objektiv und unpersönlich, als von jeder Moral losgelöst angesehen" (S.211f.).

Die Orte, an denen Initiationen durchgeführt werden, werden *Mysterienstätten* genannt. Unter *Mysterien* werden kultisch vollzogene Einweihungen verstanden, bei denen die Initianden mit transzendenten Mächten, mit Gottheiten oder Dämonen, in Kontakt kommen. Solche Kontakte können bis hin zur Besessenheit führen.

Initiationen enthalten neben einem öffentlich zugänglichen Teil auch einen streng geheimen, der nur für wenige ‚Auserwählte' bestimmt ist. Das bedeutet, die meisten Kandidaten haben im Grunde keine Ahnung davon, auf was sie sich einlassen. Die Ankoppelung an eine höhere Macht jenseits aller gültigen moralischen und kulturellen Wertbegriffe bringe gleichsam unwägbare Kräfte ins Spiel, bemerken die Trimondis. Moral und menschliche Güte würden dabei lediglich als Mittel zum Zweck betrachtet, doch der eigentliche Initiationsritus wirke unpersönlich und amoralisch. Während vieler Initiationen finde eine Art psychischer Vergewaltigung statt, die auf Furcht aufgebaut ist.

Auch viele Psychiatriepatienten berichten von sehr wechselvollen Erfahrungen. Von den höchsten Höhen stürzen sie in qualvolle seelische Abgründe. Einerseits spüren sie das Göttliche in ihrer Nähe, auf der anderen Seite erleben sie die Hölle auf Erden. Die psychische Krankheit kann als eine Art ‚Fegefeuer' aufgefasst werden, als der schmale Pfad, der zur Seligkeit führt (vgl.: R. Mundhenk, S.174). In diesem Sinne ist die Psychose ein Mittel, das die menschliche Seele wieder zu ihrem wahren Wesen zurückführt.

Ein schizophrener Patient, der sich *Dirk* nennt, leidet unter dem Verlust seiner Arbeitsstelle, was für ihn Auslöser eines außergewöhnlichen Ereignisses ist. Es folgt ein vier Tage andauernder halbwacher Zustand, in dem er die seltsame Empfindung hat, von Wärme durchflossen zu werden. Ständig laufen Schockwellen durch seinen Körper, die er als ‚Anwesenheit von Gestalten' wahrnimmt. Er vergleicht sie mit einer feinstofflichen Präsenz, mit Schatten. Wesen in einer pulsierenden, energetischen Geistform, die aus einer anderen Ebene der Wirklichkeit zu kommen scheinen, nähern sich ihm. Eine Art ‚inneres Licht' fließt in ihn hinein, um sich an das eigene Ich anzulagern und es zu ergänzen. Seitdem hat er das Gefühl, an ein ‚höheres Ganzes' angeschlossen zu sein.

Dirk kann nun die Ausstrahlungen anderer Menschen, die durch ihren Energiekörper Informationen aussenden, empfangen. Alle Menschen stehen auf dieser schattenhaften Ebene miteinander in Kontakt, auch wenn die meisten dies nicht bemerken. Es gibt positive sowie negative Verbindungen zueinander, die durch feinstoffliche ‚Kabel' aufrechterhalten werden. Intensive Gefühle stärken die Energie in den Leitungen und verbinden einzelne Wesen besonders fest miteinander (vgl.: Zeitschrift *Connection*, 2011 - 2012).

Einige Schizophrene betrachten sich als ‚auserwählt' und es gelingt ihnen, einen seelischen Gewinn aus den psychotischen Symptomen zu ziehen, die sie als bedeutungsvoll für ihr gesamtes Leben betrachten. Ebenso wie Mystiker streben auch etliche Psychotiker nach der Apotheose, der Einswerdung mit dem Göttlichen. Sie wünschen, an einer höheren Wirklichkeit teilzuhaben, die sie über ihre persönliche Beschränktheit hinaushebt.

Das Streben des Mystikers nach der Apotheose ist keineswegs eine Form des Narzissmus, etwa im Sinne einer zügellosen Ichsucht, sondern der Wunsch nach Aufhebung jener Ich-Du-Schranke, die ihn zum Gefäß für das Göttliche werden lässt (s. Mundhenk, S.191).

Auch für Schizophrene wird ihr bisheriges Ich zu einem Gefäß, zum Behälter der überpersönlichen ‚Weltseele'.

Manche Patienten sind davon überzeugt, eine ‚Taufe mit dem heiligen Geist' empfangen zu haben oder sie glauben, der ‚heilige Geist' spräche aus ihnen. Je aufrüttelnder das Erlebnis gewesen ist, welches dem Glauben zugrunde liegt, desto näher liegt der Gedanke, dass eine ungreifbare, überwältigende Macht am Werke war. Ein Patient, der Stimmen hört, ist fest davon überzeugt, die Stimme des heiligen Geistes zu vernehmen. Er rückt auch nicht davon ab, als dieser ihn auffordert, er solle sich umbringen (vgl.: R. Mundhenk, S.128).

Das Kreuz bzw. Kreuzigungszeremonien spielen ebenfalls eine wichtige Rolle in den Berichten Schizophrener. Auf deren metaphysische Bedeutung wird bei E. Haich hingewiesen. Das Kreuz ist demzufolge die symbolische Darstellung des in der Materie verhafteten Menschen, während das innewohnende göttliche Selbst seiner Macht beraubt und den Gesetzen der irdischen Welt unterworfen ist.

Das höhere Selbst ist solange im materiellen Dasein gefangen und ‚gekreuzigt', bis es eines Tages durch Leid und Schmerzen erweckt wird und seine Erlösung und Auferstehung erlebt (S.273f.). Die Kreuzigung des höheren Selbst soll dabei helfen, die Erde zu vergeistigen und zu erlösen.

Alles, was einem Individuum in seinem Leben begegnet, bietet ihm die Gelegenheit, Einweihungsprüfungen zu bestehen, berichtet E. Haich (S.429f.). Vor allem gehe es darum, innere Spannungen, die durch die täglichen Gedanken, Worte und Taten im Unterbewusstsein aufgespeichert werden, als Ursache schicksalhafter Ereignisse zu erkennen, zu lösen und von ihnen frei zu werden. In dem Maße, in dem man sich die inneren Anspannungen bewusst macht und sie überwindet, kann sich das irdische Bewusstsein dem wahren höheren Selbst annähern.

Als Heilmittel für eine desolate Psyche, deren Einheit verloren gegangen ist, sind anfangs ausgedehnte Ruhezeiten zu empfehlen, die es der Seele ermöglichen, sich zu regenerieren. Auch lauwarme bis kalte Bäder sind hilfreich. Eine instabile Psyche ist zu schwach, um die Hürden, die ein therapeutischer Prozess mit sich bringt, zu verkraften. Daher ist jede Aufregung, die an problembehaftete Themen erinnert, vorerst zu vermeiden, bis die Psyche damit umgehen kann. Dieser Umstand ist maßgebend für die Schwierigkeit, dem Betreffenden eine adäquate psychotherapeutische Behandlung angedeihen zu lassen.

Mystische Ergriffenheit und Psychosen

Lichterscheinungen, Gottesvisionen, Stimmen und mystische Ekstasen, von denen viele psychotische Patienten berichten, sind ein fester Bestandteil auch der christlichen Tradition. Sie kommen ebenfalls in vielen anderen religiösen Glaubensrichtungen vor. Zu Moses sprach Gott aus einem brennenden Dornbusch heraus, während der christliche Apostel Paulus durch Lichterscheinungen bekehrt wurde. Johanna von Orleans vernahm die ,Stimme Gottes' und wurde von ihr mit der Befreiung Frankreichs beauftragt.

In keinem anderen Lebensbereich sind die Grenzen zwischen pathologisch und gesund derart fließend wie in der religiösen Erfahrung. Die Ähnlichkeiten des psychotischen Erlebens zur traditionellen Mystik sind unverkennbar. Mystiker erleben ebenso wie Psychotiker Phasen des Einsseins, in denen sie die engen Grenzen ihres beschränkten Daseins überschreiten und sich mit allem, was sie umgibt, eins fühlen.

Der Autor R. Preist, der über schizophrene Phasen in seinem Leben berichtet, lädt seine Leser ein zu einer „Reise in Gegenden des menschlichen Geistes, die so vielfältig und farbenfroh sind wie die Frühlingsblüte in der Wüste, kurz nachdem der Regen fällt" (S.7). Er erlebt atemberaubende Höhenflüge und geht durch tiefe Täler der Depression. In sehr anschaulicher Weise beschreibt er außergewöhnliche Erlebnisse: „Die weltlichen Grenzen hatten keine Bedeutung mehr für ihn. Er schwebte engelsgleich in einer höheren Sphäre. Er kannte endlich die Zusammenhänge. Keiner hätte ihm in diesem Moment dieses Wissen nehmen können. Die Welt war nur ein Spiel, das im Vordergrund gespielt wurde. Im Hintergrund aber waren so viele Wahrheiten verborgen! Die Welt war wie eine Zwiebel aufgebaut, mit vielen verschiedenen Schalen, und wir befanden uns auf der äußersten" (S.110f.). Dem Schizophrenen wie dem Mystiker gelingt es, ins Innere der Zwiebel vorzudringen.

Die mystischen Bereiche, die in der Schizophrenie berührt werden, verleihen der Krankheit einen besonderen Nimbus, dessen Vielschichtigkeit sich analytischen Deutungsversuchen weithin entzieht. Viele schizophrene Menschen sind davon überzeugt, nicht allein in ihrer persönlichen Vorstellungswelt gefangen zu sein, sondern darüber hinaus in übersinnliche Bereiche vorzustoßen und an außerordentlichen Erfahrungen teilzuhaben.

Das Ergriffenwerden des Ichs seitens transzendenter Mächte ist durchaus nicht allein als Privileg nicht-psychotischer Glaubenserfahrung anzusehen. Religiöse Offenbarungserlebnisse werden auch Menschen zuteil, die unter einer Psychose leiden, wenn auch zu einem hohen Preis: Es drohen religiöse Wahnvorstellungen und Isolation.

Von den Offenbarungserlebnissen wird der schizophrene Patient nicht lediglich erschüttert und zu einer intensiven Auseinandersetzung genötigt, sondern er wird überflutet vom Einbruch des Unbekannten. Dabei wird seine Willenskraft teilweise ausgeschaltet. Im Moment des Überwältigt - Seins ist die individuelle Psyche nicht fähig, in das Geschehen einzugreifen, sondern es trifft sie mit plötzlicher Vehemenz.

Die Interpretation C.G. Jungs, es handele sich um ‚autonome Invasionen', die aus dem Unbewussten in das Bewusstsein eindringen, hält R. Mundhenk für nicht ausreichend, denn es „entwertet nicht nur implizit die religiöse Erlebnisfähigkeit schizophrener Menschen, sondern entfernt sich auch zugleich rationalisierend so weit von dem ursprünglichen Erleben, dass dessen subjektive Bedeutung kaum noch gewürdigt werden kann" (S.165). Sophie Zerchin beschreibt die Psychose aus eigener Erfahrung als von außen, nicht von innen kommend. Es seien ‚eingegebene' Gedanken und Vorstellungen, antreibende Impulse oder fremde Stimmen, die nicht zum eigenen Ich gehören.

Von hier ist der Weg nicht weit zu der Vorstellung, eine Inbesitznahme durch einen Dämon oder durch göttliche Fügung zu erleben. Mundhenk spricht von „Besessenheit, Faszination, Bannung, Ergriffenheit", die jeweils „zu Chiffren der Überwältigung durch das Numinose" werden, das mit dem Gefühl der Ohnmacht gegenüber dem Übernatürlichen einhergehe (S.166). Es sei, als ob überweltliche Mächte, die nach eigenen Regeln spielen, vom Menschen Besitz ergreifen.

Das von seinen gewohnten Grenzen befreite Ich erkundet neue Welten. Auf den höheren Geistebenen existiert kein Zeitgefühl mehr; hier weht der ‚Atem der Ewigkeit'. Es ist, als seien plötzlich unbekannte Türen geöffnet worden. Der Urheber jener Erfahrung wirkt wie eine auswärtige Macht, die sich der individuellen Psyche nähert, zu ihrer Befreiung beiträgt und sie gleichzeitig in Gefahr bringt. Sie wird zum Empfänger und auch zum Opfer einer Ergriffenheit, welche die Existenz in ihren Grundfesten erschüttert.

Es kommt zu einem Gegensatz zwischen der allgemein anerkannten Realität und den erschütternden Grenzerfahrungen, die auf unterschiedliche Weise verarbeitet werden. In demselben Maße, wie der Psychotiker die innere Wandlung als Gefährdung oder sogar Vernichtung des Selbst erlebt, existiert auch die Möglichkeit, sie als Bereicherung und Vervollkommnung zu verstehen.

Ein geheimnisvolles Verbundensein aller mit allem, wie es bei Sophie Zerchin geschildert wird, ist als Merkmal der akuten schizophrenen Erfahrung bekannt. Diese Verbundenheit wird offensichtlich dann wahrgenommen, wenn das Ich-Bewusstsein sich lockert und der eigene Wille zurücktritt. Die Subjekt-Objekt-Grenze ist zugunsten einer kosmisch-symbiotischen Vereinigung aufgehoben, wie dies in der Weltanschauung des New Age propagiert wird: „Der erleuchtete Mensch erfährt die vollkommene Einheit mit seiner Seele. Er erfährt die Schöpfung, wie seine Seele sie erlebt", schreibt R. Schache (S.174). Gott wird im eigenen Innern erfahren, im Rückzug von der äußeren Welt.

Von der psychotischen Gratwanderung wird eine neue Empfindlichkeit mitgebracht. Die Psyche reagiert auf das Leben und seine Ungereimtheiten mit erhöhter Sensibilität. Für schizophrene Menschen hat die Begegnung mit dem Übersinnlichen aber auch bedrohliche Seiten, wenn z.B. ein zürnender Richtergott erscheint, der das Ich in eine existentielle Krise treibt. Die Gottheit weckt neben ehrfürchtiger Scheu vor allem Furcht und Grauen und scheint durch eine unüberbrückbare Kluft von den Menschen getrennt. Die Begegnung mit den destruktiven Zügen der Gottheit hat Ähnlichkeit mit dämonischen Einflussnahmen. (Vgl. hierzu auch: B. Waßmann, Dämon und Engel).

„Warum musste ich nach den Sternen greifen?" fragt sich ein Patient nach einer psychotischen Episode (bei U. Lessing, S.28). Nun ringt er mit seinen Ängsten und hat den Eindruck, eine Mauer befinde sich zwischen ihm und anderen Leuten. Ein anderer Patient beschreibt seine beängstigenden Erfahrungen folgendermaßen: „Die Welt war der Atem eines Wesens, das so groß war wie das Universum. Und dieser Atem schien mich zu verschlucken. Ich wehrte mich mit Händen und Füßen, mit allem, was ich war."

Nicht allein okkulte Praktiken, sondern auch die Suche nach Erweiterung der bewussten Wahrnehmung kann jemanden auf Abwege bringen, auf denen er sich gründlich verirrt. Viele unerfahrene Menschen auf der Suche nach dem Sinn des Lebens verfangen sich in den

Fallstricken des Astralreichs, weil die Gefahren immer noch weitgehend unbekannt sind. Daran wird sich wahrscheinlich auch in Zukunft nicht viel ändern.

Von kirchlicher Seite werden in der Regel grundsätzliche Bedenken gegen den Verkehr mit der Geisterwelt geäußert. Diese Kritik bedarf einer differenzierten Betrachtungsweise, denn die Zeiten haben sich gewandelt. Die Einteilung der geistigen Welt in lichte und dunkle Kräfte kann in dieser Form nicht ohne weiteres aufrechterhalten werden. Simple Erklärungsmuster bieten Menschen, die an spirituellen Erfahrungen interessiert sind und die genügend Mut und Bereitschaft mitbringen, gewisse Risiken auf sich zu nehmen, keine angemessene Unterstützung. Das Unwissen der meisten Menschen ermöglicht es dunklen Mächten, immer wieder ahnungslose Opfer zu finden, die sich blindlings in ihren Schlingen verfangen.

Im Verlauf einer spirituellen Entwicklung öffnen sich die feinstofflichen Energiezentren des Probanden. Die persönlichen Grenzen scheinen sich aufzulösen und das Empfinden, mit der Umwelt, mit anderen Menschen oder dem gesamten Universum eins zu werden, vermittelt ein nie gekanntes Einheitserleben. Dem Probanden offenbart sich eine Erfahrung von Unendlichkeit und Weite, von überschwänglicher Freude und Ekstase.

Wenn sich die Grenzen auflösen, existieren keine Polaritäten mehr, kein Ich und Du; die Gegensätze sind verschwunden. Das Ziel der spirituellen Entwicklung, die *Unio mystica*, hebt alle Gegensätze auf. Es findet eine Vereinigung statt, die keine Begrenzungen kennt. Auch das Zeitgefühl ist nicht mehr vorhanden. Das Ich-Bewusstsein bleibt zwar erhalten, es wird aber in einer Weise erweitert, die das Gefühl vermittelt, mit allem, was existiert, verbunden zu sein.

Wenn eine Verschmelzung mit der Unendlichkeit stattfindet, berühren sich Anfang und Ende; Vergangenheit, Gegenwart und Zukunft fließen zusammen; alles ist miteinander verbunden und getrennt zur gleichen Zeit. Die Ich-Identifikation spielt keine Rolle mehr. Zwischen Ich und Du, zwischen der normalen Alltagsrealität und den inneren Welten, wird keine Unterscheidung mehr getroffen.

Die amerikanische Schriftstellerin G.A. Fraser erzählt, dass sie sich in Zuständen der Entgrenzung mit den Formen der Landschaft tief verbunden fühlt. „Ich habe nicht länger das Gefühl, die Landschaft bloß zu durchstreifen, vielmehr empfinde ich mich als einen Teil von ihr. Das Gefühl des Einsseins und der Zugehörigkeit ist sehr stark und erschütternd" (S.44).

Gipfelerlebnisse dieser Art werden von wissenschaftlich orientierten Psychiatern häufig mit geistigen Erkrankungszuständen verwechselt. Dabei handelt es sich um übernormale, nicht um abnorme Phänomene, die Teil einer Initiation sind, erklärt der amerikanische Psychologie A. Maslow. Wird der Prozess nicht unterbrochen oder behindert, hat die Persönlichkeit die Chance, in ihrer Entwicklung einen bedeutsamen Schritt weiter zu kommen.

Ärzte und Psychotherapeuten könnten im Grunde dazu beitragen, derartige Zusammenhänge bekannt zu machen, denn nur die rechtzeitige Aufklärung kann, zumindest bis zu einem gewissen Grad, vor Fehlentwicklungen schützen.

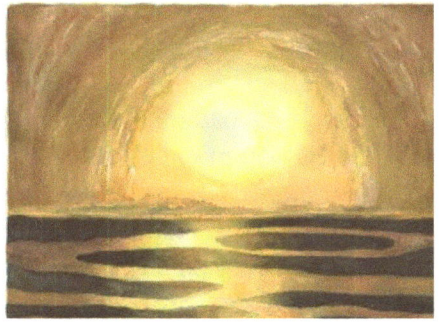

Sinnsuche und Krise

Kundalini-Erwachen oder Schizophrenie?

In einer Psychose gerät man in die unsichtbare Welt,
in die Welt des Geistes, in der
alles möglich ist."

Mit dem Aufstieg der Kundalini-Energie beginnt eine Transformation, die alle Elemente des Seins umfasst. Allerdings geschieht das Kundalini-Erwachen häufig ungewollt durch intensiv betriebene Yoga-Übungen, meditative Praxis, sexuelle Rituale, Geburtserlebnisse, traumatische Erfahrungen, Gebete, asketische Praktiken oder Drogenkonsum. Am Anfang sollte sich er Betroffene darüber klar werden, ob die Symptome, die sich bemerkbar machen, tatsächlich auf eine Aktivierung der Kundalini-Energie zurückzuführen sind.

Im Westen geschieht eine unbeabsichtigte Erweckung der Kundalini meist durch jahrelanges Meditieren, Energieübungen, psychoaktive Substanzen oder religiöse Exerzitien. Auch esoterische Kurse können einen Kundalini-Schub auslösen. Leider stehen die Leiter der Kurse nach Ansicht von T. Braid - die auf persönliche Erfahrungen zurückblickt - dem Phänomen eher hilflos gegenüber. „Man spielt also im wahrsten Sinne des Wortes mit dem Feuer", schreibt sie sarkastisch.

Die Autorin beklagt das Informationsdefizit im Hinblick auf die ‚Schlangenkraft', da viele Betroffene, die mitten im Prozess stecken, von Ärzten immer noch eingleisig als psychotisch eingestuft und mit Psychopharmaka behandelt würden. Auch Meditationsleiter und Yogalehrer seien kaum fähig, ein Erwachen der Schlangenkraft als das zu erkennen, was es ist. So käme es, dass die Betroffenen meist weitgehend allein dastehen, wobei westliche Therapiemethoden die Sache eher noch verschlimmern.

„Wer mitten in einem Kundalini-Energieprozess drin steckt, soll nicht versuchen, diese Energie irgendwo hinzuleiten oder auf irgendeine Weise zu kontrollieren, es sei denn, er werde von einem weisen und erfahrenen Lehrer gelenkt", erklärt E. Wälti. „Es ist besser, sich einfach der *innewohnenden Intelligenz dieses Prozesses* zu überlassen, als sich unqualifizierten Personen anzuvertrauen." In der akuten Phase sollten Meditationen, Yogapraktiken sowie Atemübungen (wie z.B. *Pranayama*) unterbleiben, bis der Organismus wieder zu einer Balance zurückgefunden hat. Hilfreich sei es, stattdessen einen intensiveren Kontakt zur Erde zu suchen durch Spazierengehen, Gartenarbeit etc.

In der gängigen Literatur zur Erweckung der Kundalini fehlen meist Hinweise auf die möglichen Gefahren. Einige wenige Ausnahmen sind erwähnenswert. L. Sannella hat bezüglich der Aufklärung über das Kundalini-Phänomen Pionierarbeit geleistet. Er schreibt: „Der Kundalini-Prozess steht außerhalb der Kategorien ‚normal' und ‚psychotisch'. Ein Mensch, der diese einschneidende psycho-physiologische Transformation durchlebt, macht Erfahrungen, die weit vom Normalzustand entfernt sind, obgleich gewöhnlich nicht ein solcher Grad der Desorganisation erreicht wird, dass man sie als psychotisch bezeichnen müsste" (S.12).

Wichtige persönliche Erfahrungsberichte haben Gopi Krishna und I. Tweede übermittelt. Dennoch ist der derzeitige Informationsstand nach wie vor unzureichend, wenn es um die Krisenbewältigung bei Kundalini-Symptomen geht. Die beiden Autorinnen Rita Gudat und Birgit Hassenkamp haben das Erwachen der Kundalini selbst erlebt und erzählen in authentischer Weise von ihren Erfahrungen. Offenbar ist die Zeit gekommen, in der sich Personen mit spirituellen und okkulten Erlebnissen für Aufklärung und die Verbreitung von Informationen einsetzen. Sie haben es sich aus persönlichem Anlass zur

Aufgabe gemacht, über die Phänomene sowie über psychopathische Entgleisungen aufzuklären (s. Internet unter: www.kundalini-erwachen.de).

Von Experimenten und Selbstversuchen rät B. Hassenkamp dringend ab. Sie schreibt: „Dieser Prozess sprengt alle Vorstellungen, die wir über Transformation haben. Er sprengt alle Grenzen dessen, was wir als Menschbewusstsein kennen. Er sprengt alle Vorstellungen von Gott und seiner Welt. Der Mensch, der diesen Prozess durchwandert, wird von dem engen Gefängnis des Körpers, der Seele und des Geistes herausgesprengt in ein globales, allumfassendes, verstehendes, formloses Nicht-Bewusstsein." [5]

Es ist kaum möglich, die vielfältigen Erscheinungsformen des Kundalini-Prozesses mit Worten zu beschreiben. Er geht mit Tönen, Schwingungen, Farben und Lichterscheinungen einher und lässt sich in seiner umfassenden Erlebnisqualität kaum begreifen oder darstellen. Während die Kundalini aufsteigt, muss die Persönlichkeit, bildlich gesprochen, fest im Sattel sitzen und darf die Zügel nicht aus der Hand geben. Sie sollte bereit sein, Vergangenes hinter sich zu lassen und sich für ganz neue Möglichkeiten des Seins zu öffnen.

Kundalini muss man selbst erlebt haben, um sie in ihrer Tiefe verstehen zu können, erklärt B. Hassenkamp. „Alle anderen, die nicht in diesem Prozess stehen, können nicht im Ansatz nachvollziehen, was die Menschen durchleben, während der Jahre des Aufstiegs und des Durchbruchs der Kundalini. Die Schlangenkraft kann sich wie eine leichte Brise zeigen, aber auch wie ein gewaltiger Sturm." Bei jedem Einzelnen verläuft der Prozess unterschiedlich, doch es zeigen sich auch etliche Parallelen.

---

[5] Während eines spirituellen Seminars lernte ich eine Teilnehmerin kennen, die nicht stillzusitzen konnte. Nach meditativen Übungen war in ihr die Kundalini-Energie erwacht, die nun unentwegt aktiv war und die Wirbelsäule hinaufstieg. Leider war niemand in der Lage, ihr einen Rat zu geben.

Auf das unbeabsichtigte, spontane Kundalini-Erwachen ist im Westen kaum jemand vorbereitet. Diagnostiziert wird in den meisten Fällen eine schizophrene Erkrankung, was dem Geschehen aber in keiner Weise gerecht wird. Für A. Doerne ist das Kundalini-Syndrom „eine psychosomatische Angstreaktion auf die feinstoffliche Energie, dabei drückt sich die Angst in Form von inneren Blockaden und Fixierungen aus" (vgl. Internet: www.lebensentfaltung.com).

Durch spirituelle Übungen wird manchmal sehr viel Energie freigesetzt. Doch das Energiesystem des Körpers ist aufgrund energetischer Blockaden auf eine hohe Ladung von Energie nicht immer vorbereitet. Für A. Doerne ist das Energiesystem „ein direkter Ausdruck unseres körperlichen und geistig-emotionalen Zustands, unseren Prägungen und Erfahrungen entsprechend. Um mit einer hohen Ladung von Energie zurechtzukommen, muss die Energie frei und gleichmäßig fließen können" (in: Yoga Aktuell, Heft Juni/Juli 2015). Voraussetzung hierfür sei die Verarbeitung verdrängter, meist schmerzhafter Erfahrungen und die innere Reinigung.

Eine Krise entsteht nach Auffassung von Ch. Peltzer, Ärztin für Psychiatrie und Psychotherapie, wenn die neuartige Energie, die sich im Körper ausbreitet, nicht angenommen wird. „Weil der Körper ungenügend darauf vorbereitet ist, stößt der Energiefluss auf Widerstände und Blockaden. Mögliche Ursache dafür sind: fleischliche Kost, Nikotin, Alkohol, das Fehlen von Yogapraxis und Meditation" (s. Internet: Spirituelle Krise – was kann man tun?).

Bei der Behandlung psychotischer Patienten sollte grundsätzlich auf die Unterscheidung zwischen schizophrenen Schüben und den Anzeichen der Kundalini-Energie geachtet werden. Schizophrenie ist eine psychische Erkrankung, die einen Menschen daran hindert, seine Persönlichkeit zu entfalten, während der Kundalini-Prozess aufbauende Potentiale freisetzt. Trotz der Ähnlichkeiten im Erscheinungsbild sind die Unterschiede dennoch sichtbar.

Eine schizophrene Erkrankung entsteht aufgrund von fehlerhaften Wahrnehmungen und unzulänglichen Denk- und Reaktionsweisen, die eine Person immer stärker in problematische Situationen hineinmanövrieren. Dies verhält sich beim Erwachen der Kundalini grundlegend anders: Die Betroffenen verfügen über genügend innere Stärke und das Potential, über kurz oder lang mit den teilweise sehr heftigen Begleiterscheinungen fertig zu werden. Ein unter Schizophrenie leidender Mensch ist meist auf Hilfe von außen angewiesen, da er häufig nicht imstande ist, die einfachsten Dinge des Alltags zu bewältigen. Diese Schwächen finden sich höchst selten bei Menschen mit Kundalini - Erfahrungen.

Viele schizophrene Menschen sind sehr an spirituellen Themen interessiert, nicht zuletzt aufgrund der besonderen Erfahrungen und Einsichten, die ihnen zuteil werden. Oftmals ist ihnen der Lebenssinn abhanden gekommen, daher fällt es ihnen schwer, sich von sinnstiftenden Themen abzuwenden. Sie sind auf der Suche nach einem Ausgleich für ihr freudloses Dasein. Die übernatürlichen Fähigkeiten, die oft mit der Kundalini einhergehen, die sogenannten *Siddhis*, weisen Ähnlichkeiten in beiden Gruppen auf. Zum Teil berichten auch Schizophrene von paranormalen Erlebnissen und verfügen über erstaunliche Einblicke in übersinnliche Bereiche.

Die Erlebnisse, die ihnen womöglich aufgrund einer mangelhaften inneren Abgrenzung zuteil werden, bedeuten für sie eine willkommene Abwechslung in ihrem tristen Dasein. Daher halten sie daran fest und geraten, indem sie ihr Interesse vermehrt der Geisterwelt zuwenden, immer tiefer in ausweglose Situationen, in die sie sich verstricken, je geringer die innere Distanz wird. Ein Teufelskreis entsteht, der oft nur schwer von außen durchbrochen werden kann.

Das Bewusstseinsfeld verliert im spirituellen Entfaltungsprozess nach und nach seine individuellen Begrenzungen. Dies geschieht auf unterschiedliche Art und Weise. Eine Durchlässigkeit für fremde Einflüsse kann dann eintreten, wenn die Persönlichkeit zu schwach ist, ihre Grenzen aufrechtzuerhalten und zu bewahren. Wenn die Anforderungen oder Einflussnahmen von innen und außen derart überfordernd sind, dass sie nicht bewältigt werden können, bricht das Ich-System zusammen.

Durchlässige Grenzen erzeugen manchmal den Anschein eines spirituellen Fortschritts, der aber vor dem Hintergrund einer Ich-schwachen Persönlichkeit nicht stattfinden kann. Die Persönlichkeitsstruktur weist noch nicht genügend Stärke auf, um das Wagnis einer geistigen Entwicklung einzugehen. *Der Filter ist nicht fein genug und dunkle Mächte, denen normalerweise der Zugang verwehrt ist, finden vermehrt Eingang in den persönlich abgegrenzten Bereich.* Mit dem Kundalini-Aufstieg ist eine solche Entwicklung nicht identisch.

Welcher Weg ist hilfreich, um psychotischen Patienten aus dem heillosen Durcheinander, in das sie geraten sind, hinaus zu helfen? Die therapeutische Arbeit gestaltet sich zunehmen schwierig, je mehr ein Mensch sich im unübersichtlichen Labyrinth der geistigen Irrwege verirrt hat. Er ist auf Abwege geraten, die den Horizont des gewöhnlichen Therapeuten bei weitem übersteigen. Die therapeutische Arbeit beschränkt sich zumeist auf Hilfsangebote, die den Patienten daran hindern sollen, völlig in wahnhaften Vorstellungen und Ängsten zu versinken.

Therapeutische Maßnahmen, die das Problem in seiner Tiefendimension erfassen und Einfluss darauf nehmen, sind äußerst mühsam und erfordern einen hohen Aufwand an Zeit, Geduld und Energie. Nur wenige Behandler finden sich in der Regel bereit, diesen Aufwand zu leisten und sich mit ihrer ganzen Persönlichkeit, mit allem, was ihnen zu Gebote steht, einzubringen.

Eine tiefgreifende therapeutische Arbeit ist nicht nur für den Patienten, sondern auch für den Therapeuten eine Gratwanderung. Auch seine Grenzen können ins Wanken gebracht werden, wenn sie nicht überaus stabil und festgefügt sind. Der therapeutische Einsatz verlangt ihm alles ab. Nicht selten unterliegt er und wird in der Folge von ähnlichen Phänomenen geplagt wie diejenigen, die er beseitigen wollte.

Wird die geistige Welt miteinbezogen und um Hilfe gebeten, steigen die Erfolgsaussichten einer Heilbehandlung um ein Vielfaches. Die geistige Welt kennt besondere Mittel und Wege, um dunkle Mächte zurückzudrängen und in ihre Schranken zu weisen, die einem Behandler normalerweise nicht zur Verfügung stehen. Eine wirksame Heilbehandlung sollte daher - wo immer es möglich ist – auch Interventionen seitens der höheren Geistwelt mit einbeziehen (vgl.: S. Sagan).

Allerdings sind höhere Geistebenen nicht in jedem Fall zum Eingreifen bereit. Die Zustimmung hängt von verschiedenen Faktoren ab: von den persönlichen Fähigkeiten und der Einstellung des jeweiligen Therapeuten sowie davon, ob der Hilfesuchende willens und in der Lage ist, die Unterstützung anzunehmen. Bei dem Patienten sollte die Bereitschaft erkennbar sein, Hilfe aus dem Geistigen zu akzeptieren und dunkle Kräfte fortan energisch von sich zu weisen. Andenfalls wäre der Einsatz auf Dauer wirkungslos.

Kundalini ist eine zügellose, unbeherrschbare Energie, die, wenn sie einmal aktiv ist, nicht unterdrückt werden kann. T. Braid nennt sie „rücksichts- und erbarmungslos. Sowie Kundalini wach ist, wird sie sich der Psyche und des Körpers bemächtigen, wie sie will und wann sie will." Das Kundalini-Erwachen sei Segen und Fluch zugleich; es habe durchaus auch positive Aspekte. Auch machten sich die negativen Begleitsymptome nicht in jedem Fall bemerkbar.

In esoterischen Kreisen wird Kundalini oft in leichtfertiger Weise als ‚Heilenergie' oder ‚Aufstiegsenergie', die von *Gaia* ausgeht, bezeichnet. Die Autorin widerspricht dieser Auffassung ganz entschieden. Sollten im Organismus irgendwelche Störungen oder Krankheiten vorhanden sein, wird ein Kundalini-Prozess diese keineswegs heilen, sondern eher noch verschlimmern. „Alles, was ein Mensch ist, was er denkt und fühlt, im negativen wie im positiven, wird durch Kundalini verstärkt", gibt T. Braid zu bedenken.

In krisenhaften Zeiten ist es dringend geraten, sofort die meditative Praxis und Energiearbeit zu unterbrechen und auf jegliche Energie-Übertragungen (z.B. Reiki u.ä.) zu verzichten. Positive, aufbauende Gedanken und Achtsamkeit in allen Lebensbereichen wirken unterstützend, um schwierige Zeiten zu überstehen. Dem Resonanzgesetz zufolge erntet jeder das, was er einst gesät hat, d.h. konstruktive Gedanken machen sich über kurz oder lang bemerkbar.

Eine achtsame Haltung macht die Psyche zunehmend unangreifbar für dunkle Geistenergien, auch wenn das nicht sogleich zu spüren ist. Der mediale Kontakt zum Höheren Selbst lässt zudem neue Impulse und Ideen in die Gedankenwelt einfließen, was eine deutliche Verbesserung der Situation bewirkt.

Schamanische Krisen

In einer Psychose gerät man in die unsichtbare Welt,
die für ‚normale' Menschen nicht sichtbar ist;
in die Welt des Geistes, in der
alles möglich ist

Die Aufgabe von Schamanen besteht darin, der Gemeinschaft und dem Einzelnen in kritischen Momenten des Daseins beizustehen. Sie üben daher bei Naturvölkern eine wichtige soziale Funktion aus. In existentiellen Krisen, in denen der Mensch in Gefahr ist, seine Identität, d.h. seine Seele, zu verlieren, greift der Schamane ein. Unter Anwendung magischer Kenntnisse setzt er eine Heilung in Gang.

Die Gefahr des Identitätsverlustes bedroht auch Menschen, die unter schweren Bewusstseinsstörungen leiden, in der westlichen Welt.

Die Rolle des Schamanen entspricht zu einem gewissen Teil derjenigen, die moderne Therapeuten, Heiler und Seelsorger einnehmen.

Ohne ausreichendes Verständnis für transkulturelle Besonderheiten wurde über einen langen Zeitraum hinweg der Schamanismus mit psychotischen Krankheitsbildern gleichgesetzt. So behauptete K. E. Müller: *„Zwischen Schamanismus und Psychose bestehen grundlegende Zusammenhänge, weshalb psychotisches Verhalten in ersterem eine gewisse Erklärungsgrundlage hat."*

Manche Autoren glaubten, der Schamanismus hänge mit Hysterie und epileptischen Anfällen zusammen und sei eine grundlegend psychopathologische Erscheinung (vgl.: J.U. Haas, S.70). Das für Außenstehende seltsam scheinende Verhalten von Schamanen, medialen Heilern und Priestern ließ bei einigen westlichen Forschern den Verdacht aufkommen, die Heiler selbst wären nicht frei von psychotischen Störungen.

Die Psychologie der Naturvölker weist zwar Analogien zu psychopathologischen Phänomenen auf, diese werden aber weitgehend als normal angesehen, da sie eingebettet sind in den jeweiligen kulturellen Zusammenhang. Dennoch sind die Krisen, unter denen angehende Schamanen leiden, nicht einfach zu verkraften.

Ein Schamane erzählt bei W. Lenssen seine Leidensgeschichte. „Die Geister und Wesen aus der Geisterwelt, die ich um mich herum sah, die Stimmen, die ich um mich herum hörte, und die Botschaften, die mir ständig aus jener Welt vermittelt wurden, machten mich verrückt. Ich konnte nicht damit umgehen und wurde psychotisch. In einer Psychose gerät man in die unsichtbare Welt, die für ‚normale' Menschen nicht sichtbar ist; in die Welt des Geistes, die wirklich um uns herum besteht und in der alles möglich ist" (S.45f.). Insgesamt fünfmal litt er unter schweren psychotischen Störungen, in deren Verlauf er in einer Anstalt untergebracht war.

Zuletzt gelang es ihm, aus eigener Kraft und ohne Medikamente die Untiefen der psychischen Störung hinter sich zu lassen. Er nannte sich von da ab Schamane, „da Schamanen in einer traditionellen Kultur häufig psychotische Figuren sind, die eine vergleichbare Krise durchlebt haben. Nur werden sie in ihrer Kultur nicht in einer Anstalt eingesperrt, sondern müssen alleine in den Urwald, auf den Berg, um dort ihren Kampf mit der Geisterwelt zu kämpfen." Sie kehren zurück mit speziellen Kenntnissen über Krankheiten und Methoden der Heilung. Eine psychotische Episode kann unter diesem Gesichtspunkt als eine Art Ausbildung oder Einweihung verstanden werden.

Den ‚Einbrüchen' aus der Geisterwelt gehen häufig dramatische Erlebnisse, Visionen und Träume voraus. Es kommt zu epilepsieartigen Krampfzuständen, zeitweiligem Gedächtnisverlust, bizarren Verhaltensweisen etc. Die Anthropologie bezeichnet diese Zustände mit dem Begriff ‚Schamanenkrankheit'. Eine solche Person gilt in der Volksgemeinschaft als ‚erwählt', denn sie wurde von unsichtbaren Geistmächten zu einem Leben als Heiler und religiöser Führer ausersehen.

Die Anzeichen einer Schamanenkrankheit sind:
- ◉ Schlaflosigkeit und Übelkeit,
- ◉ Zittern am ganzen Körper; Schwindelanfälle,
- ◉ ein Gefühl der Schwere in den Gliedern, das bis zu Lähmungen gehen kann,
- ◉ unspezifische Schmerzen im Unterleib und im Kopf,
- ◉ Druckschmerzen im Rücken,
- ◉ stechende Schmerzen in der Herzgegend,
- ◉ krampfartige Schmerzen im ganzen Körper,
- ◉ das Empfinden der Trunkenheit.

Gesteigerte innere Unruhe, erhöhter Aktivitätsdrang, Desorientiertheit und Streitsucht sind ebenfalls Merkmale der ‚Berufung', unter denen alle angehenden Schamanen mehr oder weniger stark leiden. Häufig fallen sie in Ohnmacht oder sinken in einen tiefen Schlaf, aus dem sie ohne die leiseste Erinnerung erwachen.

Schwerwiegende Symptome der ‚Schamanenkrankheit' können die angehenden Heiler in eine tiefe Krise stürzen. Sie erleiden einen weitgehenden Kontrollverlust. Einige fügen sich selbst körperlichen Schaden zu oder steigern sich in Wutanfälle hinein. Es kommt zu streitsüchtigem Verhalten und blasphemischen Beschimpfungen. Viele von ihnen werden von Hyperaktivität geplagt. Sie jagen im Haus herum, steigen aufs Dach oder rennen in die Wildnis. Ihre Störungen bringen sie nicht selten an den Rand des Todes.

„Das Leiden kann solche Ausmaße annehmen, dass der Berufene sterben und sich selbst aufgeben möchte, nur um dem Leidensdruck und der Verwirrung zu entkommen. Wird die Befähigung zum Heiler nicht rechtzeitig oder überhaupt nicht erkannt, kann die Berufskrankheit… zu geistiger Umnachtung oder Tod führen", berichtet A. Schenk „Vom Kranken und Leidenden bis hin zum ‚Verrückten' ist es nur ein kleiner Schritt" (S.74).

Ein Transformationsprozess kann ganz plötzlich, ohne Vorankündigung, einsetzen, oder sich sanft und allmählich entwickeln, indem sich der Schamanenlehrling zunächst merkwürdig fühlt. A. Schenk beschreibt die ‚Neugeburt durch Krankheit und Leiden': „Kommt die Berufung plötzlich, dann erschüttert dieses Erlebnis das Individuum, es entsteht eine Zäsur im Leben. Über den Berufenen bricht mit aller Gewalt etwas herein, dessen er sich nicht erwehren kann. Diese Macht scheint, wie es alle Neulinge fühlen, ‚von außen' zu kommen. Die im veränderten Bewusstseinszustand stattfindende Begegnung mit nicht-menschlichen Wesenheiten und Naturkräften, die Botschaften und Zeichen übermitteln, löst Schrecken und Todesangst aus…" (S.73f.). Einer der angehenden Schamanen berichtet, wie er von einem auf ihn zurasenden Wirbelwind erfasst wird und daraufhin in Ohnmacht fällt.

Eine allmählich einsetzende Entwicklung beginnt mit einer Phase geistiger und körperlicher Beeinträchtigungen, die sich über Jahre hinziehen kann. Übermäßige Nervosität und innere Unruhe geht einher mit allgemeiner Schwäche und Anfälligkeit. Oft bedarf es dann nur noch eines geringfügigen Anlasses - wie bspw. der Aufenthalt an einem Kraftort -, welcher der auslösende Moment für die erste unkontrollierte Trance bzw. ‚Gottbesessenheit' ist. Eine schwache psychische und körperliche Konstitution scheint die Voraussetzung zu sein für die Inkorporation durch ein Geistwesen, das den Körper in Besitz nimmt.

Schamanische Tranceerlebnisse sowie die ‚Gottbesessenheit' von Orakelheilern weisen etliche Parallelen zu Besessenheitssymptomen in westlichen Ländern auf. A. Schenk, die mehr als zwanzig Orakelheiler in Ladakh aufgesucht hat, war ermächtigt, selbst an Trancesitzungen teilzunehmen. Sie bezeichnet ‚Verrücktheit' als vorrangiges Berufungsmerkmal aller Orakel (S.32).

Viele laufen von zuhause fort, rennen wie Tobsüchtige durch die Gegend und fangen bei jeder Gelegenheit Streit an. Dann wieder führen sie wirre Reden oder sind völlig geistesabwesend. Vor allem zu dem Zeitpunkt, an dem sich die Kraft zum erstenmal bemerkbar macht, fühlen sich die Probanden sehr unwohl, da sie unter körperlichen Schmerzen und Beklemmungsgefühlen leiden.

Die Beurteilung der Wesensveränderung von ‚Berufenen' wird in der Volksgemeinschaft nach Maßstäben vorgenommen, die von westlichen Denkweisen grundlegend abweichen. In Ladakh wird „scharf unterschieden zwischen dem, was unserer psychiatrischen Definition nahe kommt, und den lha, was eine Verwandlung darstellt, eine Öffnung für höhere Mächte. Da wir diese doppelte Bewertung abnormer Zustände nicht kennen, wird es für einen westlichen Menschen schwierig sein, ein verständnisvolles Verhältnis dafür zu bekommen", bemerkt A. Schenk (S.38).

K.E. Müller sieht auffällige Übereinstimmungen zwischen Schamanentum und den Krankheitssymptomen der Schizophrenie. Teilweise entsprechen die Erlebnisse Schizophrener unmittelbar den Initiationserfahrungen, denen sich werdende Schamanen ausgesetzt sehen: „Schizophrene erfahren zum Beispiel *Umwandlungen* ihrer Persönlichkeit, die mit einer Rückbildung in den Kindheitszustand („infantile Regression') beginnen und zudem als *Wiedergeburtsprozess* erlebt werden können: sie fühlen sich absterben und anschließend, durch eine erneute Geburt, ins Leben zurückkehren. Manche träumen dabei und „sehen', wie ihr Kopf durch einen Messerschnitt vom Rumpf getrennt und ihr Körper *bis auf die Knochen* in Stücke zerlegt, beispielsweise „zersägt' wird" (S.107).

Manche Patienten haben das Empfinden, sich in irgendein Tier, in ein Pferd, Huhn oder Fisch, zu verwandeln. Auch Flugerlebnisse kommen vor, die den Eindruck vermitteln, tatsächlich vom Boden abzuheben, durch Wände zu gehen und zum Himmel hinauf zu fliegen. „Und nicht zuletzt schließlich zählt auch der Geisterglaube zu den charakteristischen „Symptomen' der Schizophrenie. Die Kranken sehen ihre Umwelt vor allem von Unheilsgeistern erfüllt, lauernd, allezeit auf dem Sprung, die Menschen zu quälen, sie *krankzumachen* und Besitz von ihrer Seele zu ergreifen... Gute Geister dagegen sind dem Kranken *behilflich*, schützen und stärken sie, stehen ihnen in Notsituationen bei", berichtet Müller (S.108).

Doch ein unmittelbarer Zusammenhang zwischen Schizophrenie und den Erlebnissen von Schamanen kann nicht ohne weiteres hergestellt werden, denn schamanische Heiler fallen der Krankheit lediglich während der Zeit ihrer Berufung zum Opfer. Später sind sie fähig, die „Symptome' zu beherrschen, da sie Selbstkontrolle und Widerstandkraft erworben haben. Sie bedienen sich ihrer während der Séancen, und die Geister, die gerufen werden, entfernen sich anschließend wieder.

J.U. Hass ist auf dem richtigen Weg, wenn er darauf hinweist: „Aber selbst extreme Formen der sog „Schamanenkrankheit' (tiefe Depressionen, an Schizophrenie erinnernde Verwirrungszustände etwa) dürfen nicht mit psychiatrischen Krankheitsbegriffen belegt werden... Die Ausnahmezustände von Schamanen-Adepten haben eine ganz bestimmte Funktion, zu deren Veranschaulichung wir uns das animistische Weltbild schamanischer Gesellschafen vor Augen führen müssen" (S.291 f.).

Die schwierige, verwirrende Zeit der Berufung ist in der Regel nur vorübergehend; sie bildet die Grundlage des Trancezustandes und der Gottbesessenheit. Ein Wandlungsprozess vollzieht sich im Innern, ein ‚Umbau' des Bewusstseins findet statt.

In der neuzeitlichen Wissenschaft stieß der Schamanismus mit seinem Geisterglauben und der Überzeugung, Vorgänge in der Natur auf ‚magische' Weise beeinflussen zu können, lange Zeit auf eine durchweg kritische, ablehnende Haltung. Eigenen Aussagen zufolge begegneten den Schamanen seltsame Geisttiere und Geistwesen, die sich ganz in ihrer Nähe aufhielten und sich mit ihnen unterhielten. Derartige Phänomene wurden auf psychopathologische Ursachen zurückgeführt.

Personen, die mit der schamanischen Praxis in Verbindung standen, galten lange Zeit als nervlich äußerst instabil und wurden nicht für vollwertig erachtet. Oder sie wurden als manifest geisteskrank eingestuft. Irgendeine Form ‚psychischer Dissoziation', eine Spaltung der Persönlichkeit, wurde als erwiesen angenommen. Fast alle „hielten die Schamanen zumindest für ‚nervenkranke Subjekte', eigentlich aber für ‚echte' Psychopathen, mal für Hysteriker, mal für Epileptiker, mal für Schizophrene", erzählt Müller (S.102).

Bei den meisten Schamanen wurde von der ‚arktischen Hysterie' ausgegangen, unter der besonders Menschen im hohen Norden, die unter extremen klimatischen Bedingungen ihr Dasein fristen, zu leiden haben. Die Krankheit äußert sich in Angstzuständen, Weinkrämpfen, periodischen epileptisch scheinenden Anfällen und einem Zwang zur Imitation, wobei Bewegungen und Körperstellungen anderer zwanghaft nachgeahmt sowie Wörter und Sätze nachgesprochen werden.

Nach ausgiebigem Singen und Tanzen erleiden die Betroffenen einen Kollaps und versinken anschließend in einen apathischen Dämmerzustand. „Während des Anfalls hören sie Stimmen und Gesang und werden meist auch von angsterregenden Visionen heimgesucht, beispielsweise erscheint ihnen der ‚Teufel' mit einem Gefolge bizarrer Schreckensgestalten, die um sie herumtanzen und sie fortzuschleppen versuchen" (ebd., S.103). Von den Einheimischen werden die Anfälle auf Besessenheit zurückgeführt, als deren Auslöser Schockerlebnisse gelten.

Das abweichende Verhalten und Denken eines Menschen wird in Ladakh nicht grundsätzlich negativ bewertet, sondern man ist bestrebt, ein nützliches Mitglied der Gemeinschaft aus ihm zu machen. „Aus den Orakeln werden angesehene Mitglieder ihrer Kultur, vorausgesetzt sie stehen den Berufungsverlauf durch, absolvieren eine Ausbildung und zeigen durch ihre Heilpraxis die Wirksamkeit ihrer Mittel und Methoden. Sie haben dann eine soziale Initiation durchlaufen, die gleichzeitig ihre soziopsychische Störung beseitigt bzw. anerkannt hat", berichtet A. Schenk (S.71).

‚Berufungskrankheiten' und geistige Erkrankungen werden in Ladakh streng unterschieden: „Ist die Störung als ‚heilige Verrücktheit' erkannt, sanktioniert sie im Nachhinein alles Vorhergehende. Ein Gottbesessener ist nicht mehr dem Maß der Dinge und Werte der menschlichen Welt unterworfen, er ist frei davon und agiert gegen alle von menschengemachten Gesetze und Einrichtungen. Auf den Trümmern der alten Ordnung kann Neues entstehen: aus einem gewöhnlichen Menschen wird ein ‚Alles-Verrücker'. Er soll Kanal werden für die Welt der Götter.

Ziel der Berufung ist es daher, eine Öffnung für die immaterielle Welt zu schaffen, durch die sie sich in der Menschenwelt manifestieren kann: zwangsläufige Voraussetzung eines solchen Prozesses ist das Umwerfen der alten sozialen, seelischen Ordnung. In diese Leere und Undefiniertheit kann nun die Welt der Götter hineinwirken. Und die Bestimmung des Berufenen und Gottbesessenen heißt: er soll zum Heil und Segen der Bevölkerung wirken" (S.75).

Vor allem Personen mit wankelmütigem Charakter, solche, die seelisch und körperlich leicht aus der Fassung zu bringen sind, gelten als geeignet, um als Orakel zu wirken. Gerade diejenigen, die wenig innere Kraft und Selbstvertrauen besitzen, werden bevorzugt ausgewählt, da sie einer fremden Einflussnahme weniger Widerstand entgegensetzen, berichtet A. Schenk. Ziel der Berufung sei es, die erhöhte Sensibilität der Kandidaten auszunutzen und nicht etwa, sie zu unterdrücken. Der Geist der Vorfahren zwinge den jungen Menschen in sein Amt, auch entgegen dessen eigene Wünsche und Pläne.

Die Leiden, Schmerzen und die ‚Verrücktheit' der Kandidaten werden von der ortsansässigen Geistlichkeit auf die „im und um den menschlichen Körper ringenden nicht-menschlichen Wesenheiten" zurückgeführt (S.112). Dabei fällt es nicht immer leicht, zwischen Schutzgeistern und übelwollenden Wesenheiten, die allgemeine Verwirrung stiften, zu unterscheiden. Die Konfrontationen versetzen die Psyche in helle Aufregung.

Gelingt es den negativ wirkenden Geistern, verstärkt in einen Körper einzudringen und die hilfreichen Kräfte zurückzudrängen, zeigt das Opfer absonderliche Reaktionen. Wenn verschiedene Geistwesen gleichzeitig ins Bewusstsein dringen und für Verwirrung sorgen, ist es an der Zeit, einen geistigen Berater, einen Rinpoche, um Rat zu fragen. Sofern nichts unternommen wird, verstärkt sich der Zustand der heillosen Verwirrung und geistige Zerrüttung folgt daraus.

Einer der Rinpoches beschreibt das Eingreifen folgendermaßen: „...alle schädlichen Geistwesen müssen wir aus dem Körper treiben, weil sie den lha behindern würden, indem sie ihn verfolgen. Wir müssen rasch handeln. Alle Wesen können vertrieben werden. Und dann kommt nur noch der lha, wenn er mit den ihm gebührenden Gebeten gerufen wird". Ordnung schaffen heißt, den Geist „von den

ihn umklammernden negativen Kräften und Gedanken zu befreien"
(S.113f.).

Falls es gelingt, die negativen Wesen aus dem Bewusstsein und
dem Körper zu vertreiben, findet eine innere Reinigung statt. Nur die
lha-Kraft bleibt übrig. Unter gewissen Umständen ist es auch möglich, übelwollende Geister in Schutzgeister zu verwandeln. Das Negative, Kranke wird transformiert in das Aufbauende, Gesunde. Als
Therapie empfohlen wird eine Orakelausbildung, die den Betroffenen in die Lage versetzt, zukünftige negative Einflüsse fernzuhalten.
Die Umwandlung der Negativität ist Ziel und Zweck der Ausbildung.
Dabei gilt es, herauszufinden, ob die positiven Kräfte ausreichend
gestärkt werden können, damit die Gegenkräfte zurückgedrängt und
vertrieben bzw. umgewandelt werden. Doch bei weitem nicht aus
jedem psychisch gestörten Menschen kann ein Orakelheiler werden.

Spontan einsetzende Trancezustände kennzeichnen das Geschehen
während einer Berufung. Sie zeigen sich als Kontrollverlust, spontane Ausnahmezustände, Verwirrung und eine krampfartige Verstei-
fung der Gliedmaßen. Mit dem Krampf kündigt sich bereit die späte-
re Trance an, die Teil der Ausbildung sein wird.

„Alle gesammelten Berufungserlebnisse zeigen, wie sehr die Betroffenen unter der mangelnden Kontrolle, den unerwarteten abnormen Geisteszuständen und der gestörten sozialen Identität zu leiden
haben. Sie wissen nicht, was mit ihnen geschieht, ja viele erinnern
sich nicht mehr daran, was sie in diesem Ausnahmezustand überhaupt getan haben", erzählt A. Schenk (S.37). Dauern die Leiden, die
mit einer Berufung einhergehen, über einen längeren Zeitraum an, ist
das Leben des Kandidaten in Gefahr.

Doch die nervenaufreibende Zeit der Berufung ist normalerweise
nur vorübergehend. Sie bildet die Grundlage für das Erlernen der
Trance und der ‚Gottbesessenheit'. Während der Ausbildungszeit
zum Orakel lösen sich die Probleme weitgehend auf. Sollte der angehende Orakelheiler allerdings verschiedenen Lastern frönen (indem

er z.B. Alkohol im Übermaß konsumiert), wird sein Schutzgeist, der lha, nur undeutlich und schwach in Erscheinung treten und auch nur halbe Wahrheiten verkünden.

Gegen die undifferenzierte Gleichsetzung von schamanischen Praktiken und psychischen Erkrankungen erhoben sich bereits in der Vergangenheit Bedenken, da wichtige Gesichtspunkte bei der Bewertung ignoriert wurden. Während Kranke unwissentlich dem Leiden zum Opfer fallen und den Symptomen hilflos ausgeliefert sind, üben Schamanen nach einiger Zeit in gewisser Weise Kontrolle über die Situation aus.

Ekstatische Erlebnisse und Jenseitsreisen sind Teil der schamanischen Praxis. Mittlerweile herrscht die Auffassung vor, dass psychopathologische Faktoren zur Erklärung der schamanischen Phänomene nicht ausreichen. Wissenschaftliche Tests ergaben äußerst widersprüchliche Ergebnisse, weshalb die Ethnologen nur wenig zur Erklärung des Schamanismus beigetragen haben.

Dennoch ist der Vergleich der Erlebnisse von Schamanen mit psychopathologischen Erscheinungen höchst interessant, denn tatsächlich werden einige Parallelen sichtbar. Bei unvoreingenommener Sichtweise könnte die Betrachtung der Verhaltensauffälligkeiten auf beiden Seiten einiges zum Verständnis beitragen, wenn man den umgekehrten Weg der Bewertung ginge: Indem man davon absieht, schamanische Praktiken aufgrund der pathologischen Begleiterscheinungen generell zur Krankheit abzuwerten, sondern psychopathologische Verläufe im übergreifenden Zusammenhang schamanistischer Erfahrungen betrachtet, können die Beurteilungskriterien geändert werden. Ein erweitertes Verständnis psychotischer Krankheitsbilder wäre die Folge.

Im Gegensatz zur Psychoanalyse, die eine Ich-Stärkung als vorrangiges Ziel der Behandlung anstrebt, wird bei Schamanen der umgekehrte Weg eingeschlagen. Bei ihnen verbreitert sich die Kontaktfläche zwischen Bewusstem und Unbewusstem. Das erstarkende Unterbewusstsein ist dennoch nicht gleichzusetzen mit Chaos, denn es wird strukturiert durch das mythische Weltbild der Gemeinschaft, so dass sich der künftige Schamane nach seiner Genesung recht gut darin zurechtfindet (vgl.: J. Haas). Animismus, die ,Allbeseelung der Natur', spielt dabei eine große Rolle. Lieder ist für das westliche Denken eine solche Auffassung kaum nachvollziehbar.

Die Forscherin Margaret Mead gebraucht den Terminus *psychiatric imperialism* und kritisierte damit die Tendenz der Wissenschaften, ungewöhnliche Verhaltensweisen in starre Diagnose-Schemata zu zwängen. Die Neigung, eigene Vorstellungen und Werturteile als allein maßgeblich zu betrachten, während fremdartige Verhaltens- und Denkweisen als krank oder minderwertig abgelehnt werden, behinderte über lange Jahre hinweg das Denken in den psychiatrischen Einrichtungen. Leider ist es auch heute noch allzu oft anzutreffen.

Die absonderlichen Verhaltensweisen angehender Schamanen, die psychiatrischen Symptomen ähneln, treten in der Regel lediglich während der Zeit der Krise, der innerlich ausgetragenen Anfechtungen und Kämpfe auf. Sie verschwinden im Verlauf der Ausbildungszeit und mit dem Eintritt in das Schamanenamt.

Psychosen aus ganzheitlicher Sicht

Die für uns wichtigsten Aspekte der Dinge sind durch
ihre Einfachheit und Alltäglichkeit verborgen.
Ludwig Wittgenstein

Belastende Lebenssituation

Eine Psychose kann auf eine problematische Lebensführung aufmerksam machen, indem sie den Betroffenen darauf hinweist, dass er sich in einer Sackgasse befindet. Während psychotische Eposiden von Ärzten und Therapeuten durchweg kritisch beurteilt werden, betrachten die Betroffen die Dinge häufig aus einer ganz eigenen Perspektive. Eine Psychose kann einen Prozess in Gang setzen, der sich zwar sehr mühsam gestaltet, der aber einen Schlüssel liefert zum Verständnis der jeweiligen Lebenssituation.

Die psychische Überlastungssituation lässt aus dem Unterbewusstsein ungeklärte, bedrohliche Inhalte aufsteigen, während andererseits dem überforderten Bewusstsein tiefgehende spirituelle Erfahrungen zuteil werden. Die verschiedenen Erfahrungsebenen vermischen sich zu einem chaotischen Wirrwarr. Die Welt verwandelt sich in eine Welt der Symbole, der Zeichen und Bedeutungen, die auf etwas tiefer Liegendes verweisen.

Eine tiefgreifende Unzufriedenheit lässt viele den überwältigenden Wunsch verspüren, aus einer freudlosen Lebenssituation zu entfliehen, von heute auf morgen alle Brücken hinter sich abzubrechen und sich einfach auf den Weg zu machen. Leider müssen die meisten Aussteiger letztendlich erkennen, dass sie sich ohne ein wirkliches Ziel und ohne eine Idee, wohin die Reise gehen soll, nur im Kreise drehen. Das Leiden hört erst dann auf, wenn das Individuum einen konstruktiveren Entwicklungsweg gewählt hat.

Während manche psychotische Episode in ausweglose Situationen führt und ein Leben zerstört, können andere das Leben in neue Bahnen lenken. Jemand, der tieftraurig ist und im Innersten unglücklich, hat die Chance, durch eine psychotische Episode auf einen Weg der Selbsterkenntnis zu gelangen, bei dem sich ihm neue Perspektiven eröffnen. Eine klare Vorstellung vom Leben wirkt sich positiv auf die Verarbeitung der teils dramatischen Umgestaltung alles bisher Gekannten aus.

Der Weg in eine Psychose kann wie eine Befreiung wirken. Waren zuvor die Bedürfnisse und Wünsche in den Hintergrund gedrängt und starke Gefühle unterdrückt, bricht sich der seit langem im Innern brodelnde Aufruhr - ähnlich wie bei einem Vulkan - den Weg nach außen. Die Psychose bahnt den unterdrückten Emotionen eine Bahn. Es gilt, die innere Energie, die in einer psychotischen Krise steckt, zu begreifen und in angemessene Bahnen zu lenken.

Menschen, die an einer psychotischen Erkrankung leiden, sind sich überwiegend durchaus bewusst, was in ihnen vorgeht. Nach der Überzeugung von L. Süllwold und G. Huber erleben sie die Beschwerden als persönlichen Mangel, setzen sich damit auseinander und sind auf ihre Weise bemüht, mit dem Problem fertigzuwerden. Die beiden Autoren betonen, „dass die Betroffenen in ihrer Mehrzahl im Verlaufe der Erkrankung die meiste Zeit viel mehr Freiheit, kritische Distanz und Einsicht haben, als die klassischen, fast ausschließlich an Anstaltskranken gewonnenen Lehren annahmen ..." (S.40).

In psychotischen Symptomen sehen T. Dethlefsen und R. Dahlke den verzweifelten Versuch der Betroffen, die gelebte Einseitigkeit ihres Daseins wieder ins Gleichgewicht zu bringen. „In der Psychose lebt der Mensch seinen Schatten" (S.319). Der unterdrückte Teil in der Psyche wird sichtbar und holt in der psychotischen Episode mit hohem Energieaufwand all das nach, was bisher im Leben versäumt wurde: Ängstliche und sanfte Naturen fangen an zu toben, Personen mit festgefügten moralischen Grundsätzen geben Obszönitäten von sich und schüchterne, zurückhaltende Menschen entwickeln eine Neigung zum Größenwahn. Im manisch-depressiven Syndrom zeigt sich deutlich, wie schwierig es sein kann, die eigene Mitte zu finden.

„Der Wahnsinnige öffnet uns eine Tür zur Hölle des Bewusstseins, die in uns allen ist", behaupten die Autoren. Als ersten Schritt sehen sie die Erkenntnis, dass die Symptome durchaus ihren Sinn und ihre Berechtigung haben.

Falls es dem Ich gelingt, einen roten Faden in dem Durcheinander zu erkennen und wieder zu einer klar abgegrenzten Struktur zu finden, erhält das Dasein Sinn und Bedeutung durch einen Rahmen, welcher der Persönlichkeit Halt, Struktur und eine klare Richtung vorgibt. Ein fester Halt in der eigenen Identität und klare Werte im alltäglichen Dasein erleichtern es, mit der inneren Zerrissenheit umzugehen und einen erneuten Absturz in wahnhafte Realitätsverzerrungen zu verhindern.

Innere Wandlung

Mit wahnhaften Erlebnissen kann eine große Schaffenskraft einhergehen. Ein Kaleidoskop bunter Bilder regt die Psyche an; Texte fließen wie von selbst aus der Feder, das Musizieren gelingt ohne besondere Anstrengung. Kreative Veranlagungen nehmen einen ungeahnten Aufschwung.

Menschen mit Psychose-Erfahrungen empfehlen, sich mit dem Erleben in einer Weise auseinanderzusetzen, wie man es mit allen übrigen Erfahrungen auch tut, nämlich aus der Innenperspektive. Psychotische Erfahrungen können das Verständnis für das Sein in seinen umfassenderen Dimensionen erweitern. Die umgebende Realität erscheint in einem tieferen Zusammenhang.

Der Leidensdruck, dem die Psyche ausgesetzt ist, setzt einen Wandlungsprozess in Gang. Er zwingt das Individuum, der Erkundung des eigenen Innenlebens mehr Raum zu geben. Ein Bewusstseinsprozess kommt in Gang, in dem der Mensch seine persönliche Hölle, aber ebenso auch paradiesische Zustände kennen lernt, die ihm nie gekannte Einblicke bescheren. Aus der erzwungenen Veränderung kann im günstigen Fall Selbsterkenntnis erwachsen, die auf anderen Wegen offenbar nicht möglich gewesen ist.

Der psychotische Wahn zeigt, welche widersprüchlichen Kräfte im Individuum stecken: Destruktives und Konstruktives, Kräfte der Zerstörung und des Aufbaus. Die Psychose ist ein Umweg zum Selbst, der durch starke Ängste, Verzweiflung und Entfremdung hindurch führt. Manchmal wird sie zur Einbahnstraße, manchmal zu einem Weg, der bewusstseinserweiternde Möglichkeiten enthält.

Die Erfahrungen psychotischer Menschen werden nicht in jedem Fall als sinnlos und chaotisch empfunden, sondern die teilweise sehr eindrucksvollen Bilder von Weltuntergang, Höllenerfahrungen und Himmelsreisen können überaus bereichernd wirken. Doch bei weitem nicht alle Menschen, die unter psychotischen Angstzuständen leiden, können darin auch heilsame Aspekte erkennen. Die Erfahrungen wirken mitunter äußerst bedrohlich und verursachen starke Ängste, aus denen eine Befreiung kaum möglich erscheint. Viele sind gefangen in inneren Dialogen, die sie verwirren und keinen Sinn ergeben oder fühlen sich permanent verfolgt von finsteren Mächten, die ihren Lebensmut untergraben.

Sich auf einen Kampf mit geistigen Mächten einzulassen, die als vermeintliche Verursacher in Betracht kommen, ist eine aussichtslose Sache, denn in Auseinandersetzungen sind die geistigen Instanzen in der Regel die Überlegenen. Sie rechnen mit dem Widerstand ihrer Opfer und verfügen über ein ausreichend entwickeltes Gespür, dem zu begegnen. Eine Methode der Gegenwehr besteht darin, ihnen so weit wie möglich die Aufmerksamkeit zu entziehen, bis sich die Verbindungen immer mehr zu lockern beginnen. Eine gute Verankerung im Hier und Jetzt hilft ebenfalls dabei, sich gegen okkulte Angriffe zu behaupten.

Spirituelle Krise

Psychotischen Symptomen können zweifellos geistige Verwirrung und tiefgehende Realitätsverzerrungen zugrunde liegen. Oft handelt es sich aber um eine vorübergehende Krise, die eine geistige Entfaltung möglich macht. Wohin der Weg führt, hängt von der psychischen Stabilität des Betreffenden, seinen bisherigen Erfahrungen, Ängsten und Vorbehalten ab. Intuitive Einsichten spielen bei der Einordnung des Erlebten eine bedeutsame Rolle.

Die Erlebnisse psychotischer Menschen basieren keineswegs ausschließlich auf frühkindlichen Traumata und Mangelerfahrungen, wie dies häufig angenommen wird. Zeitweilig stehen positive Wahrnehmungen und Glücksgefühlen im Vordergrund, die das Bewusstsein in nie gekannte Höhen führen. Eine Erweiterung des Sehens, Fühlens und der intuitiven Wahrnehmung ist häufig Bestandteil einer Psychose. Die übermittelten Botschaften sind vieldimensional, komplex und dennoch einfach zu verstehen.

Ein Teil der ‚Wahnideen' von Menschen, die als schizophren eingestuft werden, enthält existentielle Wahrheiten innerhalb des Bezugsrahmens des betroffenen Individuums. Viel wichtiger, als die Wahninhalte allesamt für absurd zu erklären, wäre es, ihren Sinngehalt zu erkennen. Therapeuten wie R.D. Laing haben sich bemüht, diesen Zusammenhängen auf die Spur zu kommen. Heilung setzt ein umfassendes Verständnis für die Andersartigkeit des Hilfesuchenden voraus. Wo es an Verstehen mangelt, da mangelt es auch an Hilfsmöglichkeiten.

Wahnhafte Überzeugungen, so bizarr sie auch anmuten, resultieren oftmals aus tieferen Einsichten in die metaphysische Ordnung der Dinge, deren Kenntnis bislang nicht zum Allgemeingut geworden ist. Leider stoßen die absonderlich scheinenden Vorstellungen bei Ärzten, Psychotherapeuten und Bezugspersonen auf Unverständnis. Der Zugang zur Psyche von Schizophrenen scheint unmöglich.

Doch die einzelnen Wahnformen entziehen sich nicht grundsätzlich dem Verständnis von Außenstehenden. Mit einzelnen, isoliert betrachteten Falldarstellungen kann allerdings kein umfassendes Verständnis erreich werden. Einer Psychologie, die ständig auf der Suche nach einzelnen Elementen ist, entgehen die Zusammenhänge. Diesen Umstand sieht K. Conrad als Grund an für das „Festfahren der klassischen Psychopathologie, während sich für eine von der psychischen Ganzheit ausgehende Psychologie völlig neue Horizonte eröffnen. Die Thematik der einzelnen Wahnwahrnehmungen wird also im Gesamtzusammenhang der Wahnthematik sofort wesentlich klarer." Erkennbar wird, „dass zwischen wahrgenommenem Gegenstand und Inhalt der Wahnwahrnehmung ein Zusammenhang besteht, der lange Zeit nicht richtig gesehen wurde" (S.60).

Eine Wahnidee besteht nicht ausschließlich aus absonderlichen, ‚verrückten' Überzeugungen, sondern wahrheitsgemäße Inhalte können ebenfalls Teil einer Wahnvorstellung sein. Meist ist neben Phantastischem auch viel Wahres in einer auf den ersten Blick absurd scheinenden Überzeugung enthalten. Gerade die Mischung von beidem verleiht ihr ein besonderes Gewicht.

Völlige Sicherheit, ob eine Idee wahr ist oder nicht, kann es nicht geben. Jede Idee ist nur Ausdruck, nicht Abbild der Wirklichkeit, gleichsam eine Übertragung in eine andere Sprache. Es wäre von großem Nutzen, Ideen und Anschauungen, die dem heutigen Empfinden widersprechen, nicht ausschließlich aus der Verstandesperspektive heraus zu verstehen. Um eine Idee als berechtigt, als wahr zu erkennen, gibt es bislang kein anderes Kennzeichen, als ihre Begründung auf bisherigen Kenntnissen und Erfahrungen. Sofern es sich um außergewöhnliche Erlebnisse handelt, ist dies ist ein entscheidender Mangel.

Die Suche nach den Ursachen psychotischer Symptome darf auch nicht auf der rein bio-genetischen Ebene stehen bleiben, vielmehr sollte die psychologische Ebene mit einbezogen werden, fordert G. Benedetti. Viele Psychotiker leiden unter extrem starken Ängsten, die sie veranlassen, die Schattenanteile ihrer Seele nach außen zu projizieren. In einer akuten psychotischen Phase sei es daher angebracht, mit analytischen Deutungen solange zu warten, bis der Patient mehr Offenheit zeigt. Benedetti gibt zu: „Letzte und allerletzte Ursachen aufzudecken gelingt hingegen nicht" (S.140).

Bei etlichen Psychiatrie-Patienten scheint eine Art ‚Schulung' stattzufinden, die eine entfernte Ähnlichkeit mit okkulten Meister-Schüler-Beziehungen aufweist. Aus Tibet sind telepathische Übermittlungen bekannt, über die A. David-Néel in ihrem Werk *Meister und Schüler* berichtet. Über große Entfernungen hinweg übermitteln die Lehrmeister telepathisch Handlungsanweisungen an die Adepten. Die angemessene Ausführung derselben gibt einen Hinweis auf die Aufnahmefähigkeit und den Entwicklungsstand der Probanden. Der Kontakt findet auf telepathischem Wege, für Außenstehende unbemerkt, statt.

Individuen, die zu psychotischen Entgleisungen neigen, sind als Kandidaten denkbar ungeeignet, obgleich bei vielen von ihnen ein großes Interesse an okkulten Themen vorhanden ist. Für sie ist eine Kontaktaufnahme mit unsichtbaren Geistebenen, in welcher Form auch immer, nicht ratsam.

Viele Psychosen enthalten einen religiös-mystischen Kern und können daher als *spirituelle Krise* verstanden werden, die einer psychotherapeutischen Verarbeitung zugänglich ist. Die Betroffenen haben den Eindruck, einen universalen Sinn in dem Ganzen zu erkennen. Sie erleben ein allumfassendes Einssein mit der Welt.

Psychologische Beratung

Bei der Beratung von Menschen in einer Krise geht es nicht in erster Linie darum, ‚irrationale Überzeugungen' aufzudecken, sondern zu prüfen

◙ welche Erklärungen für die besonderen Erlebnisse angemessen sind;

◙ welche Konsequenzen sich aus den verschiedenen Erklärungsmustern für die Ratsuchenden ergeben;

◙ welche Folgen erwünscht sind und welche nicht;

◙ ob es alternative Erklärungen gibt, die als zutreffender gewertet werden können;

◙ welche Auswirkungen die Alternativen auf Verhalten und Lebensführung hätten.

263

Anfangs erscheint es angebracht, in der Beratung die Vorteile der Erklärungen, die der Betreffende selbst für angemessen hält, in Betracht zu ziehen. Der Berater sollte nicht den Ast, auf dem jemand sitzt, durch vorschnelle Interpretationen absägen, bevor eine Leiter zur Verfügung steht. Der richtige Moment wird kommen, in dem es an der Zeit ist, den Ratsuchenden zu sensibilisieren und unangemessene Annahmen und Vorstellungen gebührend zu hinterfragen, um Platz für neue Erkenntnisse zu schaffen.

M. Schindler hält einen ‚geistigen Ankerpunkt', der psychische Stabilität verleiht, für dringend erforderlich. Eine Kontaktaufnahme mit dem *Höheren Selbst* könnte das notwendige Wissen vermitteln, um einen festen inneren Halt zu erzeugen, der eine drohende Ich-Auflösung und das ‚Taumeln' durch verschiedene Bewusstseinszustände aufhält. Zudem rät die Autorin, Buch über die Erfahrungen und außergewöhnlichen Bewusstseinszustände zu führen, um Erlebtes verstandesmäßig zu strukturieren und womöglich beim Schreiben zu neuen Erkenntnissen zu gelangen.

Auch ein ‚materieller Ankerpunkt' ist vonnöten, damit die instabilen psychischen Zustände nicht zu einer Entwurzelung führen und der Halt vollends verloren geht. Dabei ist darauf zu achten, sich in der Krise nicht zu weit von der materiellen Welt zurückzuziehen, damit den Rückweg in den normalen Lebensalltag nicht unnötig langwierig und mühsam wird. Es geht darum, eine Balance zu finden zwischen einem schützenden Ruhepunkt und den Anforderungen von außen.

Eine einseitige, intensiv betriebene meditative Praxis kann Überempfindlichkeit und Reizbarkeit bewirken. Dabei kommt es - in Verbindung mit psychoaktiven Substanzen und einer exzessiven Anwendung spiritueller Techniken - zu einer übermäßigen Fixierung auf mystische Inhalte. Transzendente Erfahrungen werden zur Sucht und zu einer Flucht aus dem täglichen Einerlei. Nicht selten kommt es zu einem psychotischen Zusammenbruch, der von Halluzinationen und Wahnvorstellungen begleitet ist.

In einem solchen Fall ist es angebracht, mit der spirituellen Praxis zu pausieren, um die intensiven, überwältigenden Erfahrungen zu verarbeiten, zu steuern und zu integrieren. Eine fundierte Psychotherapie ist dabei eine große Hilfe. Transpersonale Erfahrungen und ihre Interpretation geschehen vor dem Hintergrund der individuellen Persönlichkeit und ihren Prägungen aus der Kindheit.

Für die schizophrenen Erlebnis- und Denkweisen kann nur dann ein besseres Verständnis entstehen, wenn es Therapeuten gelingt, sich von einem ausgesprochen psychiatrischen Standpunkt und allzu spezialisierten Denkschemata freizumachen. Eine fortschrittliche Therapie, die aufgeschlossen ist für neue Sichtweisen, kann Bewegung in erstarrte psychologische Anschauungen bringen und wird der vielschichtigen Problematik, unter der Patienten leiden, in weitaus größerem Maße gerecht.

Der psychotische Mensch bringt auf seine Weise kollektive Ängste, Aggressionen und Fragen nach dem Sinn des Daseins zum Ausdruck. Dabei steht er einer Psychiatrie gegenüber, die viel zu häufig auf dem Boden einer engstirnigen wissenschaftskonformen Sichtweise reagiert und sich vor allem auf medikamentöse Behandlungsschemata verlässt. Kritische Autoren sprechen in diesem Zusammenhang vom ‚Wahnsinn der Normalität'.

Für Menschen in psychischen Krisen stellt die Gesellschaft generell wenig Raum zur Verfügung. Jede Form von Desintegration wird negativ bewertet und hat etwas Bedrohliches. Als ‚ich-schwach' eingestufte Individuen werden stigmatisiert und ausgegrenzt, da sie den Anforderungen der Realität nicht in ausreichendem Maße entsprechen. Nur gering ist die Bereitschaft der Allgemeinheit, die Herausforderung und den Veränderungsdruck, der von als psychotisch eingestuften Menschen ausgeht, anzunehmen.

Von einem Seelsorger wird erwartet, dass er in dem Verwirrspiel, das die psychotische Erfahrung kennzeichnet, Grenzen markiert, für Ordnung sorgt und Wegweiser anbietet. Der Kommunikation soll eine akzeptierende, von Wertschätzung geprägte Haltung zugrunde liegen. Doch eine Beschränkung auf diese Merkmale würde den umwälzenden Erfahrungen nicht gerecht werden. Seelsorger leiden häufig selbst unter einem Erfahrungsdefizit. Der Umgang mit Menschen in spirituellen Krisen kann für sie daher zu einer Quelle religiöser Erneuerung werden.

Eine veränderte Betrachtungsweise, die in Psychosen einen gewissen Sinn erkennt, könnte vieles zum Positiven wenden. Psychotische Erfahrungen könnten als eine Art Prüfung aufgefasst werden, die trotz aller damit verbundenen Schrecknisse dem Individuum zu mehr Selbsterkenntnis verhilft. Oftmals zeigt sich in psychotischen Zuständen klarer, als dies im Alltag möglich ist, wer der Mensch im Grunde seiner Seele ist. Diese Einsicht kann einen Wendepunkt in seiner Entwicklung einleiten.

Jede psychotische Phase geht irgendwann vorüber. Wenn ein Betroffener die Kraft aufbringt, sich mit den einzelnen Stadien auseinanderzusetzen und die Erlebnisse zu verarbeiten, kann daraus eine tiefere Verankerung in einem sinnvollen Leben entstehen. Der Umweg über eine psychotische Episode kann letztlich zu einem umfassenderen Menschenbild führen und eine Chance bieten, sich selbst besser kennenzulernen. Trotz allem bleibt die Psychose eine überaus rätselhafte Erkrankung.

Sinnkrise und Transzendenz

Wenn die Angst besiegt ist, kann sich das Wissen ausdehnen.
E. G. Jussek

In spirituellen Krisen kommen die Probanden mit einer anderen Wirklichkeit, einer hinter der normalen Realität liegenden Bewusstseinsebene, in Berührung. Das Erleben kosmischer Dimensionen ermöglicht es der individuellen Psyche, das begrenzte Diesseits zu transzendieren und andere Daseinsbereiche zu erkunden. Die ‚normale' Realität erscheint nicht mehr so festgefügt wie bisher, sondern wird als durchlässig und brüchig erkannt. Andere Wirklichkeiten geraten ins Blickfeld, denen ebenso viel Berechtigung zukommt wie der Alltagswelt.

Das intensive Erleben in der Psychose kann eine Art Transformation in Gang bringen. Die Erfahrungen innerhalb der außergewöhnlichen Zustände sind vielschichtig und berühren existentielle Menschheitsthemen. Vieles erscheint doppeldeutig und weist neben Fragen, welche die eigene Vergangenheit zum Inhalt haben, über die begrenzte Persönlichkeit hinaus. Der Raum, in dem sich das Bewusstsein bewegt, ist weiter geworden und hat etwas von seiner begrenzenden Form verloren.

Transpersonalen Erfahrungen liegt eine tiefgehende innere Umstrukturierung der Persönlichkeit zugrunde. Wenn das Bewusstsein befreit ist von starren Denkmustern, wird es durchlässig für transzendente Wahrnehmungen. Mystische Erfahrungen und Gipfelerlebnisse, die in vielen religiösen Traditionen beschrieben werden, sind Teil der Entfaltung der Persönlichkeit.

Eines der eindrucksvollsten Erlebnisse von Mystikern, bei dem das Gefühl von Raum und Zeit völlig verschwindet, ist die Empfindung des völligen Aufgehens in der sie umgebenden Welt. Analogien zwischen psychotischen Wahrnehmungen und Zeugnissen mystischer

Erfahrung zeigen sich, wenn Patienten berichten, ihr persönliches Ich wandle sich um; sie würden eins mit der transzendenten Sphäre oder dem göttlichen Geist. Das Ich wird ‚eingeschmolzen' in eine Realität, in der es kein Oben und Unten, kein Davor und Dahinter, kein Vorher und Nachher gibt. Die Grenze zwischen Irdischem und Überirdischem, zwischen Gott und Mensch, scheint aufgehoben.

Die Merkmale einer Psychose gleichen in vieler Hinsicht demjenigen, was unter anderen Umständen als religiöses Erleben empfunden wird. Das psychotische Empfinden, mit allem und jedem eine Einheit zu bilden, entspricht in verzerrter Form der *Unio Mystica*, dem ozeanischen Einheitserleben. Tatsächlich werden Gotteserfahrungen in den Schriften der Mystiker auf ganz ähnliche Weise beschrieben.

Manche Patienten behaupten, mit der gesamten Welt in Verbindung zu sein, da sie im Grunde „die ganze Welt sind" (vgl.: G. Bychowski, S.49f.). Die Schranke zwischen dem Ich und der Welt existiert nicht mehr. Einer der Patienten erklärt: „Gott, Teufel, die Welt, er selbst, dies alles ist ein einzige unendliche Sphäre, welche man weder verstehen noch zerstören kann. Nichts vergeht, nichts wird erschaffen" (S.12). Der Patient weigert sich standhaft, Holz zu sägen, „da er selbst das Holz sei und sich doch nicht selbst zersägen könne" (S.139).

Eine Patientin erzählt, sie habe ein helles Licht gesehen, das den Raum um sie herum und auch sie selbst ganz erfüllt habe. Dabei verspürte sie ein Gefühl von Wärme und Harmonie mit der ganzen Welt. Das tiefe Glücksgefühl, das damit einherging, ließ sie an eine Gottesbegegnung denken.

Bychowski stellt einen Bezug zur indischen *Vedanta*-Philosophie her. *Brahma*, das gemeinsame Wesen aller Dinge, entspricht darin dem innersten Prinzip des Menschen, dem *Atma*. Auf eine Formel gebracht, bildet der Ausspruch: *tat tvam asi* (das bist du) den Grundstein der gesamten Vedantalehre.

Religiöse Offenbarungen, bei denen verborgene Seiten der Realität der Wahrnehmung zugänglich werden, sind Grenzerfahrungen. Vergleicht man sie mit psychotischen Symptomen, finden sich eine Reihe von Gemeinsamkeiten und Übereinstimmungen:

◘ Religiöses und psychotisches Erleben tritt in Zeiten erhöhter emotionaler Anspannung und Erregung auf.

◘ Es tritt unwillkürlich in Erscheinung und ist weitgehend der Kontrolle entzogen.

◘ Seiten der Wirklichkeit werden gezeigt, die zuvor verborgen waren.

◘ Es verändert den Blick auf die Welt. Bisherige Erfahrungen erscheinen in einem neuen Licht.

◘ Zusammenhänge ergeben sich, in denen die gesamte Lebenswelt verändert erscheint.

◘ Die Ich-Grenzen scheinen sich aufzulösen. Klare Grenzen verschwimmen und eine Verschmelzung mit der Objektwelt findet statt.

Ganz ähnliche Erfahrungen werden in einer drogeninduzierten Psychose durchlebt, wobei Ich und Umgebung sich gegenseitig durchdringen. Unter Drogeneinfluss kann sich der Mensch in einen Gegenstand (z.B. in eine Tasse oder Vase) verwandeln, sobald er seinen Blick darauf richtet. Vorstellung und Wirklichkeit, Ich und Nicht-Ich, Objekt und Subjekt sind nicht mehr unterscheidbar. Das Subjekt löst sich in den Objekten, die es umgeben, auf.

Auch Mitglieder einer Glaubengemeinschaft berichten von Begegnungen mit einer metaphysischen Wirklichkeit. Die religiösen Grenzerfahrungen gipfeln in dem Eindruck, die ‚Seele der Welt' zu repräsentieren und alle ihre Kräfte, ihr unendliches Leben, als das eigene wahrzunehmen.

Die in der Psychiatrie verbreitete Pathologisierung religiöser Erfahrungen bei Patienten kritisiert R. Mundhenk (S.49). Im psychotischen Erleben würden andere, innere Welten erreicht und erkundet. Die ‚innere Welt' erschiene dabei durchaus real. Bezeichnend sei die

Überzeugung, alle außergewöhnlichen Erlebnisse, wie z.B. Himmel- und Höllenreisen, ganz unmittelbar und wirklich erlebt zu haben. Wie eng Psychose und Glaube beieinander liegen können, zeigen die Worte einer Patientin: „Meine Krankheit begann damit, dass ich in einer Nacht Gott begegnet bin. Seitdem hat er mich geführt und geleitet und geschützt in allen Schwierigkeiten und in aller Not. Niemals verließ er mich" (S.160).

Als Reaktion auf transpersonale Erfahrungen kann es zu einer tiefen Sinnkrise kommen. Das Alltagsleben erscheint öde, da alles, was zuvor bedeutungsvoll war, seinen Wert verloren hat. Eine innere Leere lässt das Gefühl aufkommen, das Leben nicht richtig gelebt zu haben. Die triste Episode ist angefüllt mit Selbstzweifeln und dem Gefühl der Verlassenheit. Phasenweise können vermehrt psychotische Zustände auftreten, denn das Ich befindet sich im Auflösungsprozess, dessen Folgen unabsehbar sind.

Für transpersonale Psychotherapeuten ist über das therapeutische Können hinaus ein explizites Wissen um die transpersonale Ebene erforderlich. Eine transpersonale Therapie befindet sich an der Schnittstelle zwischen Psychotherapie und spiritueller Wegbegleitung. Die Aufgabe besteht darin, Menschen in schwierigen Situationen und Übergangsprozessen zu begleiten und zu stützen. Persönliche Erfahrungen, zu denen auch eine meditative Praxis gehört, sind dabei von großem Vorteil.

Die Psychose ist eine extreme Verdichtung von Erfahrung auf verschiedenen Seinsebenen. Auf einer höheren Ebene ist sie nichts anderes als das Rätsel der Sphinx. Die Lösung des Rätsels besteht letztendlich in der Erkenntnis des eigenen Selbst. Daher kann eine Psychose unter gewissen Umständen zu einem Selbstfindungsprozess anregen. Die Erkenntnisse sind so vielschichtig, dass es kaum möglich scheint, alles das, was geschieht, der Umwelt zu vermitteln.

Trotz zahlreicher Parallelen zwischen dem psychotischen und religiös-mystischen Erleben und Denken bleibt eine völlige Gleichstellung in vieler Hinsicht problematisch. Trotz aller Überschneidungen gilt, dass wesentliche Grundfesten im Leben schizophrener Menschen erschüttert werden und ihre Existenz zutiefst gefährdet ist. Es scheint, als schwebe über allem, was sie tun und erleben, das Verhängnis und als lauere überall der Abgrund, der sich jeden Moment unter ihnen auftun kann.

Das Außergewöhnliche fasziniert seit jeher die Menschheit. Was bedeutet Wirklichkeit, wann kann von einem ungewöhnlichen Phänomen gesprochen werden? Es gibt eine Tendenz, für geheimnisvolle Dinge allzu leicht eine Erklärung zu finden, ebenso wie es die Neigung gibt, für außergewöhnliche Begebenheiten keinerlei Erklärung zu haben. Mystiker und Heilige sind möglicherweise Wesen, die sich weit in unbekanntes Gelände vorwagen, weil sie über spezielles Wissen verfügen und den Rückweg aus unwegsamem Gelände kennen.

Für die psychologische Wissenschaft, die es sich zum Ziel gesetzt hat, Realität ausschließlich mit rationalen Mitteln zu erforschen, waren religiöse Inhalte lange Zeit kein relevanter Forschungsgegenstand. Doch in den vergangenen Jahren hat sich ein auffälliger Wandel vollzogen. Eine enorme Zunahme an psychologischen Veröffentlichungen zu religiösen Themen zeigt ein steigendes Interesse an. Die Religion verliert allmählich das ihr seit Jahrzehnten anhaftende Stigma, auch wenn die meisten Veröffentlichungen eher periphere Themen betreffen und nicht den Kern religionspsychologischer Fragen.

Die Erkenntnisse der Quantenphysik weisen auf das Wirken einer hinter allem Sein verborgenen Intelligenz hin. Der Astrophysiker Bernard Haisch gelangt in seinem 2018 erschienenen Buch: *Die verborgene Intelligenz im Universum* zu der Einsicht, dass die alte mystische Weisheit von der Verbundenheit allen Seins durch die Erkenntnisse der modernen Naturwissenschaft neue Nahrung erhält.

Anhand neuester wissenschaftlicher Forschungen weist der Autor nach, dass der Schöpfung ein verborgener Sinn zugrunde liegt. Er zeigt damit einen Weg aus der Einseitigkeit begrenzter materialistischer Denkweisen. Die vieldiskutierte Frage: Hat sich das Universum selbst erschaffen und muss die Wissenschaft nur lange genug forschen, um mit einer Weltformel alles Seiende erklären zu können, beantwortet er mit einem klaren NEIN. Das Universum ist keineswegs eine gigantische Maschine, sondern in ihm verbirgt sich eine geistige Wirklichkeit.

Die Wissenschaft der Neuzeit hat sich vorwiegend die Erforschung und Analyse einer empirisch fassbaren Realität zum Ziel gesetzt, dabei aber kaum Fragen nach Sinn und Zweck dieser Wirklichkeit gestellt. Doch Realität kann nicht nur von einem einseitigen Gesichtspunkt aus betrachtet werden. Sie ist ausgesprochen vielschichtig und lässt sich aus ganz unterschiedlichen Perspektiven deuten und verstehen.

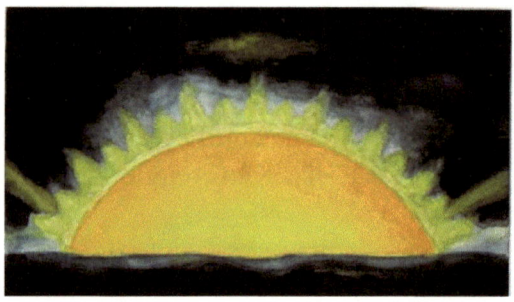

Schutz vor unsichtbaren Angriffen

*Angst kann einen Menschen zerstören, aber Wissen
zerstreut die Angst.*

Mentaler Schutz

Sensitive und medial begabte Personen sowie Menschen, die sich mit
magischen Kräften beschäftigen, verwenden ihr gesteigertes Wahrnehmungsvermögen, um in immaterielle Wirklichkeiten vorzudringen. Sie benötigen daher - ebenso wie Heiler, Hellseher, Wahrsager
oder Propheten - psychischen Selbstschutz. Auch im spirituellen Entfaltungsprozess, bei dem sich die Energiezentren zunehmend öffnen,
wird ein stärkerer Schutz notwendig als zuvor. Der Organismus wird
durchlässiger, was auch niederen, dunklen Energien das Eindringen
erleichtert.

Kranke benötigen ebenfalls psychischen Schutz, unabhängig davon, ob bei ihnen der Körper oder die Psyche im Mittelpunkt der
Erkrankung steht. Durch Depressionen, Schockerlebnisse, falsche
Ernährung oder Stresssituationen vermehren sich Krankheitserreger
im Körper, die den geschwächten Organismus angreifen.

Sensitive Menschen und Heiler lernen, im normalen Alltag die medialen Wahrnehmungen auszublenden. Die Voraussetzung dafür ist,
dass sie die Kräfte der unsichtbaren Welten verstehen und mit ihnen
umgehen können, denn Hilfesuchende müssen sich häufig damit
auseinandersetzen. Das unsichtbare Astralreich ist voll von Wesenheiten, die von einer unkontrollierten energetischen Flut angezogen
werden.

Unwissenheit im Umgang mit sexuellen Begierden führt leicht zu
einer Verkettung niederer Energien mit denen des Menschen, der
sich gegen diese Kräfte nicht zu schützen weiß. (Vgl. hierzu: Birgit

Waßmann, Channel-Medien zwischen Licht und Schatten.) Derartige ungewollte Verbindungen können sich mit der Zeit immer mehr verfestigen. Ausufernde Phantasien, bei denen die Selbstachtung vernachlässigt wird oder moralische Werte außer Acht gelassen, ziehen niedere Wesenheiten an, welche die Freude am Sex zum Alptraum werden lassen. Diese Wesen sind gefährlich, denn sie stürzen ihre unwissenden Opfer unter Umständen in einen Abgrund von Sklaverei und Krankheit.

Vampirgeschichten geben einen Hinweis auf derartige Fallstricke, die einem Menschen ernsthaften Schaden zufügen können. Der Kinofilm *Entity – es gibt kein Entrinnen*, bei dem eine Frau wiederholt von einem unsichtbaren dämonischen Wesen bedrängt und vergewaltigt wird, hat offenbar bei vielen weiblichen Besuchern heftige Reaktionen hervorgerufen. Von der Premiere in New York wird berichtet, wie verstört das Publikum auf die Story reagiert hat, die zum überwiegenden Teil auf Tatsachen beruht. Weinende Zuschauerinnen verließen fluchtartig das Kino.

Bei psychischen Auseinandersetzungen ist der Angriff weitaus anstrengender als die Verteidigung, behaupten M. Denning und O. Phillips: „Da ein erfahrener Angreifer weiß, wie anstrengend ein ernsthafter Angriff ist, wird er alles nur Erdenkliche tun, um sein Opfer einzuschüchtern, unter Druck zu setzen und ihm etwas vorzutäuschen, damit es frühzeitig aufgibt...“ (S.185). Gelingt es einem Opfer, dem Druck standzuhalten, bestehen gute Aussichten, unbehelligt aus dem Kampf hervorzugehen. Auch Mitgefühl und Rücksichtnahme auf Mensch, Tier und Umwelt entziehen den destruktiven, negativen Mächten die Grundlage und sie werden zurückgewiesen.

Intuitive Wahrnehmung

Unter gewissen Voraussetzungen und zu bestimmten Zwecken ist der Einsatz logischen Denkend sehr nützlich, doch in widrigen Situationen kann die Einseitigkeit des Verstandes ein Nachteil sein. Eine andere, subtilere Art der Wahrnehmung, die Intuition, zeigt Auswege aus Krisenzeiten, die auf andere Weise nicht zugänglich wären. Die Fähigkeit zu intuitiver Erkenntnis wird im Westen gering geschätzt und ist daher wenig entwickelt. Die westliche Wissenschaft lehnt es ab, die Möglichkeiten der Intuition bewusst mit einzubeziehen, obwohl ihr dies ermöglichen würde, effektiver und auf breiterer Basis zu arbeiten.

Sensitivität und intuitive Wahrnehmung können vor vielen Fallstricken bewahren. Intuition zu definieren ist nicht einfach. Gänzlich unerwartet tauchen wie aus dem Nichts wichtige Erkenntnisse auf, die grundlegendes Wissen und Problemlösungen enthalten oder einen Hinweis auf bevorstehende Gefahren geben. Die Botschaften von innen werden oft als Bilder oder in Form von Symbolen übermittelt, die manchmal auch von akustischen oder anderen sensorischen Wahrnehmungen begleitet sind.

Bei den symbolhaften Eindrücken handelt es sich keineswegs um Ausgeburten der eigenen Phantasie. Hinter den Symbolen verbergen sich verschleierte Hinweise; sie bilden gewissermaßen einen ‚Geheimcode'. Solche symbolischen Mitteilungen können sehr deutlich ausfallen. Darüber hinaus tauchen sie auch oft in lebhaften Träumen auf.

Die intuitive Art und Weise, den Dingen auf den Grund zu gehen, verfolgt nicht Schritt für Schritt ein bestimmtes Ziel wie die logische Denkart, sondern sie macht große Sprünge. Bei vielen Gelegenheiten und besonders bei geistigen Problemen ist Intuition von zentraler Bedeutung, denn sie erfasst die Dinge ganzheitlich. Völlig unerwartet fliegt dem Bewusstsein auf direktem Wege Wissen zu, das von herausragender Bedeutung ist und nach dem der Verstand lange gesucht hat. In gewisser Weise ist intuitives Wissen allem anderen Wissen überlegen, da es die Essenz, den Kern des Ganzen trifft.

Intuitive Eingebungen unterscheiden sich nicht deutlich von den Gedanken des persönlichen Selbst, so dass vielfach der Eindruck entsteht, die Person wäre nach ausgiebigem Nachdenken ganz allein zu einem Ergebnis gelangt, während in Wirklichkeit die Inspirationen und Ideen aus geistigen Sphären kommen. Große Kunstwerke, die das normale Maß menschlicher Schöpferkraft überragen, sind ein besonders markantes Beispiel für Inspirationen aus dem Geistigen.

Jeder Einzelne kann lernen, Mitteilungen dieser Art zu erkennen und ihre Bedeutung zu lesen. Gelingt es, den verborgenen Sinn zu entschlüsseln, kann man Einblicke in Zusammenhänge gewinnen, die unterhalb der Bewusstseinsschwelle liegen. Werden Hindernisse und Gefahrensituationen frühzeitig erkannt, können intuitive Einfälle dabei helfen, entsprechende Gegenmaßnahmen zu treffen.

Schutzübungen

Nach intensiver Energiearbeit kann eine ‚Sicherung durchbrennen'; wobei eine wichtige Barriere, die normalerweise die Psyche schützen soll, durchbrochen wird. Der Betreffende sieht plötzlich Farben von nie gekannter Intensität; unbewältigte Gefühle stürzen unkontrolliert auf ihn ein; Gedankenjagen macht jede Konzentration unmöglich; Angstgefühle von nie gekanntem Ausmaß lassen das Leben zur Hölle werden.

M. Schindler rät in einer solch angespannten Situation, die Energiearbeit sofort einzustellen und sich den praktischen Seiten des Lebens zuzuwenden. Dabei sollte der Betroffene den vielfältigen Eindrücken, die ihn umschwirren, nicht allzu viel Aufmerksamkeit widmen. Wenn heftige Emotionen die Psyche unkontrolliert überschwemmen, helfen am besten Ruhezeiten, in denen man tief durchatmet, sich auf die Gegenwart besinnt und Entspannung sucht, indem man in den klaren Himmel schaut. Auch Gartenarbeit ist sehr nützlich, um der unkontrollierten – und damit negativen - Medialität eine erdhafte Energie entgegenzusetzen. Das Ziel dabei ist, die abgrenzende Barriere wieder aufzubauen.

Der intensive Energie-Überdruck mit seiner destabilisierenden Wirkung auf die Psyche kann durch Sport und lange Spaziergänge, ‚abfließen'. Man stellt sich dabei vor, die überschäumenden Energien in den Boden abzuleiten. *Energie folgt dem Gedanken*, daher ist diese Methode sehr vielversprechend.

Eine **Schutzübung** zur regelmäßigen Anwendung:

◙ Man stellt sich eine Energiesäule aus weißem Licht vor, die sich vom Kopf-Schulter-Bereich weit nach oben erstreckt.

◙ Dort oben befindet sich ein Licht, das schützende und heilende Strahlen aussendet.

◙ Das Licht repräsentiert das höhere Selbst, das dem Menschen zugeneigt ist.

Die Schutzmaßnahmen greifen nur unvollkommen, wenn der Betroffene nicht in ausreichend auf seine Schwingungen und damit auf die Inhalte seiner Gedanken achtet. Niedere Gedanken erzeugen niedrig schwingende Energien. Eine erhöhte Schwingungsfrequenz ist der wirksamste Schutz gegen ungebetene Gäste. Solange jemand es versäumt, den wirksamsten Schutz in sich selbst zu finden, wird er von dunklen Energien behelligt. Eine Anrufung an die geistige Welt ist nur dann erfolgreich, wenn er bereit ist, seinen eigenen Anteil zu den Bemühungen beizutragen.

Neben mentalen Schutzübungen existieren vielfältige Möglichkeiten der Gegenwehr, wenn dunkle Energien eindringen:

► Als Soforthilfe sind Schaumbäder zu empfehlen mit einem Zusatz aus einer Mischung von 1/3 Lavendelöl, 1/3 Thymianöl und 1/3 Myrrhe oder Salbei.

► Ein probates Mittel ist sauberes, kaltes Wasser. In regelmäßigen Abständen das Gesicht waschen oder die Stirn benetzen.

▶ Die schützende Funktion einer aufgeräumten und sauberen Umgebung sollte nicht unterschätzt werden.

▶ Zur inneren Reinigung tragen positive Gedanken und das Freisein von psychischen Spannungen bei.

▶ Auch der Verzehr von Äpfeln und Butter wird empfohlen, denn beide haben die Eigenschaft, negative Energien an sich zu ziehen und zu binden.

▶ Die mentale Hinwendung zu den höheren Geistebenen kann unter Umständen ein wirksamer Schutz sein.

Stark riechende Kräuter werden häufig benutzt, um dunkle Energien zu vertreiben, denn diese reagieren empfindsam darauf und werden durch bestimmte Düfte aus dem Haus getrieben. Häufig benutzte Ingredienzien sind neben Weihrauch, der die Atmosphäre besonders wirksam reinigt, auch Ambra, Safran und Myrrhe. Die Schutzmaßnahmen entfalten allerdings nur dann ihre Wirksamkeit, wenn sie regelmäßig angewendet werden. Sie bewirken zwar eine Erleichterung, sind aber letztendlich nicht die Lösung der zugrunde liegende Problematik.

Das Ausmaß frühkindlicher Traumatisierungen ist ein wesentlicher Grund dafür, wenn sich Transformationsprozesse als besonders schwierig erweisen. Mangelndes Vertrauen macht sich in starken Ängsten vor den Abgründen im eigenen Innern und vor erschreckenden Erfahrungen bemerkbar. Die Phase, in der jemand gegen ungerufene, negative Kräfte ankämpfen muss, ist in den meisten Fällen nur eine Übergangstation. Dieses Wissen kann helfen, zur eigenen Mitte zurückzufinden (vgl.: V. Hasselmann, S.182).

Um einen Entwicklungsprozess zu unterstützen, hilft es, günstige Voraussetzungen zu schaffen:

▶ Eine Lebenssituation schaffen, die ausgewogen ist und genügend Sicherheit vermittelt.

▶ Negative Gedanken und Gefühle weitgehend vermeiden.

▶ Stress und Überarbeitung aus dem Wege gehen.

► Achtsamkeit entwickeln, Nachsicht mit sich selbst und anderen üben.

► Kein Missbrauch von Alkohol und Nikotin, Verzicht auf Drogen.

► Die ablaufenden inneren Prozesse nicht als pathologisch ansehen.

► Keine Kämpfe mit unsichtbaren Mächten ausfechten.

► Den permanenten inneren Dialog einstellen.

► Ausgeglichene Beziehungen zu den Mitmenschen unterhalten, damit nicht ein weiterer Stressfaktor hinzukommt.

Das Vorhandensein von ausreichenden Rückzugsmöglichkeiten kann zudem sehr nützlich sein, wenn der Prozess mitunter turbulent wird.

Menschen, die als Heiler tätig sind, bilden einen Lichtkreis, um Bedürftigen lichtvolle Energien zu senden. Die Energie des inneren Selbst ist nicht an physikalische Grenzen gebunden und kann daher auch an weit entfernte Orte übertragen werden, sofern die Konzentration dafür stark genug ist. Man lenkt dabei das Licht als heilende Kraft auf denjenigen Teil des Körpers, der verletzt oder erkrankt ist oder dessen energetisches Gleichgewicht wieder hergestellt werden soll.

Aufrichtige, konstruktive Gedanken für einen Menschen in Bedrängnis formen in der Astralwelt einen schützende Mantel aus Lichtenergie, der den Betroffenen umgibt und bei ausreichender Stärke dunkle Gedanken und niedere Wesen fernhält, erklärt H. Rudolph (in: Wie schütze ich mich… S.29). Spirituelle Vereinigungen, die um einzelne hilfsbedürftige Mitglieder einen Kreis bilden und gemeinsam für diese beten, lösen ebenfalls geistige Kräfte aus, deren Schwingungen niedere Wesen nicht standhalten können.

Die schützende Aura

Eine dichte Nebelmasse, die den Astralkörper umgibt und sich ohne bewusstes Zutun entwickelt, wird auch als ‚Schale‘ oder *Aura* bezeichnet. Die Aura wirkt wie ein Schleier, eine Art Schutzschild, der den Organismus vor dem direkten Kontakt mit kosmischen Energien abschirmt. Sie ist ein magnetisches Energiefeld, das vom physischen Körper ausströmt und ihn umgibt. Die individuellen Gefühle, Gedanken und Einstellungen prägen die jeweilige Aura. In Zeiten der Bedrohung zieht sie sich zusammen, in Ruhezeiten weitet sie sich aus.

Mediale Menschen sind von Natur aus empfänglich für bestimmte Einflüsse. Sie haben eine ‚Antenne' für außersinnliche Wahrnehmungen. Um ihre Empfänglichkeit zeitweilig reduzieren zu können, benötigen sie Übungen zu ihrem psychischen Schutz.

Bei gesunden, psychisch stabilen Menschen ist die Aura gefestigt, während es unausgeglichenen Menschen nicht in ausreichendem Maße gelingt, ihre Aura zu stabilisieren. Aufgrund von psychischer Instabilität oder Erkrankungen ist die natürliche Abwehr geschwächt und die *Aura* wird durchlässig. Sobald eine kleine Öffnung entstanden ist, vergrößert diese sich bei heftigen emotionalen Schwankungen. Die energetische Durchlässigkeit bewirkt wiederum eine verstärkte emotionale Sprunghaftigkeit, was einen *circulus vitiosus* in Gang setzt. Die schützende Funktion der Aura geht immer mehr verloren und die psychischen Spannungen nehmen zu. Nervenzusammenbrüche, Selbstmordneigung bis hin zu psychotischen Zusammenbrüchen können die Folge sein.

Eine dichte, undurchdringliche Aura ist die Grundvoraussetzung für psychischen Selbstschutz. Aus der Vielzahl der Gedanken und Empfindungen, die tagtäglich auf die Psyche einströmen, bildet sich eine Art Schale, in der das Individuum eingeschlossen ist wie in einem Ei. Die unterschiedlichen Farben in der Aura geben Aufschluss über die jeweilige psychische Befindlichkeit. Bestimmte Farben stehen mit energetischen oder emotionalen Zuständen einer Psyche in Zusammenhang.

Die Aura schützt im Allgemeinen vor Eindringlingen aus der materiellen Umwelt sowie aus dem immateriellen Astralreich. Der Schutz verliert an Wirkkraft, wenn die Aura durchlässig wird oder wenn aus einer freien Willensentscheidung heraus die Eindringlinge willkommen geheißen werden.

Weist der Schutz durch die Aura Mängel auf, wird ein Mensch sensitiv und nimmt die Energie-Schwingungen anderer Menschen wahr, sobald er in ihre Nähe kommt. Es fällt ihm schwer, sich von den emotionalen Ausstrahlungen anderer zu distanzieren. Fremde Gedanken, Gefühle, Ansichten und auch Missempfindungen sind ihm zugänglich. Wenn die Aura nicht mehr stabil ist, werden auch außergewöhnliche, manchmal erschreckende, Eindrücke empfangen.

Eine nicht intakte Aura kann am Beispiel eines Regenschirms erläutert werden, der teilweise durchlässig ist aufgrund kleiner Löcher an verschiedenen Stellen. Regentropfen treffen die unterschiedlichen Hautpartien. Ein anderer, zweiter Schirm weist noch größere Löcher auf und ein dritter besteht nur noch aus Fetzen. In allen drei Fällen hat der Schirm die gleiche Aufgabe, die er aber nur im ersten Fall einigermaßen zufriedenstellend erfüllt.

Dies ist ein treffendes Beispiel für den Schutzmechanismus des menschlichen Körpers. Die Abnahme des Schutzfilters bewirkt eine Schwächung der Energie. Bei einer Person in geschwächtem Zustand mit schadhafter Aura wird ungebetenen Gästen ermöglicht, sich immer wieder aufzudrängen. D. Fortune bemerkt dazu: „Bevor die Aura kein Loch hat, kann der Eintritt in die Seele nicht erfolgen, und die Aura wird immer von innen durchbohrt als Antwort auf Furcht oder Sehnsucht, die sich auf die angreifende Entität beziehen. Wenn wir diese instinktive emotionelle Reaktion verhindern können, wird die Schale der Aura undurchdringlich bleiben und eine so sichere Verteidigung gegen psychische Invasion sein, wie eine gesunde und unverletzte Haut der beste Schutz gegen eine bakterielle Infektion ist" (in: Selbstverteidigung mit PSI, S.49).

Auch intensiver gedanklicher Kontakt mit anderen Menschen stellt automatisch eine Verbindung zu ihnen her. Bei einer schadhaften Aura wird diese Verbindung besonders deutlich spürbar; die Stimmungen des anderen werden ungewollt aufgefangen und ein verstärkter Einfluss macht sich bemerkbar.

Eine Durchlässigkeit der Aura kann verschiedene Ursachen haben:

▶ Hin und wieder wird der Schleier, der eine Person umgibt, durch eine heftige Emotion oder eine starke äußere Einwirkung, z.B. durch ein Schockerlebnis, zerrissen. Heftige Wutausbrüche oder panikartige Ängste verursachen Löcher im feinstofflichen Schutzschild.

Bei derartigen Gelegenheiten verschaffen sich dunkle Energien Zugang zum menschlichen Organismus. Die Aura kann gleichzeitig mehrere Schwachstellen aufweisen, wenn Fremdenergien zu unterschiedlichen Zeitpunkten an verschiedenen Stellen eindringen.

Beim erstmaligen Eindringen entsteht eine Öffnung, die eine Schwachstelle in der Aura hinterlässt. In der Regel schließt sich der Riss bald wieder, wozu Zeiten der Ruhe und Entspannung in erheblichem Maße beitragen. Dennoch ist für die Zukunft in Gemütszuständen mit gesteigerter Intensität die Gefahr eines erneuten Eindringens gegeben.

▶ Die Aura kann auch durch langandauernde meditative Übungen von innen heraus durchlässig werden. Dies hat keine schädlichen Auswirkungen, sofern der Meditierende auch in anderer Hinsicht gleichmäßige Fortschritte macht. Andernfalls existiert die Gefahr des Missbrauchs der Kräfte oder der Übende reagiert übertrieben furchtsam, sobald er sich unbekannten Mächten gegenüber sieht.

▶ Ein sexueller Höhepunkt hinterlässt gleichfalls eine Lücke in der Aura, die allerdings bei einem gesunden, psychisch stabilen Menschen keine Gefahr bedeutet, denn in folgenden Ruhezeiten schließt sich die Öffnung wieder. Ist der Schutzschild allerdings in erheblichem Maße durchlässig geworden, besteht die Gefahr einer Inflation mit negativen Energieströmen.

Diese negativen Einflüsse können ein System so stark infiltrieren, dass eine Gegenwehr nicht mehr möglich ist; der Mensch ist ‚besessen'. Der Grad der Besessenheit reicht von leichten Formen des Unwohlseins bis hin zu massiven Durchbrüchen in die Psyche des Betroffenen. Hier Abhilfe zu schaffen wird zunehmend schwierig.

▶ Auch die Anwendung magischer Praktiken kann den Schutz der Aura auf eine Weise beeinträchtigen, die später nie wieder ganz rückgängig zu machen ist. Dieser Zustand hat nicht selten entsprechende unangenehme Folgen, wie Halluzinationen, Paranoia, Besessenheit etc.

▶ Ein spiritueller Lehrer kann bei seinen Schülern die Aura von außen durchdringen, sobald er ihnen zutraut, mit den damit verbundenen Konsequenzen fertig zu werden. Ein Geistführer kann dasselbe von innen bewerkstelligen. Eine ‚Erweckung' findet statt, die bei den Jüngern einen geistigen Fortschritt voraussetzt, der einen Absturz verhindert.

▶ Die Evolution wird bei der Menschheit insgesamt im Laufe der Zeit „diesen Nebelvorhang zerstreuen und dann wird der Mensch sich der mächtigen, ohne Unterlass tätigen Welt, die ihn allseits umgibt, bewusst werden", behauptet C.W. Leadbeater (in: Der sichtbare und der unsichtbare Mensch, S.52). In der Zukunft wird die schützende Funktion der Aura demzufolge nicht mehr benötigt.

Über die Astralebene erreichen das Bewusstsein die psychischen Auswirkungen negativer Gefühle wie Eifersucht, Zorn, Stress etc sowie mentale Angriffe. Sorgt der Angegriffene dafür, dass seine Aura stark und widerstandsfähig bleibt, ist er fähig, der auf ihn einströmenden Negativität standzuhalten.

Ein angehender Schamane weiß, dass er von unsichtbaren Kräften umgeben ist, vor deren Angriffen er sich schützen muss mithilfe gewisser Schilde. Selbst vor seinen Verbündeten sollte er auf der Hut sein, warnt C. Castaneda (vgl.: Eine andere Wirklichkeit). Ein Durchschnittsmensch ist gleichfalls von unsichtbaren Kräften umgeben, doch er beachtet sie normalerweise nicht, da er durch besondere Schilde geschützt ist, erklärt der Autor. Diese Schilde werden erzeugt durch die alltäglichen Verrichtungen und die Nichtbeachtung der unsichtbaren Kräfte. Die Schilde werden unbewusst eingesetzt und verhindern, dass Furcht und Panik die Psyche schwächt und angreifbar macht.

Ein Mensch auf dem spirituellen Pfad begegnet diesen unerklärlichen und unbeugsamen Kräften, weil er sie absichtlich sucht. Daher sollte er immer auf sie vorbereitet sein, betont Castaneda. Bei jeder Begegnung entsteht im Bereich des Sonnengeflechts eine Öffnung und macht ihn angreifbar. Die Körpermitte ist die empfindliche Stelle des Menschen, denn wenn die Öffnung sich nicht über kurz oder lang wieder schließt, ereilt den Betroffenen Krankheit oder Tod.

Mit zunehmendem Entwicklungsgrad verlieren die gewöhnlichen Schilde an Wirksamkeit. Begegnet der angehende Schamane den unerklärlichen Kräften mit Furcht, wird dies unweigerlich die Öffnung weiten und sein Leben in Gefahr bringen. Daher sollte er immer mit einer solchen Begegnung rechnen und darauf vorbereitet sein.

Auch sollte er sich bewusst darum bemühen, die angreifbare Öffnung zu schützen und zu schließen. Indem er sich mit ausgewählten Dingen umgibt, die sein Wohlbefinden stärken, kann er diese bewusst einsetzen, um destruktive Gedanken zu vermeiden und sich innerlich zu stabilisieren. Freude und Zufriedenheit werden zu einem Schild, der ihn beschützt.

Falls jemand ernsthaft gefährdet ist, ist es u.a. hilfreich, sich der Kälte auszusetzen, denn wenn der Körper friert, schließt sich die Öffnung wieder. Auch kaltes Wasser hilft in solchen Fällen. Selbst heftige Gefühlsaufwallungen haben den gleichen Effekt.

Eine schützende Aura kann zudem willentlich erzeugt werden, indem die energetischen Ausstrahlungen des Körpers miteinander verbunden werden. Damit wird ein Wall gegen äußere Einflüsse hergestellt, der für Krankheitskeime und auch für Elementar- und Astraleinflüsse undurchdringlich ist. Hierzu bedarf es allerdings besonderer Anstrengungen, betont C.W. Leadbeater (S.128f.). Ist die Aura erst einmal durchlässig geworden, dann sind psychische Erholungspausen unerlässlich, denn Stabilität wird vor allem erreicht in entspannten seelischen Zuständen.

Nichts wirkt so stark wie eine Aura, die durch lichtvolle Gedanken und Emotionen gebildet wird. Positive Emotionen durchdringen die Aura und verdrängen Dunkelheit und Schwere. Als Vorbild kann eine Quelle dienen, die unaufhörlich fließt und sprudelt. Wird sie mit Abfällen verunreinigt, dann fließt sie einfach weiter und der Abfall wird von der Strömung fort getragen. Das Wasser ist unentwegt in Bewegung. Wenn man wie eine Wasserquelle die Energieströme fließen lässt, bleibt man vor niederen Wesenheiten und schädlichen Einflüssen geschützt.

Allerdings ist bis zu einer bestimmten Grenze die Aura eines jeden Menschen durchlässig. Ein Ziel der spirituellen Entwicklung ist es, die Durchlässigkeit der Aura weiter zu erhöhen und gleichzeitig dunkle Energien abzuwehren. Während der Initiation wird die schützende ‚Schale' gewaltsam zerbrochen, um eine Einflussnahme aus dem Geistigen zu ermöglichen. Der Zugang zu den höheren Geistebenen wird eröffnet. Doch nicht selten schleichen sich auch ungebetene Kräfte durch die entstandene Öffnung hinein, sofern der Kandidat ihren Einflüsterungen Glauben schenkt.

Die starken Schwingungen des Lichts vertreiben unwillkommene Wesenheiten, wenn der Proband sich während der Meditation von Lichtenergie durchströmen lässt. Aivanhov vertritt die Auffassung, das Licht sei von positiven Wesenheiten bevölkert. Ein Mensch, der die Qualitäten der Schönheit und Reinheit schätzt, zieht hilfreiche Geistwesen an, die ihn unterstützen. Sie nähern sich einem Meditierenden und verhindern, dass andere Energiewesen eindringen können.

Das bedeutet allerdings nicht, dass Menschen jederzeit völlig vor unerwünschten Eindringlingen geschützt sind, selbst wenn eine Festung aus Licht sie umgibt. Solange jemand auf der Erde lebt, ist er vor Angriffen und Kämpfen nie sicher, betont der Autor. Selbst Eingeweihte müssen sich schützen durch ‚Lichtschranken' und ‚Flammenwälle'. (Vgl.: Das Buch der göttlichen Magie, S.32f.) Wer in keiner Weise für seinen Schutz sorgt, ist allen schädlichen Strömungen ausgeliefert.

Neben dem physischen Körper besitzt jeder Mensch mehrere feinstoffliche Körper. Einer von ihnen ist der Energiekörper, auch *Ätherkörper* genannt. Der Energiekörper enthält die energetischen Zentren (auch als Lotusblumen, Räder oder *Chakren* bezeichnet) sowie ein System von Energiekanälen. Die Aufgabe des Energiekörpers ist es, die Wahrnehmungen des Menschen zu organisieren, zu steuern und weiterzuleiten. Hellsichtige sind fähig, sowohl die Energiezentren als auch die Aura wahrzunehmen.

Die Chakren sind feinstoffliche Organe, die sich während meditativer Praktiken im Ätherkörper des Menschen heranbilden. R. Steiner nennt sie ‚Lotosblumen' entsprechend der Form, in der sie für das geistige Auge sichtbar werden (vgl.: Die Geheimwissenschaft im Umriss, S.344f.). Sie sind im Normalfall nur rudimentär vorhanden.

Zur Ausbildung der neuen Organe wird ein großes Maß an Geduld und Ausdauer benötigt. Es braucht oft sehr lange, bis authentische Übermittlungen aus der geistigen Welt stattfinden können. Eine gewisse Reife des Bewusstseins ist die Voraussetzung dafür, um die übermittelten Botschaften angemessen bewerten zu können. Entwickeln sich die Zentren unregelmäßig, wird der Geistesschüler zum Schwärmer und Phantasten, anstatt zu einer vernunftgemäßen übersinnlichen Schauung zu gelangen (S.370). Die Energiezentren sind geöffnet, aber die Abgrenzung gegenüber Fremdeinflüssen ist mangelhaft, daher vermischen sich fremde Energien mit den eigenen.

Bei körperlich und seelisch gesunden Personen ist die Aura weitgehend unangreifbar und die Chakren sind gleichmäßig entwickelt. Eine starke, unversehrte Aura lässt negative Kräfte abprallen und schickt sie an ihren Ausgangsort zurück. Je höher die spirituelle Entwicklung eines Menschen ist, desto leuchtender sind Aura und Chakren. Sie werden zu einem Schutz, der psychische und astrale Angriffe erfolgreich abwehren kann.

Auraübungen

Wenn sich in der Meditation die Energiezentren zu öffnen beginnen, hat dies eine gesteigerte Wahrnehmung zur Folge. Die Abgrenzung gegenüber der Gedanken- und Gefühlswelt anderer Menschen ist nicht mehr wie bisher gegeben, was äußerst unangenehm sein kann.

In Krisenzeiten ist es ratsam, meditative Übungen einzustellen und sich stattdessen auf die Festigung der Aura zu konzentrieren. Die Aura, die ähnlich wie eine Haut gegen Außenreize abgrenzt, wird stärker, wenn man sich ihrer bewusst wird, erklären M. Denning und O. Phillips.

Sie raten zu folgender Übung:

☼ Wenn man sich in einer Situation unwohl fühlst, stelle man sich seine Aura strahlend hell und undurchdringlich vor, ähnlich wie eine massive blaue Glasscheibe, die vor der Außenwelt abschirmt (S.87).

☼ Es hat sich auch bewährt, einen Lichtturm zu visualisieren, der sich über dem Scheitel weit nach oben erstreckt und Lichtenergie in den Körper sendet.

Die Stärkung der Aura trägt entscheidend zu körperlicher Gesundheit und Wohlbefinden bei, während angsterregende Situationen und heftige Begierden die Verteidigung schwächen. Zudem werden Wesen der Astralwelt angezogen. Auch destruktive Gedanken treiben die Zerstörung der Aura voran. Ist der Schutz nicht mehr intakt, wird

287

Hilfe von außen benötigt. Die Schutzmaßnahmen sind sehr vielfältig und auf den Einzelfall abgestimmt.

Reinigungsübungen mit Licht und Farben schützen den Organismus und umgeben ihn mit Barrieren, um die negativen Energien fernzuhalten.

Lichtübungen: Überall dort, wo Menschen sich aufhalten, sind sie, ohne etwas davon zu merken, von unzähligen Wesenheiten umgeben, berichtet O.M. Aivanhov. Trifft jemand, der häufig meditiert, keine Vorsichtsmaßnahmen, dann läuft er Gefahr, von niederen Geschöpfen heimgesucht zu werden. Sofern er sich nicht mit einem symbolischen Zaun, einer Lichtschranke, umgibt, dürfen fremde Geistwesen ein- und ausgehen und sich seiner Energie bemächtigen. Aivanhov rät daher, die persönlichen Grenzen symbolisch durch Festungen und Mauern zu schützen.

Dunkle Energiewesen scheuen das Licht, daher wirken Lichtübungen abschreckend auf sie. Wenn es dem Übenden gelingt, immer wieder Licht in seinen Organismus zu ziehen, können die unerwünschten Wesenheiten in Grenzen gehalten werden. Ein permanent höherer Schwingungsgrad als der ihre wird sie letztlich zur Aufgabe zwingen.

Reinigungsübung für die Aura:

☼ Schließe die Augen und stelle Dir vor, Du seiest von den leuchtenden Farben Rot, dann Orange, dann Gelb, Grün, Blau und Violett umflutet.

☼ Verweile einen Augenblick bei jeder Farbe.

☼ Bade in diesem Lichtmeer und stell' Dir vor, dass es weithin strahlt und dass alle Wesen, die sich in dieser Atmosphäre aufhalten, einen positiven Nutzen daraus ziehen.

☼ Um die Schutzfunktion zu verstärken, ist es zudem ratsam, dreimal täglich ½ l klares Wasser zu trinken.

Geistige Mächte unterstützen den Übenden, indem sie seinen Körper mit feinstofflichen Energien durchströmen. Eine Verbindung mit ihnen bedeutet Schutz vor dunklen Energien. Voraussetzung dafür ist die Bereitschaft des Übenden, den Weg des Lichts zu gehen, um eine dauerhafte Verbindung mit den lichtvollen Kräften zu ermöglichen.

Jeden Tag sollte sich ein Übender mehrmals im Geiste mit Licht und Farben umgeben. Nur wer selbst Licht ausstrahlt, kann auf Hilfe und Beistand der geistigen Welt rechnen, meint Aivanhov. Zeit für diese Übungen sollte man sich nehmen. „Habt ihr keine Zeit für das Licht, so werdet ihr schon Zeit haben für die Finsternis", mahnt er.

Die Erzeugung des Lichts geschieht durch die eigenen Kräfte. Diese sind dazu da, vom Menschen genutzt zu werden. Die Erzeugung eines Lichtkreises schafft einen sicheren Raum, von dem aus Meditationen oder Channelings stattfinden können. Er stellt gleichzeitig eine gefestigte und offene Verbindung zum Höheren Selbst her.

Wenn sich bei der Arbeit mit dem Licht nicht sofortige Ergebnisse erzielen lassen, liegt das womöglich daran, dass jemand zu lange im Dunkeln verweilt hat. Dadurch haben sich viele lichtundurchlässige Elemente angesammelt. Durch wiederholt ausgeführte Reinigungsübungen werden die verfestigten Barrieren immer durchlässiger und transparenter. Das Licht im eigenen Innern macht es möglich, von hilfreichen Geistwesen, die Unterstützung gewähren können, wahrgenommen zu werden.

Sobald sich dunkle Energien verstärkt bemerkbar machen, vermindert auch folgende *Übung* eine unerwünschte Einflussnahme:

☼ Konzentriere Dich auf den gestirnten Himmel. Dies kannst Du im Geiste auch tagsüber tun.

☼ Denke dabei an einen einzelnen Stern, der eine schützende Funktion hat.

☼ Durch die Konzentration auf den Sternenhimmel wird eine Verbindung hergestellt, die sehr mächtig ist.

An seiner Aura kann jeder arbeiten, indem er morgens den Sonnenaufgang betrachtet und sich im Geiste mit hellen, leuchtenden Farben umgibt.

Sonnenübung, die jeden Tag aufs Neue ausgeführt werden kann:
☼ Betrachte am Morgen die leuchtende Sonnescheibe.
☼ Stelle Dir vor, dass ihre Strahlen, die Dich erreichen, lebendige Geschöpfe sind, die Dir bei der Lösung Deiner täglichen Probleme helfen.

Bei einem Mangel an Licht kommen vermehrt Zweifel auf und sonderbare, abstruse Ideen beunruhigen die Seele. Licht hat eine schützende Funktion, denn es besitzt die Eigenschaft, den Weg zu erhellen und mögliche Gefahrenquellen rechtzeitig zu erkennen. Wenn ein Mensch genügend inneres Licht besitzt, erlaubt ihm das, schon im voraus und aus der Ferne zu spüren, was die Zukunft bringen wird. Die Haupteigenschaft des Lichts ist es, etwas sichtbar zu machen. Es enthüllt die Wirklichkeit und macht deutlich, wenn sich jemand zu nahe am Abgrund befindet.

Verschiedene Schutzmaßnahmen:

In Heilsitzungen kann ein **Lichtkreis** erzeugt und als Schutzschild gegen zerstörerische Kräfte eingesetzt werden. Eine Lichtkreis-Übung hat viele positive Auswirkungen. Sie sollte daher eine der ersten Meditationen zu Beginn der Entwicklung sein:
☼ Bilde einen Lichtkreis um Dich herum.
☼ Stelle Dir in diesem Kreis eine Lichtquelle vor, die sich Tag und Nacht daraus ergießt und Dich und Deine Umgebung überstrahlt.

Magisch Praktizierende ziehen einen **Schutzkreis** um sich, der nicht nur materiell gedacht ist. Begnügen sie sich mit der Herstellung eines materiellen Kreises, in dessen Mitte sie stehen, gehen sie ein erhebliches Risiko ein. Denn sobald sie aus dem Kreis heraustreten, werden sie von dunklen Wesenheiten angefeindet und verfolgt. Daher sollte ein Magier zusätzlich den Kreis der eigenen Aura um sich ziehen, denn den eigentlichen magischen Schutzkreis bildet die Aura.

Die **Ordenstracht** der Nonnen, Habit genannt, dient nicht allein vordergründigen Motiven wie bspw. der züchtigen Bekleidung, sondern sie hat darüber hinaus eine schützende Funktion. Kleidungsstücke aus **Seide** oder **Leinen** bieten ebenfalls eine gute Abschirmung gegen negative Ausstrahlungen. Dagegen sollte man Wolle und Kunstfasern ab einem gewissen Zeitpunkt des spirituellen Weges meiden, da ihre Undurchlässigkeit die Luftzufuhr einschränkt und Atemprobleme verursacht.

Auch **Pflanzen** können einen schützenden Effekt haben. Stellt man bspw. vor die Tür eines Hauses oder ins Fenster eine stachelige Pflanze (einen Kaktus oder eine Aloe), werden negative Ströme von außen aufgelöst.

Um den feinstofflichen Energiekörper nicht zu verunreinigen, kann eine **Diät** sehr nützlich sein. Der Verzicht gilt weitgehend Fleischprodukten, Eiern und Alkohol, während Fisch in geringen Mengen konsumiert wird. Eier und Fleisch führen zu einer erhöhten Produktion von Harnausscheidungsstoffen. Der Organismus wird von Schlacken überschwemmt, die nur mühsam wieder abgebaut und ausgeschieden werden. Alkohol wirkt destabilisierend auf die Psyche und fördert die Durchlässigkeit einer Membran, die den Energieaustausch regelt. Diese Durchlässigkeit erlaubt einen vermehrten Energieabzug durch fremde Energien. Die Infiltration negativer Energien geht ebenfalls auf diese Weise vonstatten.

Das Bewusstseinsfeld des Menschen entspricht einer immerwährenden Energieproduktion, daher ist hier besonders auf Reinhaltung zu achten. Ein Bewusstseinsfeld, das fortwährend Schlacken produziert, kann nicht verhindern, mit negativen Energien überschwemmt zu werden. Diese Energien haben das Bestreben, im menschlichen Organismus zu verweilen, indem sie seine Stimmungen beeinflussen und zu unangemessenem Verhalten provozieren. Haben diese Energien einmal eine gewisse Lebensdauer entwickelt, ist es schwer, sich ihrer wieder zu entledigen.

Druck im Kopfbereich

Kopfdruck ist ein Zeichen für seelische Unausgeglichenheit und Anspannung. Er deutet auf eine unbewältigte Problematik hin, die Spannungen erzeugt. Wenn der Druck sehr stark wird, führt das zu Kopfschmerzen, die sehr quälend sein können.

Negatives Denken erzeugt im Unterbewusstsein starke Spannungen. Kopfdruck symbolisiert den Druck, den die inneren Kräfte anwenden und für notwendig halten, um alte Denkmuster aufzubrechen. Die Schmerzen sind eine Art Ventil für die innewohnenden Kräfte, den inneren Druck nach außen wirksam werden zu lassen.

Heftige Kopfschmerzen sind ein Zeichen für ein gestörtes Kommunikationsverhalten auf einer tieferen geistigen Ebene. Starker Druck im Kopfbereich kann der dramatisierte Ausdruck eines inneren Kampfes sein. Das Bewusstsein errichtet eine Schranke aus negativer Gedankenenergie zwischen sich und dem Höheren Selbst, wodurch der ungehinderte Energiefluss gestört wird. Eine offene, vertrauensvolle Haltung ermöglicht den Kontakt auf einer rein geistigen Ebene und ermöglicht den freien Fluss der Energien.

Um das Spannungsgefühl im Kopf zu vermindern, hilft innere Losgelöstheit, die Blockaden vermeidet. Migräne entsteht, wenn negative Denkweisen die Oberhand gewinnen. Geistige Einflüsse werden abgeblockt und können nicht zur Wirkung kommen. Das Heilmittel ist Entspannung und meditative Versenkung. Völliges inneres Loslassen löst das Druckempfinden; die Kräfte können wieder fließen.

Die energetischen Prozesse sind subtiler Natur. Werden die Energiezentren regelmäßig von negativer Energie gereinigt, ist eine ungestörte Kommunikation gewährleistet. Regelmäßige Atemübungen dienen diesem Zweck.

Ausweitung der Wahrnehmung

Intensive Meditationsübungen können zu körperlichen und geistigen Erschöpfungszuständen führen. Zeitlich begrenzte Übungszeiten sind daher von Vorteil. Außerhalb der Zeiten sollte sich der mediale Mensch nicht mit den Inhalten seines Unterbewusstseins befassen. Sobald sich unablässig innere Stimmen melden oder ungewollt optische Halluzinationen auftreten, ist es angezeigt, ihnen nur für kurze Zeit Aufmerksamkeit zu widmen wenn es nicht gelingt, sie gänzlich zu ignorieren. Gewöhnlich treten sie dann von selbst in den Hintergrund.

Die Einflussnahme aus dem Unterbewusstsein kann leicht ausarten, wenn die Übenden keine festen Zeiten einhalten und sich gegenüber jedem Geist, der sich meldet, offen und nachgiebig zeigen. Die inneren Stimmen werden mit der Zeit immer aufdringlicher und drohender; erschreckende Visionen treten vermehrt in den Vordergrund des Bewusstseins. In diesem Stadium droht eine ernsthafte psychische Entgleisung. Daher ist es notwendig, derartigen Entwicklungen von vornherein einen Riegel vorzuschieben.

Die geistige Welt ist eine Welt der phantastischen Vorstellungsbilder und der intuitiven Wahrnehmung. Sie birgt viele erfreuliche Aspekte, doch auch unendlich viele Gefahren. Der Einbildungskraft sind keine Grenzen gesetzt und von Ängsten erfüllte Vorstellungen können überhand nehmen. Ein guter Sinn für Humor ist für einen Menschen, dessen Bewusstsein sich erweitert, von großem Vorteil, vor allem dann, wenn er auf Ungewohntes bei seinen Kontakten mit der jenseitigen Welt trifft.

Ein Mensch, dem visionäre Eindrücke zu schaffen machen, reagiert darauf manchmal sehr verängstigt. Um das emotionale Gleichgewicht zu schützen, kann es hilfreich sein, wenn er die Visionen als Phantasie aus dem Unterbewusstsein abtut. Solange der bewusste Geist noch zweifelt, kann er die Erlebnisse rationalisieren und sich dadurch schützen.

Eine Anforderung bei der Kommunikation mit der jenseitigen Welt ist mentale Disziplin. Die Kontrolle der Gedanken kann den Umgang mit jenseitigen Mächten günstig beeinflussen und ist eine Grundlage jeden medialen Kontakts. Ein Übender, dessen Gedanken unablässig abschweifen, zieht unwissentlich niedere Wesenheiten an. Unbeherrschte, emotional aufgeladene Gedanken können sogar den Schutz eines geistigen Lehrers wirkungslos werden lassen.

Jemand, der in erster Linie auf sexuelle Befriedigung aus ist oder destruktive Gedanken mit sich herumträgt, kommt unweigerlich in Kontakt mit denjenigen Astralwesen, die mit dieser Schwingung in Resonanz sind. Sie haben ein Interesse daran, ihre Bedürfnisse über ein geeignetes Individuum auszuleben. Eine ablehnende Haltung derartigen Forderungen gegenüber und innere Festigkeit kann Kontakte mit unerwünschten Wesenheiten verhindern.

Die Frage, wie man sein Haus vor ungebetenen Geistern schützt, beantwortet E. Fiore mit dem Hinweis, man solle keine Geister ins Haus einladen, indem man z.B. *Séancen* abhält. Auch auf das Arbeiten mit einem *Quija*-Brett solle man verzichten und zudem kein automatisches Schreiben praktizieren. *Das mögliche Unheil überwiegt jeden Nutzen*, warnt die Autorin kategorisch.

Die meisten Menschen verfügen über einen natürlichen Schutz gegen dasjenige, was sie nicht begreifen können, weil es ihnen an Geisteskraft oder an Mut mangelt. Sie gelangen an einen Punkt, der bei Pir Vilayat ‚Nebel der Unwissenheit‘ genannt wird (vgl.: Der Ruf des Derwisch). Bis ein Mensch jenen Zustand erlangt, in dem er die gesamte Breite der Wirklichkeit auf einmal umfassen kann, ohne um den Verstand zu kommen, sind die innere Bereitschaft hierzu und ein langes Training notwendig.

Die menschlichen Erfahrungen und Erkenntnisse sind normalerweise aufgrund einer weit verbreiteten ignoranten Haltung sehr begrenzt. Bis zu einem gewissen Maß sind Menschen Marionetten in der Hand der Dinge, die auf sie einwirken; ihr Handeln besteht lediglich aus Reaktionen auf Eindrücke ihrer Umgebung. Eine eingeschränkte Wahrnehmung, das Fehlen von übersinnlichen Eindrücken, ist normalerweise eine gute Grundlage für das seelische Gleichgewicht. Zudem schützt eine ausgeglichene, gefestigte Psyche vor schädigenden Einflüssen. Dennoch ist Freiheit eine der vornehmsten menschlichen Qualitäten und jeder könnte sich mehr davon erobern.

Kontemplative Menschen erforschen mutig das Reich der Freiheit und zeigen, in welcher Weise das Bewusstsein über die Grenzen des gewöhnlichen Alltagsbewusstseins hinaus ausgeweitet werden kann, berichtet der Autor (S.59). Sie stellen zu diesem Zweck Wächter an die ‚Tore der Wahrnehmung‘ und entwickeln die Fähigkeit, zwischen den Eindrücken von außen, die sie aufnehmen und verarbeiten und denen, die sie abweisen, zu wählen.

Die ‚Tore der Wahrnehmung‘ werden nur geöffnet für willkommene Eindrücke; alles andere wird mit festem Entschluss abgewehrt. Die Psyche verfügt über einen natürlichen Schutzmechanismus. Sie kann sich gegen den Ansturm, der häufig aus der Außenwelt hereindringt, verteidigen, indem sie inneren Gleichmut bewahrt.

Pir Vilayat schlägt eine Übung vor, um den Ansturm abzuwehren (in: Weihnachts-Seminar 1994, S.24f.). Wenn dich Eindrücke der Außenwelt bedrängen und in deine Psyche eindringen:

■ Schließe die Augen und zieh' dich in Gedanken von der Außenwelt zurück.

■ Bei den Gedanken, die dir als erste begegnen, handelt es sich lediglich um Reaktionen. Um dich davon zu lösen, begib dich in die Haltung des Gleichmuts, der Nicht-Emotion.

- Stell' dir vor, frei zu sein von jeglichem Zwang.
- Versuche nicht, einzelne Gedanken zu fassen, sondern bewahre die Ruhe und eine neutrale Haltung.

Ein klarer Kopf, eine widerstandsfähige Psyche und Nüchternheit im Denken sind ein guter Schutz gegen Angriffe aus dem Unsichtbaren. Sie können verhindern, dunklen Mächten zum Opfer zu fallen. Wahre Freiheit findet nur derjenige, der sich Grenzen zu setzen weiß. Um frei und gleichzeitig geschützt zu sein, kann eine anspruchsvolle Beschäftigung und ein hohes Ideal dem Leben Sinn und Rückhalt geben.

Zwanghaftes Verhalten

Gewisse Formen zwanghaften Verhaltens entstehen durch eine einseitige Geisteshaltung. Die Menschheit befindet sich tagtäglich in unterschiedlichen Bewusstseinszuständen. Eine grobe Einteilung in zwei verschiedene Zustände soll dies verdeutlichen:

◉ Das Tagesbewusstsein befasst sich mit den Dingen des alltäglichen Lebens, die in konkreten Handlungsabläufen zum Ausdruck gelangen: Putzen, waschen, kochen, Reparaturen, Installationen etc. Bei diesen Tätigkeiten ist das menschliche Bewusstsein gänzlich fokussiert auf den jeweiligen Bezugspunkt in Zeit und Raum, ohne dem Bewusstsein Abschweifungen auf Nebenschauplätze zu erlauben.

Diese Konzentration ist in manchen Augenblicken lebensnotwendig, so z.B. in schwierigen Situationen wie Autofahren. Aufgrund dieser Notwendigkeit verfallen viele Menschen in den Fehler, ihrem Tagesbewusstsein eine ausschließliche Bedeutung beizumessen, die ihm nicht zukommt. Andere Bewusstseinsmöglichkeiten geraten so gänzlich aus dem Blickfeld und werden nur noch über das Unterbewusstsein wahrgenommen.

◻ Bei vielen Handlungsabläufen ist die ausschließliche Konzentration nicht notwendig; das menschliche Bewusstsein hat die Möglichkeit, in andere Dimensionen der Erfahrung zu reisen. Vermeidet das Bewusstsein aber (aufgrund von Routine oder inneren Ängsten) das Abschweifen auf andere Ebenen, werden leicht banale Tätigkeiten in übertriebener Weise mit Energie versorgt, was ihnen einen erhöhten Stellenwert verleiht. Das Bewusstsein wird gezwungen, seinen Focus einzuengen, wodurch der Energiefluss verstärkt wird. Wenn ein alltäglicher Handgriff übermäßig mit Energie aufgeladen wird, findet in der Psyche des Betreffenden eine Fixierung statt.

Zwanghaftes Verhalten ist die Folge von Fixierungen aufgrund einer zu starken Einengung des Bewusstseins. Die Kontrollfunktionen werden in übertriebener Weise ausgebildet, wodurch der Fluss der Energien unflexibel wird. Sämtliche Handlungen werden mit peinlichster Sorgfalt ausgeführt und häufig wiederholt. Wasch- und Putzzwänge sind ein anschauliches Beispiel für eine derart übertriebene Einengung des Bewusstseinsspielraums.

Wird die Aufgabenstellung der intensiven Konzentration auf Einzelheiten gerecht, dann ergibt sich daraus keine Störung. Die Konzentration auf einen Bezugspunkt führt zur Vertiefung des jeweiligen Spektrums. Die konzentrierte Wahrnehmung wird erst dann auffällig, wenn sie in wiederkehrender, starrer Form erfolgt, die auch durch die Gewohnheit wenig aufgelockert wird und sich auf alltägliche, einfache Handlungen bezieht. Unwichtige Einzelheiten gewinnen an Bedeutung und rücken immer stärker in den Vordergrund.

Dieser Bewusstseinseinstellung liegen tief sitzende Ängste zugrunde. Ein flexibles Bewusstsein erlaubt zumindest hin und wieder ein Abschweifen in andere Dimensionen der Erfahrung. Der Bewusstseinsausschnitt, welcher der Wahrnehmung zugrunde liegt, vergrößert sich. Ein weiter gespanntes Bewusstsein schöpft aus einem größeren Reservoir und vielfältigere Informationen und Erfahrungen werden ihm zugänglich.

In anderen Ebenen des Bewusstseins verweilt ein Mensch mehrmals am Tag, ohne dies zu bemerken. Jedes Bewusstsein ist mit der ‚Quelle' verbunden, dem allumfassenden Sein. Momente, in denen die Konzentration auf alltägliche Belange nachlässt, Augenblicke der Muße und Zerstreutheit, nutzt das Bewusstsein zur Erkundung anderer Dimensionen des Geistes. Je weiter ein Bewusstsein entwickelt ist, desto umfassendere, höhere Schwingungsebenen sind ihm zugänglich, mit denen es sich verbinden und aus deren Reservoir es schöpfen kann.

Ein Mensch, der seine spirituelle Entwicklung fördern will, verbindet sich mehrmals am Tag willentlich mit seiner ‚Quelle'. Diesen Vorgang kann man mit dem Ein- und Ausschalten eines Lichtschalters vergleichen. Konzentriert sich ein Bewusstsein hingegen ganz auf die materielle Ebene, so ist es für die höheren, rein geistigen Bewusstseinszustände weitgehend ausgeschaltet.

In Stunden der Entspannung hingegen, in denen die Psyche ‚abschaltet', ist die Verbindung mit anderen geistigen Dimensionen möglich. Die Verbindung hält in der Regel nur so lange an, wie der Mensch in dem entspannten Zustand verweilt. Die durch eine erneute Konzentration bewirkte Unterbrechung führt zu einem Rückfall des Bewusstseins auf ausschließlich irdisch-materiell ausgerichtete Bereiche. Der Kontakt ‚nach oben' ist unterbrochen und damit ist der Zugang zu höherem Wissen versperrt.

Allein schon die Bewusstwerdung dieser Zusammenhänge gibt einer Person die Möglichkeit, ihre Geisteshaltung zu ändern und den Wahrnehmungsspielraum zu erweitern. Im Bewusstsein des erweiterten Gewahrseins gibt der Mensch einen Teil seiner Kontrolle ab. Hierdurch erschließen sich ihm umfassendere Wahrnehmungsbereiche, zu denen er bei einer starren Fokussierung keinen Zugang hätte. Je häufiger es einem Bewusstsein möglich ist, auf den höheren geistigen Ebenen zu verweilen, desto mehr wird es sich verfeinern und den dort erlebten Schwingungszuständen anpassen.

Erweitertes Gewahrsein bedeutet allerdings nicht, den Bewusstseinsfokus zu verlieren und in Tagträumereien zu versinken. Ausufernde Tagträumereien können zu einem ernsten Problem werden, wenn das Bewusstsein ungehindert in andere Realitäten abdriftet. Mit der Zeit verliert das Wachbewusstsein die Kontrolle über die Vorgänge in der eigenen Psyche, was in Situationen, in denen konzentrierte Aufmerksamkeit dringend geboten ist (wie z.B. beim Autofahren), sehr gefährlich werden kann.

Für einen Menschen, der sein Gewahrsein erweitert, ist es wichtig, beiden Ebenen gerecht zu werden: der Handlungsebene und der geistigen Ebene. Zu diesem Zweck ist es dienlich, Momente der Ruhe und Gedankenstille in die alltäglichen Abläufe einzufügen, was die Ausschließlichkeit der bewussten Konzentration auf alltägliche Belange zu verhindert. Die Aufmerksamkeit sollte weder ungesteuert umherschweifen und Tagträumereien Vorschub leisten, noch übertrieben auf alltägliche Belange gerichtet sein.

Eine Verbindung mit höheren Ebenen wird hergestellt, indem die bewusste Aufmerksamkeit in diese Richtung gelenkt wird. Dieser einfach scheinende Vorgang ist schwieriger, als es den Anschein hat. Das bewegliche, fluktuierende Bewusstsein bleibt selten in eine Richtung zentriert, daher wird es einem Übenden anfangs schwer fallen, die Konzentration auch nur über kurze Zeit beizubehalten. Störende Energien machen sich bemerkbar, die das Bewusstsein in eine andere Richtung abgleiten lassen. Erst durch ausdauernde Übung wird es möglich, die eigenen Gedankenenergien zu lenken.

Gedankenkontrolle und Clearing

Jemand, der unter fremder Beeinflussung leidet, sollte seine tagtäglichen Gedanken daraufhin prüfen, ob sie sich vorwiegend auf positive Inhalte beziehen oder ob destruktive Gedankengänge vorherrschen. Ist die Gedankenwelt voller negativer Inhalte, die von Ängsten motiviert sind, kann es hilfreich sein, das Denken in eine andere Richtung zu lenken. Sofern sich fixe Ideen im Denken festgesetzt haben, können autosuggestive Übungen für mehr Klarheit sorgen und den Ideen die Grundlage entziehen.

Eine angehende Schamanin in Ladakh, die während mehrerer Heilsitzungen von einem Geist in Besitz genommen wird, hat einen Traum. Sie sieht eine weiße Gestalt vom Berg herabsteigen und auf sich zukommen. Es ist ein männliches Wesen und die Träumerin weiß intuitiv: Dies ist der Geist (lha), der von nun an zu ihr kommt und ihr Kraft verleiht (vgl.: A. Schenk, S.33f.).

Mehrere Geistwesen, die anschließend in den Körper der Schamanin eintreten, behaupten, diesen vor übelwollenden Geistern beschützen zu wollen. Während der Schulung erscheinen immer wieder auch niedere Geister auf der Bildfläche, ergreifen Besitz von der Adeptin und verursachen körperliche Schmerzen sowie psychisches Leid.

Erst im Anschluss einer Ausbildung bei einem Lama, nach intensiven Reinigungsübungen und dem Aufsagen vieler Mantras, dringt der schützende Geist immer deutlicher in den Vordergrund. An die zukünftige Schamanin ergeht die Aufforderung, sich von Hemmungen und negativen Gedanken freizumachen. Sie wird auf die Notwendigkeit der inneren Reinigung verwiesen.

Bei den verschiedenen Übungen wird das Denken jeweils auf nur eine einzelne Tätigkeit gerichtet, wobei monotone und sich wiederholende Handlungen bevorzugt werden. Alle Gedanken versiegen durch die stereotypen Wiederholungen. Letztendlich verschwinden auch die psychischen Blockaden und Ängste.

Klärende Wirkung haben auch die Besuche heiliger Stätten und Kontakte zu geistig hochstehenden Personen. „Reinigung entsteht durch Konzentration auf das Heilige (verehrungswürdige Personen, heilige Orte, Verkörperungen einzelner Aspekte des Buddha) und durch Konzentration auf monotone Rhythmen, Bewegungsabläufe, Handlungen. Durch beide Methoden versiegen alle widerstrebenden, störenden und hemmenden Gedanken", erklärt A. Schenk (S.108). Neben geistiger und seelischer Klarheit hält auch Ordnung und Sauberkeit im äußeren Umfeld negative, übelwollende Wesen fern.

Gelingt es dunklen Wesenheiten, sich mit dem Bewusstseinsfeld eines Individuums zu verbinden, können sie mit der Zeit die Kontrolle über sein Nervensystem, sein Gehirn, über Leber, Milz und gegebenenfalls über die Geschlechtsorgane übernehmen. Ein Hellsichtiger kann sie wahrnehmen und sie aus dem menschlichen Organismus vertreiben, sofern er über entsprechende Kräfte verfügt.

Bei einem sogenannten *Clearing* ist äußerste Vorsicht geboten, denn sobald ein Betroffener von sämtlichen Fremdenergien, die ihm Kummer bereiten, befreit ist, könnte dieser Umstand in manchen Fällen das Befinden noch verschlimmern. Ein *Clearing* kann zu einer apathischen Haltung gegenüber dem Leben führen, zu einem Rückzug von allem, was früher anziehend erschien. Oder der Eingriff sorgt vor allem für Chaos und Verwirrung bis hin zum körperlichen Tod. Die Persönlichkeit ist die Summe aller Energien, mit denen sie im Laufe des Lebens in Berührung gekommen ist. Wird ein Großteil davon entfernt, um eine Heilung zu erzielen, kann das Ergebnis fatal sein.

Dunkle Mächte kann man in der Regel nicht besiegen oder auflösen, indem man sie bekämpft, denn Widerstand zieht sie magisch an. Innere Zurückhaltung und eine gewisse Gleichgültigkeit ihnen gegenüber hilft dabei, einen Abstand zu ihnen herzustellen, auch wenn dies in manchen Situationen sehr viel Selbstbeherrschung erfordert.

Die innere Wandlung

Die geistige Welt befindet sich nicht irgendwo in weiter Ferne, sondern sie umgibt den Menschen, wo immer er sich aufhält. Jeder ist von unsichtbaren Geistwesen umgeben, die Einfluss auf seine Gedanken und Taten nehmen, im positiven wie im negativen Sinne. Der beste Schutz vor den Einflüsterungen dunkler Kräfte besteht in der Ausrichtung der Gedanken auf konstruktive Inhalte, die weder für das eigene Selbst noch für andere Personen schädlich sind.

Sobald ein Mensch sich spirituell entwickelt, werden bestimmte Kräfte in ihm erweckt. Selbst wenn er davon keine Kenntnis hat, so entwickeln sich in ihm Energiezentren, die eine Ausweitung seiner Wahrnehmung bewirken. O.M. Aivanhov rät: „Setze die Güte als Grundlage deines Lebens ein, die Gerechtigkeit als Maßstab, die Weisheit als Schranke, die Liebe als Freude, die Wahrheit als Leitstern" (in: Die geometrischen Figuren, S.99).

Das Ziel des spirituellen Weges ist geistige Entwicklung und Vervollkommnung. Wesen aus geistigen Sphären nähern sich den Kandidaten, um sie zu belehren und zu schützen. Sie sind nicht dazu da, um materielle Wünsche zu erfüllen oder den Leidenschaften zu dienen. Truggeister hätten keinen Zutritt zur Psyche des Menschen, würde er sie nicht wegen nichtiger Sachen befragen.

Der Eigennutz einer Person zeigt sich vor allem durch ehrgeizige Absichten jeder Art, bei denen es um persönlichen Gewinn geht. Spottgeister ergreifen die Gelegenheit, um die Leichtgläubigen an der Nase herumzuführen. *Uneigennützigkeit ist das beste Mittel gegen Scharlatanerie.* Wäre die Menschheit nicht in erster Linie eigennützig, würde sie nur positive Kräfte anziehen. Niedere Geister können durch moralische Überlegenheit besiegt werden.

Nicht in der Kenntnis äußerer Dinge, sondern in der inneren Vollkommenheit liegt die wahre Herrschaft des Menschen. Ein Wanderer auf dem geistigen Weg darf von seinen vorzüglichen Eigenschaften nichts verlieren, mahnt R. Steiner. Er soll seine moralische Kraft und seine Beobachtungsgabe fortwährend steigern. Vor allem muss er dafür sorgen, dass er sein Mitgefühl für die Menschen- und Tierwelt nicht verliert. Andernfalls würde jenes Gefühl im Laufe der Zeit ständig abnehmen. Das Herz würde sich verhärten und die Sinne würden stumpf. Anspruchslosigkeit und Mitgefühl sind die Grundpfeiler des geistigen Weges. Eine integre Haltung verhindert, dass die Einbildungskraft zu einer Gefahr werden kann.

Die Reaktion eines Menschen auf eine gegebene Situation ist niemals vorherbestimmt. Das Individuum handelt im Sinne der Allgemeinheit, wenn es das Wohl aller im Auge behält und Selbstsucht und Eigennutz nicht an erster Stelle stehen. Einsicht in die universellen Gesetzmäßigkeiten und geistigen Prinzipien sind dabei eine große Hilfe.

Das Prinzip der Entsagung und Selbstaufopferung ist allerdings nicht jedermanns Sache. Die wahre Erfüllung im Dasein für den Nächsten zu suchen, wie es vielfach gefordert wird, überfordert manch einen und stößt ihn zurück. Der freie Geist rebelliert und will sich nicht mit einem Leben der Entsagung und Aufopferung abfinden. Opfer zu bringen erscheint ihm als Verlust und Unglück, daher ist dieser Weg nicht für jeden geeignet.

Christliche Grundsätze der Nächstenliebe und Aufopferung werden leicht verabsolutiert und haben bereits viele, die mit sich zu hart ins Gericht gegangen sind, in abgrundtiefe Verzweiflung gestürzt. Sinn einer spirituellen Entwicklung kann es nicht sein, mehr von sich zu verlangen, als die innere Bereitschaft dies zulässt. Bevor jemand unglücklich wird, weil er zu hohe Ansprüche an sich stellt, sollte er diese auf ein erträgliches Maß reduzieren. Jedes Individuum ist aufgefordert, seinen eigenen, gangbaren Weg zu suchen, der zu einem erreichbaren Ziel führt.

Gedankliche Vorstellungen tendieren schneller zur Verwirklichung, wenn jemand den geistigen Pfad betreten hat. Die Phantasie kann außerordentlich machtvoll und gefährlich sein, denn destruktive Gedanken rufen entsprechende Geschehnisse hervor, die im Nachhinein nicht mehr aus der Welt geschafft werden können.

Für den Weg des Yoga ist ein geläuterter Charakter die beste Voraussetzung, betont auch Vivekananda. Der Weg des *Raja Yoga* ist eine Art Fegefeuer, in dem alle Unreinheiten in kurzer Zeit verbrannt werden. In tiefer Konzentration wird der Kandidat von energetischen Strömen durchlichtet, wodurch alle belastenden Eigenschaften beseitigt werden. Ein integrer Lebenswandel hält den Geist frisch und elastisch.

Auch für angehende Schamanen ist ‚Makellosigkeit' eine wichtige Grundvoraussetzung der Ausbildung, berichtet C. Castaneda. Schamanen handeln grundsätzlich nicht um persönlicher Vorteile Willen. Ihr Tun hat einen tieferen Sinn, der nichts mit Profit zu tun hat. Der Verhaltenskodex verlangt von ihnen Besonnenheit und Nachdenklichkeit, um die innere Stärke zu festigen. Daher üben sie sich in Gleichmut, Nüchternheit und innerer Leichtigkeit.

Schamanen werden bedroht von unbekannten Kräften, wie C. Castaneda betont: „Wenn ihr nicht makellos handelt, wenn ihr euch auflehnt und anfangt, ungeduldig zu werden und zu verzweifeln, dann werdet ihr von den Scharfschützen aus dem Unbekannten erbarmungslos niedergemacht" (vgl.: Der Ring der Kraft, S.312). Das sind Aussichten, die einen ängstlichen, instabilen Charakter das Fürchten lehren.

Lässt der Praktizierende sich nicht in Versuchung führen und gelingt es ihm, die Angriffe dunkler Mächte abzuwehren, ziehen diese sich irgendwann von wieder zurück. Sie hängen sich an diejenigen Personen, bei denen sie auf Resonanz stoßen und entsprechendes Gehör finden. Jemand, der sich nicht von ihren Täuschungsmanövern in die Irre führen lässt und es ablehnt, in irgendeiner Weise darauf einzugehen, verhindert eine dauerhafte Verbindung.

Die Menschheit lebt in einer Welt des Ursache- Wirkungsprinzips. Aufgrund der sichtbaren Auswirkungen ihrer Taten und Gedanken lernen Menschen, sich diszipliniert zu verhalten. Sobald sie die Zusammenhänge erkennen, haben sie die Möglichkeit, die Schattenseiten ihres Lebens in den Griff zu bekommen.

Eine grundlegende Wandlung des menschlichen Geistes ist notwendig, denn alles, was den Adepten von der Urkraft trennt, muss er überwinden. Er entwickelt eine Abneigung gegen alles, das diesen Bestrebungen im Wege steht. Handlungen. Neigungen und Gelüste, die den Weg erschweren, werden fallengelassen. Wem es gelingt, die Trennung von der Urkraft des Seins zu vermindern, überwindet Unglück und Not und alles das, was ihn von anderen Menschen trennt.

Reinkarnation

Die Möglichkeit zur Reinkarnation, zu immer neuen Wiederverkörperungen, dient der Evolution des Geistes, der sich zunehmend mehr in Richtung Freiheit, Selbstverantwortung und Vollkommenheit entwickelt. Jedes Leben bietet Gelegenheiten zur Selbsterkenntnis. Das Gesetz lautet: *Was du säst, wirst du ernten.* Leidvolle Erfahrungen sind ein Zeichen dafür, dass Eigenschaften wie Selbstsucht, Gier und Hass nicht glücklich machen. Durch Leiden, Erkenntnis und Reue findet das Individuum Gelegenheit, Irrtümer und Fehler wieder gutzumachen.

Entbehrungen, Anstrengungen und Selbstaufopferung können eine spirituelle Entwicklung fördern. Ob das in jedem Fall gelingt, sei dahingestellt. Es geht darum, Selbstsucht und Stolz zu zügeln, denn diese werden als schlimmste Feinde des geistigen Fortschritts betrachtet, während ein großer Verdienst darin besteht, anderen Menschen, wo immer möglich, zu helfen.

Jemand, der zu Lebzeiten vorwiegend mit Hass, Neid, Gier oder Schadenfreude auf die Umstände reagiert hat, verliert diese Eigenschaften nicht mit dem physischen Tode. Auch Machtgier, Egoismus und Triebhaftigkeit bleiben erhalten und binden die Seele weiterhin an die Materie. Infolgedessen werden niedere Geistwesen angezogen, denn es gilt das Gesetz der Resonanz. Es besagt, dass Gleiches oder Ähnliches sich anzieht, verbindet und gegenseitig bestärkt.

Verbindung mit geistigen Mächten

Der Kontakt zu geistigen Ebenen birgt Gefahren, die am Anfang leicht übersehen werden. Die innere Ausrichtung eines Menschen entscheidet darüber, wie die Natur der Hindernisse beschaffen ist, denen er ausgesetzt wird. Jeder Wanderer, der mit seinem Bewusstsein höhere Geistebenen betritt, muss sich vor Täuschungen hüten. Wenn er sich hierüber im Klaren ist, wird er nicht so leicht davon betroffen.

Spirituelle Sucher, die von niederen Wesenheiten der Astralebenen belästigt werden, fragen sich, weshalb es diesen erlaubt ist, sich mit ihnen in Verbindung zu setzen und in sie einzudringen. M.O. Aivanhovs metaphorische Ansicht dazu lautet: „Wenn euer Garten nicht eingezäunt ist, dürft ihr euch nicht wundern, wenn man euer Obst stiehlt." Es sei notwendig, einen Zaun anzubringen. Die Kenntnis bestimmter Gesetze und Regeln biete einen Schutz gegen niedere Energiewesen.

Aivanhovs Ausführungen zufolge sind Menschen ständig von unsichtbaren Kräften umgeben, die danach trachten, sie zum Irrtum zu verleiten und sie auszunutzen. Negative Gedanken und Emotionen ziehen niedere Energiewesen an, die sich von ihnen nähren wollen. Der Autor erklärt nachdrücklich: „Wenn der Mensch nicht so klug ist, sich zu schützen, dringen alle negativen Kräfte in ihn ein." Der Bedrängte begreift nicht, was mit ihm geschieht, obwohl doch klar ist: „Er war naiv, er wusste nicht, dass er den Unerwünschten aus der unsichtbaren Welt, die an der Menschheit zehren, nicht wie ein einladendes Gasthaus mit offenen Fenstern und Türen frei ausgesetzt sein sollte." (Vgl.: Die Freiheit, Sieg des Geistes, S.91f.)

Mit niederen Geistern, die im Spiritismus aktiv werden, sollte sich niemand einlassen. Allen Kardec, ein Pionier des Spiritismus, hat sich durch seine ausgiebige Geister- und Jenseitsforschung einen Namen gemacht. Ihm wurden in Kundgebungen aus der Geisterwelt wichtige Maßregeln, die als Voraussetzung für den Geisterverkehr zu beachten sind, eröffnet. In seinen Publikationen stellt er sie der Allgemeinheit zur Verfügung. Der menschliche Geist ist ein nützliches Werkzeug, kann aber auch zum gefährlichen Feind werden, wenn die Psyche verworrenen Phantasien freien Lauf lässt, warnt J.P. Johnson (S.50f.).

In ausweglos scheinenden Zeiten kann es hilfreich sein, sich von wohlmeinenden Geistwesen Beistand zu erbitten. Die Antwort erfolgt meist auf eine subtile Weise, indem eine Last von der Seele genommen wird und die Ängste verschwinden. Die innere Stimme ist eine Art Schutzengel, die bei jedem Menschen gegenwärtig ist und ihn davor warnt, sich in Gefahr bringende Situationen zu begeben. Sie begrenzt häufig den Schaden, der ohne ihren Einfluss angerichtet würde. Die Stimme ist leise und verhalten, daher wird sie leicht überhört.

Ein gefährdeter Mensch hat die Möglichkeit, Rat und Unterstützung aus der geistigen Welt zu erhalten. Die geistigen Helfer sind unter gewissen Voraussetzungen, unabhängig vom Schweregrad der Problematik, zum Eingreifen bereit. Hierzu gehören selbst Vergehen, die gemeinhin einen Menschen schwer belasten. Voraussetzung für eine Intervention aus dem Geistigen ist der ernsthafte Wunsch nach Änderung der Lage und die Bereitschaft, eigene Schritte zu unternehmen.

Ein spiritueller Mensch, der sich zu seinem Schutz mit lichtvollen Mächten in Verbindung setzt, kann unerwünschte Wesenheiten fernhalten. Diese können nämlich nur dann in einen Organismus eindringen, wenn höhere Energien abwesend sind. Manch einer meint, seine Freiheit durch eine solche Verbindung einzubüßen. Doch erst durch diese ,Unterwerfung' würde er frei, behauptet Aivanhov. Er bezeichnet diesen Umstand als „eines der größten Geheimnisse der Einweihungslehre."

Auch magische Bannung und Weiheriten sollen außerordentlich wirksam sein. Sofern der Praktizierende über ausreichende Kenntnisse dieser Methoden verfügt, umgibt er sich mit magischen Lichtkreisen und hält dadurch niedere Geistwesen fern.

Schüler auf dem spirituellen Pfad haben in der Regel zwei geistige Lehrer: zunächst den spirituellen Lehrer, der sie als Schüler auswählt und mit ihnen eine Verbindung unterhält sowie den inneren Meister, der in der eigenen Seele wohnt und mit dem sie als Adepten einen telepatischen Kontakt herstellen (vgl.: H.E. Miers unter dem Stichwort: *Schülerschaft*).

Der Kontakt zu einem spirituellen Lehrer ist nützlich, denn dieser verfügt über das nötige Wissen, um den Werdegang der Schüler in die rechten Bahnen zu lenken und Irrtümer zu reduzieren. Er hat genügend Erfahrung gesammelt, um beim Betreten der geistigen Ebenen zwischen Täuschung und Wahrheit unterscheiden zu können. Daher kann ein Lehrer, wenn nötig, Schutz gegen die unzähligen Gefahren bieten, die den unerfahrenen Neuling bedrohen.

In seiner Lichtgestalt steht ein Geistführer dem Adepten auf seiner Reise durch unsichtbare Regionen bei. Hier werden ihm alle möglichen Geistwesen begegnen, die ihn auf viele verschiedene Weisen in Versuchung führen. Jede seiner Gefühlsregungen wird geprüft und ausgenutzt, sobald er dies zulässt. Sehr schnell gerät der Jünger, dem es an Kenntnissen mangelt, auf Abwege. Der Geistführer kennt jeden Schritt auf dem inneren Weg und kann bei Bedarf Irrtümer ausräumen.

Bei einer mentalen Verbindung mit dem geistigen Führer besteht ein ständiger Kontakt, d.h. der Führer weiß um die geheimsten Wünsche, Ängste und Hoffnungen des Probanden. Während des alltäglichen Zusammentreffens zwischen Menschen können unliebsame Regungen, Anwandlungen von Ärger oder herabsetzende Gedanken im Inneren verschlossen werden. Auf der geistigen Ebene sieht die

Sache anders aus: Kein Gedankengang kann vor einem Geistführer verborgen bleiben.

E. Haich gibt die Verbindung treffend wieder. Ihr Geistführer mit Namen Ptahhotep ist für sie der sichtbare Vertreter Gottes auf Erden. Sie schreibt: „Ptahhotep sieht die geheimsten Beweggründe meiner Gedanken, meiner Taten, auch diejenigen, derer ich mir selber noch nicht bewusst bin. Ich brauche ihm kein Wort zu sagen. Es ist genug, wenn ich einfach vor ihm dastehe. Er sieht mich! Sein Geist ist offen für mich, ich fühle den ständigen Kontakt mit ihm... Ich weiß, dass er mich auch dann sieht, wenn ich nicht mit ihm bin. Ich fühle auch jetzt, dass eine Augen auf mir ruhen, und was immer ich denke oder tue, bleibt vor ihm nicht verborgen" (S.170).

Bei C. Castaneda hat der Verbündete, dem Schamanen begegnen, eine beratende und schützende Funktion. Er gibt wichtige Auskünfte, verschafft Klarheit, wenn Unsicherheit vorherrscht und steht dem Schüler in schwierigen Situationen bei. Auch weist er auf die beste Art des Vorgehens in einer verzwickten Lage hin. Der Schamane schützt sich selbst, indem er den Anweisungen seines Verbündeten Folge leistet (vgl.: Der zweite Ring der Kraft, S.137).

Der Kampf gegen einen Angriff auf die geistige Freiheit wird vor allem mit geistigen Mitteln ausgetragen. Es hat wenig Zweck, die negativen Wesen direkt anzugreifen, sondern die Stärkung der inneren Widerstandskraft ist das Mittel, um den Schwierigkeiten zu begegnen. Der Aufbau positiver Kräfte im eigenen Innern ist weitaus erfolgversprechender als die Bekämpfung der angreifenden niederen Energiewesen.

Schutzvorkehrungen sind unabdingbar, wenn jemand mit der geistigen Welt verkehrt. Diese Notwendigkeit erkennen viele Grenzgänger reichlich spät. Vieles, was im mitmenschlichen Bereich geschieht, kann übertragen werden auf die Prozesse, die sich im geistigen Bereich abspielen. Da jedem spirituellen Wanderer ein angemessener Lernbereich im Diesseits zur Verfügung steht, sei er für sein

Schicksal selbst verantwortlich, betont O.M. Aivanhov. Er ersucht daher unerfahrene Pilger, für ihren Schutz selbst zu sorgen. Jeder sollte über gewisse Gesetze und Vorschriften Bescheid wissen, um den Geistern der Finsternis gewachsen zu sein (vgl.: Die Sexualkraft oder der geflügelte Drache).

In vieler Hinsicht unterscheidet sich der Lernprozess auf geistigen Ebenen keineswegs von der ‚Schule des Lebens', in der ja auch das Übernehmen von Eigenverantwortung ein wichtiger Teil des Lernens ist. Die Verbindung mit einem geistigen Lehrer kann einen Übenden zudem weitgehend abschirmen vor einem Teil der gröbsten Gefahren.

Hohe Lichtfrequenzen, die durch Zuneigung und Vertrauen entstehen, können niedere Schwingungen in Lichtenergie transformieren. Die niederen Energien dunkler Wesen, die einen Organismus belasten, lösen sich auf, sobald eine höhere Energie dazukommt. J.P. Johnson äußert die Überzeugung, alles Gute komme vom inneren Licht: „Je tiefer jemand in die höheren Regionen der Wahrheit und Wirklichkeit eindringt, umso vollkommener ist sein inneres Licht" (S.51).

Bei Meditierenden, die bereits eine gewisse Stufe erreicht haben, wird eine spirituelle Energie von hoher Dichte in ihrem Innern erzeugt, die einen Schutzschirm um den Körper bildet, lehrt Li Hongzhi. Wichtig sei die Gedankenkontrolle bei den Übungen. Wer sich trübsinnigen Stimmungen hingibt oder seine Gedanken permanent abschweifen lässt, zieht niedere Geistwesen an, ohne davon zu wissen. „Das Tao kann man nicht mit starkem Eigensinn und Ehrgeiz lernen. Wenn ein Mensch keine aufrichtigen Gedanken hat, kann der Meister ihn auch nicht beschützen" (S.40). Li Hongzhi empfiehlt als Voraussetzung des Weges, sämtliche irdischen Bestrebungen hinter sich zu lassen.

Verunsicherung beruht auf mangelndem Vertrauen in das innere geistige Wesen. Unangemessenes Verhalten ist das Resultat fehlerhafter Reaktionen auf unerwünschte Einwirkungen seitens der Umwelt und der geistigen Sphären. Diese Einwirkungen sind aber eigens dazu geschaffen, Menschen auf ein innerseelisches Problem aufmerksam zu machen. Ein Mensch, der einen guten Kontakt mit seinem inneren Selbst unterhält, wird kaum in Verlegenheit geraten. Er ist in der Lage, jede Situation ohne Zögern zu meistern, da ihm Sicherheit aus der geistigen Welt zuwächst.

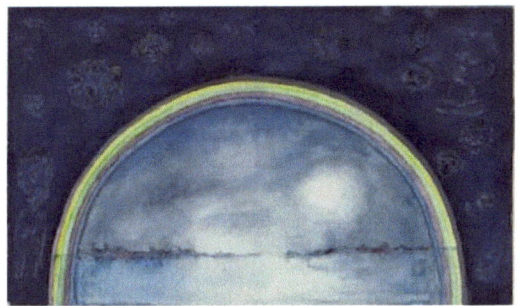

Therapie psychotischer Erkrankungen

Störungen des Geistes können nur im Geistigen behoben werden,
so wie Verletzungen des Herzens nur im Herzen
geheilt werden können.

Ursachenforschung der Psychosen

Die schizophrene Erkrankung mit ihren vielfältigen Erscheinungsformen ist selbst für Fachleute mit langjähriger beruflicher Erfahrung
oft nur schwer zu begreifen. Eine Ahnung von psychotischem Erleben können Träume vermitteln, in denen sich unbewusste Ängste
und Wünsche offenbaren.

Die psychiatrische Wissenschaft hat sich mit der Schizophrenie seit
jeher schwer getan. Der Psychiater A. Finzen bekennt: „Bis heute
weiß niemand, wie die Psychosen aus dem schizophrenen Formenkreis entstehen. Die Ursachen liegen weitgehend im Dunkeln. Es gibt
eine Reihe von Vorstellungen, Theorien und Befunden" (S.85). Nach
dem heutigen Stand der Forschung sind Menschen, die schizophren
sind, im Vergleich zu anderen Menschen empfindsamer gegenüber
Innen- und Außenreizen, verletzlicher gegenüber Belastungen aus
dem sozialen Umfeld und vermehrt inneren Konflikten ausgeliefert,
die sie nicht bewältigen können.

Trotz der großen Anzahl an Berichten über die Krankheitsverläufe
psychotischer Patienten wurde in der Vergangenheit kaum Ursachen-
forschung betrieben bzw. nach Gesetzmäßigkeiten gesucht, die der
Krankheit zugrunde liegen. Das Unverständnis, das Ärzte und Therapeuten den phantastischen Wahrnehmungen und eigenwilligen Interpretationen der Geschehnisse im Innen und Außen entgegenbrin-
gen, treibt viele Patienten noch weiter in den Irrgarten hinein, aus
dem sie zu entkommen hoffen.

A. Eming-Erdmann gibt zu bedenken: „Eine vollständige Theorie der Schizophrenieentstehung ist nicht bekannt... Man spricht von einer multifaktoriellen Genese. Favorisiert wird das Vulnerabilitätsmodell" (S.10). Das Schlüsselwort *Vulnerabilität* (Verletzlichkeit) hat in der Schizophrenieforschung eine geradezu magische Bedeutung gewonnen, meint A. Finzen. „Der Begriff verdeckt zugleich, dass wir über die Ursachen der schizophrenen Psychosen immer noch sehr wenig wissen. Er macht deutlich, dass wir lediglich Vorstellungen darüber haben, welche Faktoren bei der Auslösung eine Rolle spielen und auf den weiteren Verlauf einwirken können" (S.86). Alle möglichen Störeinflüsse werden in Betracht gezogen; ein Indiz dafür, wieviel Unklarheit über die Genese der Schizophrenie immer noch vorherrscht.

Der häufig verwendete Hinweis auf eine ‚multifaktorielle Genese' der Erkrankung ist eine Umschreibung dafür, wie mangelhaft das Wissen im Grunde ist. Zwar wurde die Bedeutung lebensverändernder Ereignisse für den Ausbruch schizophrener Psychosen erkannt. In Übergangs- und Trennungssituationen kommt es zu einem gehäuften Auftreten der Symptome. Damit wurden sie zum Krankheitsanlass erklärt, obwohl sie keineswegs Ursache der psychotischen Erkrankung sind und daher auch keine exakte Erklärung liefern für die Entstehung von Psychosen, kritisiert Finzen.

Auch das emotionale Milieu in den Familien, die Beziehungen zwischen Eltern, Kindern und Geschwistern untereinander werden als krankheitsverursachender Faktor angesehen. Psychodynamische Aspekte, die ‚Ich-Schwäche' von Psychosekranken, die einer Invasion seitens ihres Unbewussten ausgesetzt sind, werden ebenfalls in Betracht gezogen.

Angeblich tragen auch genetische Faktoren sowie hirnorganische Störungen und psychosoziale Einflüsse maßgeblich zur Krankheitsentstehung bei. Es sieht so aus, als spiele der Zeitgeist eine nicht unerhebliche Rolle bei der Frage, welche Modelle in einem gegebenen Zeitraum Akzeptanz finden.

Letztendlich haben sich Psychologie und Psychoanalyse - wenn überhaupt - mehr mit der Erklärung schizophrenen Verhaltens befasst als mit dessen Ursachen. A. Finzen bemerkt dazu: „Indem man schizophrenes Verhalten versteht und in seinen inneren Zusammenhängen als sinnvoll interpretiert, leistet man noch keinen Beitrag zur Erklärung der Ursachen" (S.94).

Der Blick eines Außenstehenden auf schizophrene Erfahrungen ist verständlicherweise mangelhaft. Um gültige Aussagen über Störungen des Ich-Bewusstseins machen zu können, muss sichergestellt sein, was damit gemeint ist.

Viele Patienten werden von unbewussten und verdrängten Inhalten und Reizen, gegen die das Ich sich nicht zu behaupten vermag, überflutet. Oft sind sie nicht in der Lage, zwischen Innen- und Außenreizen zu unterscheiden. Aufgrund der fundamentalen Ich-Schwäche können schizophrene Menschen die äußere Welt nicht hinreichend von der inneren Wirklichkeit abgrenzen, weshalb träumerische Gedanken und ungesteuerte Gefühle in ihrem Bewusstsein Einzug halten.

Man kann von der Voraussetzung ausgehen, dass beim akut schizophrenen Erleben ein veränderter Wachbewusstseins-Zustand eingetreten ist. Unter diesem Gesichtspunkt erscheint die Problematik in einem anderen Licht. Es kommt zu Veränderungen des Realitätserlebens, Raum, Zeit und Personen anbetreffend. Auch das Körpererleben und die Sinneswahrnehmungen verändern sich.

Ein psychotischer Zustand kann Ausdruck einer Krankheit oder eine außergewöhnliche Erfahrung sein. Die verschiedenen Erlebnisse der Vergangenheit sowie die unterschiedlichen Grade von Ich-Stärke bestimmen, wie sich letztendlich ein Zustand gestaltet.

Mittlerweile wird die These von der Schizophrenie als Zeichen eines veränderten Bewusstseinszustandes von einigen Wissenschaftlern vertreten. Es geht darum, nach der „sinngebenden Gestalt der Psychose und ihrer Aktualität im Hier und Jetzt" zu suchen und den Blick auf psychotische Krisen zu richten, die als „positive Desintegration", als ein auf höhere Integration gerichteter Prozess aufzufassen sind, meint V. Aderhold (S.37).

Für Menschen in einem solchen Prozess ist die gegenwärtige Form der psychiatrischen Behandlung unangemessen und potentiell schädlich, bemängelt der Autor. Sobald die Symptome nicht in das enge Korsett psychiatrischer Lehrmeinungen passen, werden die Ursachen häufig in der Physiologie vermutet. Da ungünstige psychologische Bedingungen für sich genommen nicht zu schizophrenen Psychosen führen, glauben einige Autoren an eine ‚biologische Prädisposition'. Doch auch diese wird nicht als ausreichende Ursache für schizophrene Störungen angesehen. Nur dann, wenn eine Reihe ungünstiger äußerer Umstände hinzukommt, entsteht eine krankheitsfördernde Situation. Zur Frage der biologischen Verursachung schizophrener Psychosen existieren reichlich vage Theorien und wenig handfeste Befunde. Sie richten dann keinen gravierenden Schaden an, solange Vermutungen nicht als erwiesene Tatsachen ausgegeben werden (ebd., S.95).

Die Voreingenommenheit für naturwissenschaftliche Erklärungen, die immer und überall nach materiellen Ursachen sucht und zufrieden ist, wenn sie diese gefunden hat, bemängelte bereits C.G. Jung. (Vgl.: Über das Problem der Psychogenese bei Geisteskrankheiten. In: Ges. Werke Bd 3, S.237f.) Da in der Vergangenheit die metaphysische Erklärung der Natur in vielen Irrtümern befangen war, geriet sie generell in Misskredit. Eine zeitlang wurden Geisteskrankheiten vor allem als Folge moralischer Verfehlungen angesehen.

Die naturwissenschaftliche Sichtweise hingegen beruht auf einer erheblichen Überbewertung der physikalischen Kausalität, bemängelt Jung. Geisteskrankheiten werden in dogmatischer Weise als ‚Hirnkrankheiten' aufgefasst. Dies geschieht bis in die Gegenwart hinein, denn auch der Psychiater ist als Arzt ja ebenfalls Naturwissenschaftler. Jung weist auf die Irrtümer der Neurologen und Psychiater hin, denen es oftmals an psychologischen Kenntnissen mangelt und die daher psychische Konfliktursachen unterbewerten (S.264f.).

Die große Mehrheit schizophrener Symptome ist sekundärer Natur und hat wahrscheinlich mehrheitlich psychologische Ursachen, meint Jung. Das Problem der Entstehung von Geisteskrankheiten ist sehr kompliziert. „Ist die einzige und absolute Ursache der Schizophrenie eine psychologische oder nicht?" fragt der Autor und kommt zu dem Schluss, dass „es nahezu unmöglich ist, auch nur annähernd zu beweisen, dass Schizophrenie primär eine organische Krankheit ist. Es ist gleichfalls unmöglich, ihren ausschließlich psychologischen Ursprung evident zu machen" (S.276). (Vgl. auch: Über die Psychogenese der Schizophrenie.)

Bei der Suche nach biologischen Grundlagen der Psychosen wurden Untersuchungsverfahren angewandt, zu denen u.a. die Molekulargenetik gehört. Intensiv wurde nach krankheitsbedingten Veränderungen in der Gehirnstruktur geforscht, mit durchwegs enttäuschenden Ergebnissen. Die angewandten Verfahren besitzen lediglich eine begrenzte Aussagekraft, meint A. Finzen. „Unbeschadet der erreichten Fortschritte gilt weiterhin, dass wir die Ursache der Psychosen aus dem schizophrenen Formenkreis nicht kennen und dass es nach wie vor unwahrscheinlich ist, dass sie durch einen einzelnen Faktor erklärbar sein werden" (S.96).

Immerhin wurden bei schizophrenen Patienten Veränderungen im Dopaminstoffwechsel gefunden. Auch andere Transmitter sind anscheinend bei der Entstehung bzw. Unterdrückung psychotischer Symptome beteiligt; sie sind „biochemischer Ausdruck psychotischer Symptome", schreibt A. Finzen und gibt zu bedenken: „Über die Ursachen besagen sie zunächst noch nichts. Ihr Stellenwert muss nicht gewichtiger sein als die zu konzentrierte Magensäure bei der Ulkuskrankheit…: Sie löst zwar die unmittelbaren Symptome aus.

Aber die Frage nach der Ursache verschiebt sich nur um eine Stufe – auf das Problem, *warum* der Magensaft zu sauer ist" (S.99).

Auch die Vererbungsforschung liefert keine befriedigende Erklärung für die Entstehung von Psychosen. Immerhin ist eine Häufung der Erkrankungen in bestimmten Familien festzustellen, weshalb genetischen Faktoren möglicherweise ein gewisser Einfluss bei einigen Formen der Schizophrenie zukommt.

Nachdem A. Finzen auf mögliche psychologische, soziale und biologische Ursachen von Psychosen aus dem schizophrenen Formenkreis hingewiesen hat, kommt er zu dem Schluss: „Die kritische Betrachtung hinterlässt Ratlosigkeit. Keiner der vorgetragenen Erklärungsversuche vermittelt eine wirkliche Erklärung. Keiner der als möglich angenommenen ursächlichen Faktoren ist wirklich *die* Ursache" (S.103). Immerhin tragen die beschriebenen Faktoren bis zu einem gewissen Grad zum Ausbruch der Erkrankung bei, wenngleich sie keine ausreichende Erklärung für deren Entstehung liefern. Doch auch negativen Ergebnissen kommt ein gewisser Aussagewert zu.

Bei P. Schilder bemerkt ein Patient in treffender Weise: „Das eigentliche Wesen der reinen Psychologie besteht darin, dass jeder Mensch seine eigenen Gedanken hat. Infolgedessen kann an und für sich jeder Mensch alle anderen Menschen für wahnsinnig erklären, das soll heißen *anders denken* als er…"

Eine Variante, wenn es am grundlegenden Verständnis für die Genese einer Krankheit mangelt, ist die Annahme einer ‚multifaktoriellen' Bedingtheit. Daran hat es in der Schizophrenieforschung der vergangenen Jahrzehnte ebenfalls nicht gefehlt. Auch diese Annahme bringt im Grunde die Ratlosigkeit der Forschung zum Ausdruck. Auf zukünftige Forschungsergebnisse zu hoffen, mag den Optimismus von Psychiatern stärken, nicht aber den der Patienten, die ihr Leiden in der Gegenwart bewältigen müssen.

Psychologische Gründe für psychotische Erkrankungen können darin bestehen, dass jemand grundsätzliche Regeln missachtet. Ein Mensch läuft Gefahr, in einen psychotischen Zustand abzugleiten, wenn er

▶ sich von der Welt zurückzieht und abkapselt;

▶ sich über Gebühr fremdbestimmen lässt;

▶ Phantasien für die Wirklichkeit hält;

▶ sich äußeren Eindrücken ungehemmt hingibt;

▶ Krisen nur mangelhaft bewältigt;

▶ einseitige, stresserzeugende Interessen verfolgt;

▶ ein aufreibendes Leben führt (z.B. exzessiver Genuss von Alkohol und Drogen);

▶ zwischen Hell und Dunkel (bzw. wahr und falsch) nicht genügend unterscheidet;

▶ seine Gedanken ungezügelt schweifen lässt;

▶ dem Leben zuwenig Bedeutung abgewinnt;

▶ einen wichtigen Teil des Lebens, Liebe und Mitgefühl, geringschätzt.

Auch gewisse Praktiken, die auf eine Erweiterung des Bewusstseins abzielen, sind nicht für jedermann geeignet und können eine empfindsame Psyche in Mitleidenschaft ziehen. Zusammenfassend könnte man sagen: Jeder Störung der körperlichen, seelischen und geistigen Harmonie liegt ein Irrtum im Denken und Fühlen zugrunde.

Eine ganze Anzahl der schizophrenen Symptome bleibt in geheimnisvolles Dunkel gehüllt, da sie mit den Methoden der modernen Wissenschaft nicht erfasst werden können. Die Widerlegung vorgefasster Meinungen könnte die Forschung dazu veranlassen, zu weitreichenderen Schlussfolgerungen zu gelangen. Eine kritische Betrachtungsweise räumt ein, dass Psychiatriepatienten auch heute noch diagnostische Rätsel aufgeben und jede dogmatische Beurteilung unangemessen ist.

Eine diametrale Gegenüberstellung von psychotischem Erleben und gesundem Realitätsbewusstsein wäre eine grobe Vereinfachung, die den fremdartig anmutenden Erlebnisweisen des Psychotikers nicht gerecht würde. Manche verborgenen Geheimnisse, die in unsichtbaren Regionen angesiedelt sind, lassen Raum für Spekulationen, da die Naturwissenschaft längst nicht in der Lage ist, für alle beobachteten Phänomene eine ausreichende Erklärung zu finden.

Wahn und Selbstfindung

Wahn ist ein Phänomen des Geistes und nicht des Wissens.

Krisenzeiten bieten Chancen für neue Lebensentwürfe und sind als solche manchmal unvermeidbar und notwendig. Verhindern lassen sie sich nur um den Preis der Stagnation. Um eine Krise zu überstehen, sind von Zeit zu Zeit begleitende Hilfen notwendig. Wenn therapeutische Hilfsangebote ausschließlich das Ziel verfolgen, Rückfälle zu vermeiden, besteht die Gefahr, mit den Krisen auch die lebendige Vitalität an sich zu beseitigen.

Der englische Psychiater R.D. Laing setzt sich für ein radikal neues Verständnis psychischer Erkrankungen ein. Es geht darum, den ‚Code' der Schizophrenie zu entschlüsseln, anstatt lediglich Symptombekämpfung zu betreiben. (Symptombekämpfung ist nach wie vor das große Problem in allen Bereichen der Medizin, die das System, da es nicht effektiv genug ist, immer kostspieliger werden lässt.)

Laing interpretiert wahnhaftes Verhalten als ‚Rettungsversuch' einer in Not geratenen Psyche, die unter dem Druck gesellschaftlicher Normen zusammenbricht. Er gibt die hierarchische Position, die zwischen Arzt und Patient besonders stark ausgeprägt ist, auf und wird zum Kritiker der traditionellen Psychiatrie.

Obwohl Laing viele Anhänger gefunden hat, konnte sich das neue Verständnis für die psychische Andersartigkeit Schizophrener nicht allgemein durchsetzen. Auch ist sein Ansatz nicht frei von Einseitigkeiten, denn es fehlt ihm der spirituellen Seite des Seins. Doch gerade hier wäre es möglich, zu tieferen Verständnisebenen vorzudringen, die Psychiater und Therapeuten wie St. Grof in zunehmendem Maße zu entdecken beginnen.

Patienten, die unter psychotischen Symptomen leiden, können in zwei große Gruppen unterteilt werden:

◉ Ein beträchtlicher Anteil der Patienten leidet unter starken inneren Spannungszuständen aufgrund ungünstiger äußerer Bedingungen oder einander widersprechender Glaubenssätze, die ungeprüft übernommen werden. Dies führt zu Realitätsverkennungen, die unangemessene, pathologische Reaktionen zur Folge haben.

◉ Ein anderer Teil der als psychotisch eingestuften Vorstellungen und Handlungsweisen wird als ‚spirituelle Krise' bezeichnet. Sie kann durch verschiedene Selbsterfahrungspraktiken, wie Yoga, Reiki, Meditationsübungen und andere Methoden ausgelöst werden und zu tiefen Erschütterungen führen. Doch nicht immer ist die Ursache eindeutig erkennbar. Spirituelle Krisen werden auch als *Dunkle Nacht der Seele* bezeichnet und sind damit Teil eines spirituellen Entwicklungsprozesses.

Der psychotische Verlauf kann somit Teil eines psychischen Wachstumsprozesses sein, der Chancen bietet zu einer psychischen Neustrukturierung. In der Psychose wird ein interner Konflikt so zum Grotesken gesteigert, dass er deutlich sichtbar wird und dem Betroffenen ermöglicht, Zweifel an seiner festgefahrenen Haltung zu entwickeln. Das Durchleben einer Psychose kann also eine therapeutische Funktion beinhalten, indem durch eine überzeichnete Reinszenierung eines innerpsychischen Konflikts eine weitgehende Auflösung desselben erreicht werden kann, erklärt V. Aderhold (S.82f.).

Die Elemente eines schizophrenen Prozesses können als Teile einer mehr oder weniger geordneten Ganzheit verstanden werden. Leider wird unter den gegenwärtigen Bedingungen der psychiatrischen Behandlung das subjektive Erleben eines psychotischen Menschen nur fragmentarisch wahrgenommen. Obwohl die psychotischen Erfahrungen kein einheitliches Konzept erkennen lassen, scheint ihnen ein übergreifendes Gesamtgeschehen zugrunde zu liegen.

Eine gültige Beurteilung desintegrativer Prozesse ist nicht einfach. Ob eine Entwicklung förderlich oder destruktiv ist, kann oft nicht abschließend bewertet werden. Der psychotische Zustand ist wohl in der Mehrzahl der Fälle eine Mischung aus positiver und negativer Desintegration. Das Zustandsbild eines chronisch Schizophrenen muss allerdings eindeutig als pathologische Desintegration aufgefasst werden, da die Bewusstheit abnimmt und destruktive Anteile überwiegen.

Der schizophrene Verlauf beinhaltet für die Betroffenen die Gefahr, darin stecken zu bleiben. Bislang existieren keine verbindlichen Kriterien, die eine Voraussage diesbezüglich ermöglichen würden. Ein blockierter psychologischer Prozess, der nicht zum Abschluss kommt, spiegelt einen Zustand des Ungleichgewichts wider. Für das Ich ergibt sich die Notwendigkeit einer Ablösung aus der ,psychotischen Identifikation' und einer Re-Identifikation mit dem Ich des Normalbewusstseins, meint V. Aderhold (S.191).

Patienten verarbeiten eine Psychose auf unterschiedliche Weise. Manche befreien sich von der Disziplin des auf die Wirklichkeit gerichteten Denkens in einer Weise, die willkürlich erscheint. Von einigen wird die psychotische Krise als unüberwindliche Katastrophe erlebt, während bei anderen - auch ohne therapeutische Begleitung -, eine Spontanremission stattfindet. Unter günstigen Bedingungen kann der psychotische Prozess eine Ich-Stärkung bewirken, falls sich das Ichbewusstsein in dem Kampf, dem es sich unfreiwillig gegenübergestellt sieht, behaupten kann.

Manchmal entwickelt sich die akute Psychose zu einem Prozess, der wesentliche Heilungsmomente hervorbringt. Die Patienten fühlen sich nach Beendigung der psychotischen Episode glücklicher und kreativer als je zuvor. Doch ungünstige Bedingungen des Umfeldes, eine angespannte familiäre Situation oder eine unangemessene ärztliche Behandlung verhindern, dass Heilung stattfinden kann. Welche Art von therapeutischem Umgang mit psychotischen Patienten hilfreich und sinnvoll ist, konnte bislang noch nicht einhellig geklärt werden.

Der schizophrene Patient benötigt Mut und Durchhaltevermögen, um in seinen wahnhaften Erlebnissen eine Wachstumschance zu entdecken. Die Psychose hat nämlich die Tendenz, einen inneren Konflikt bis zur Lächerlichkeit zu steigern, bis die dahinter stehende Problematik offensichtlich wird. Frühe Erfahrungen im familiären Umfeld werden neu inszeniert und in halluzinative Wahrnehmungen miteinbezogen. Auf diese Weise wird dem Patienten ein Konflikt klar vor Augen geführt und er beginnt, Zweifel an seinen bisherigen Vorstellungen entwickeln.

Die inneren Stimmen, die einem Patienten zusetzen, beginnen irgendwann, reale Alternativen aufzuzeigen, die einen Weg zur Besserung ebnen. Doch letztlich erweisen sich die Stimmen als unzuverlässig, da ihre Voraussagen zu wiederholten Malen nicht eintreffen. Dies gibt einen deutlichen Hinweis darauf, keine leichtgläubigen Schlüsse zu ziehen und nicht voreilig zu handeln. Die damit einhergehende Erkenntnis ist ein wichtiger Schritt zur Selbstfindung und der Übernahme von Verantwortung.

Indem sie die Unzuverlässigkeit halluzinatorischer Mitteilungen erfahren, haben Patienten, die sich getäuscht sehen, einen wichtigen Lernschritt vollzogen. Sie entdecken mit der Zeit in sich die Fähigkeit, sowohl die optischen als auch die akustischen Halluzinationen zu beeinflussen, was eine angstreduzierende Wirkung hat.

Wahnhaftes Erleben beinhaltet die Möglichkeit der Heilung auf einer tieferen Ebene, wenn der Schlüssel zum Verständnis gefunden wird und die Psyche genügend Halt findet, um die Erfahrungen zu integrieren. Das Durchleben des psychotischen Prozesses selbst kann eine therapeutische Funktion haben. Doch es gehört Mut dazu, den

Schritt der ‚Selbstenttäuschung' zu wagen, den innerpsychischen Konflikt, der im psychotischen Geschehen enthalten ist, zu erkennen und zu seiner Auflösung beizutragen.

Die therapeutische Beziehung

Ärztliche Leitlinien können wie Eisblöcke sein, die
das Erkenntnisstreben einfrieren.

Die Therapeuten psychotischer Patienten benötigen viel Elastizität, um sich in eine fremde, bizarre Weltsicht einzufühlen, wobei intellektuelles Verstehen dabei keineswegs ausreicht. Benötigt wird die Fähigkeit zu erkennen, wie der Patient sich selbst und die Welt, die ihn umgibt, erfährt, ohne die eigene geistige Gesundheit zu gefährden. Wenn es an grundsätzlichem Verständnis mangelt, wird eine echte Hilfestellung kaum möglich.

Viele Patienten fühlen sich verloren und allein, denn sie erkennen nicht einmal den Zweck des Ganzen. „Verrückt zu sein ist wie einer dieser Alpträume, in denen du versuchst, nach Hilfe zu schreien, aber kein Laut kommt raus", klagt eine Patientin bei R.D. Laing. „Oder wenn du schreien kannst, hört oder versteht keiner. Du kannst aus diesem Alptraum nicht aufwachen, wenn dich nicht jemand hört und dir hilft aufzuwachen" (S.141).

Bereits C.G. Jung plädierte dafür, die Erforschung der psychologischen Seite der Krankheit gründlicher voranzutreiben. Wenn ein Schizophrener das Glück hat, einem fähigen Therapeuten zu begegnen, der ihn versteht, hört er auf, schizophren zu sein. Die bizarren Symptome der Krankheit verschwinden im Verlauf der Behandlung. Von dieser Erfahrung berichtet Jung (vgl.: Der Inhalt der Psychose, S.27f.).

Der schwierigste Teil der Behandlung besteht darin, Vertrauen zu entwickeln, denn dies bedeutet für eine kranke Psyche, ein großes Risiko einzugehen. Der Therapeut hat für den Kranken die Funktion eines Halt gebenden Felsens, den er schieben und stoßen kann, ohne dass er ins Wanken gerät. Bevor er Zuneigung entwickeln kann, muss er fähig werden, seine hasserfüllten Seiten anzusehen. Er lässt seinen Schmerz und Kummer zu und fühlt sich wieder lebendig. Damit gewinnt er die Chance, seine Angst vor den schwerwiegenden Problemen, die ihn zerstören, zu verlieren.

Da das Ich des schwer gestörten Patienten die Kontrolle über sein Innenleben weitgehend verloren hat, ist es Aufgabe des Therapeuten, Kontakt mit dem ursprünglichen Selbst herzustellen, um Heilungskräfte zu aktivieren. Allerdings kann ein tieferes Verstehen des spezifischen Abwehrsystems für schizophrene Menschen zu einer Bedrohung werden. Daher sind Therapeuten gefordert, mit großer Umsicht und Sorgfalt vorzugehen. Die Annähung darf nur schrittweise erfolgen.

Es wäre auch ein fauler Kompromiss, die Psychose als ‚multifaktoriell' bedingt zu betrachten. Viele Psychiater begnügen sich mit derartigen Diagnosen, als könnten diese etwas zur Klärung beitragen. Sie versuchen erst gar nicht, Einsicht in das Krankheitsgeschehen zu bekommen. Psychische Phänomene werden mit medizinischen Etiketten versehen. Eine autoritäre Psychiatrie mit einem eingeschränkten Krankheitsbild treibt Patienten ins Abseits. Wird bei ihnen das Verständnis für die Erkrankung nicht geweckt, vermeiden sie die Bearbeitung anstehender Konflikte und versäumen es, eigene Verantwortung zu übernehmen.

Eine erfolgreiche Psychotherapie stärkt die Persönlichkeit des Patienten und ist dabei behilflich, seinem Leben - unabhängig von der Erkrankung - einen Sinn zu geben. Doch wird die therapeutische Praxis im Allgemeinen diesem Anspruch gerecht? Viele Psychiater lehnen Psychotherapie bei psychotischen Erkrankungen kategorisch ab. Dazu bemerkt T. Bock: „Die klinische Praxis lehrt etwas anderes: Die psychotherapeutische Arbeit mit Psychose-Erfahrenen tut beiden Seiten gut – Patienten und Therapeuten." Und er fügt hinzu: „Die Gleichsetzung von Gesundheit und Symptomlosigkeit erweist sich als weltfremd und unzulänglich" (S.47f.).

Von Vorteil ist es, wenn sorgfältige Begleitung und Empathie im Vordergrund stehen. Individuelle Bewältigungsstrategien und familiäre Ressourcen sind für den Therapieverlauf von großer Bedeutung. Ein großer Teil der therapeutischen Geschicklichkeit liegt in der Fähigkeit, an das Verlangen des Patienten nach Freiheit zu appellieren. Nicht immer ist es leicht, mit einem Patienten über die Vielfalt seiner Wahrnehmungen oder die Komplexität des Daseins zu sprechen. Die Patienten bringen ihrerseits Therapeuten dazu, sich verstärkt mit existentiellen Fragen auseinanderzusetzen.

Nicht lediglich die Verringerung der Symptome, sondern ein zufriedenes und erfülltes Leben sowie das Gelingen gesellschaftlicher Integration sollten bei den Therapiekonzepten im Vordergrund stehen. Es geht nicht darum, Patienten ein farbloses Dasein ohne Risiko aufzuzeigen, sondern sie durch existentielle Krisen hindurch zu begleiten. Es gibt eine psychosoziale Eigendynamik, die den Krankheitsverlauf wesentlich mitbestimmt. Die Förderung von Selbstverantwortung ist ein wichtiger Entwicklungsschritt für die Betroffenen, während medizinische Interventionen allein häufig unzureichend sind.

Symptome als Botschaft

Spirituelle Symbole eröffnen den Weg.

Die meisten Symptome sind nicht allein aus der Erkrankung heraus zu verstehen, sondern sie enthalten eine Botschaft, die erst noch entschlüsselt werden muss. Eine individuelle und kooperative Suche nach subjektiven Bedeutungen würde vielen Patienten helfen, zu mehr Einsicht in ihre Problematik zu gelangen. Es geht um das Verständnis einer besonderen Erfahrung, die einem bestimmten Menschen zuteil wird. Eine therapeutische Intervention sollte darin bestehen, zwei Aspekten gerecht zu werden: Einerseits die Last der Symptome zu reduzieren, ohne zugleich deren Bedeutung zu leugnen.

Die Suche nach Sinn und Bedeutung sollte möglichst von Anfang an unterstützt werden. „Wer die Symptomatik nur aus der Erkrankung heraus erklärt, verstärkt die Spaltung des Erlebens und damit den pathologischen Prozess", kritisiert T. Bock (S.17). Allerdings darf die Suche nach Bedeutung nicht automatisch zu einer Unterdrückung der somatischen Problematik führen.

Symptome sind nicht sinnlos, sondern sie erzählen eine Geschichte. Aufgabe des Therapeuten ist es daher, sich für das innere Erleben seines leidenden Patienten zu interessieren. Die Fähigkeit von Arzt und Patient, den Erlebnissen in der Psychose einen gewissen Sinn beizumessen, hat Einfluss auf die Genesung. Die Symptome verlieren ihre pathogene Brisanz und es gelingt mit der Zeit, eine gewisse Distanz zu ihnen herzustellen und Probleme zu verarbeiten.

Die psychotische Erfahrung verschafft vielen Betroffenen einen Zugang zu unbewussten Bereichen und persönlichen Konflikten, deren Aufarbeitung notwendig ist, um die Psyche zu stabilisieren. Dennoch kann eine vorzeitige und übertriebene Suche nach Bedeutung und Zusammenhängen das innere Chaos noch vergrößern und die Entwicklung von innerer Stabilität und Sicherheit erschweren.

Ein Mensch in der Psychose ringt um seine Grenzen und den inneren Zusammenhalt. Medikamente können bei der Symptomreduktion behilflich sein, sollten aber nicht als ausschließliches therapeutisches Mittel zur Anwendung kommen.

Unzulässige Vereinfachungen im psychiatrischen Alltag übersehen oftmals die Komplexität psychischer Störungen. Es scheint oft so, als ob bereits fachspezifische Begriffe und diagnostische Zuordnungen ausreichende Erklärungen liefern könnten. Eine technische, instrumentelle Sicht ist kaum in der Lage, eine Situation ausreichend zu erfassen und vereinfacht auf unzulässige Weise die komplizierten Lebenszusammenhänge, in der psychotische Menschen leben.

Bei Therapeuten und Patienten erfolgt simultan eine innere Reise auf der Vorstellungsebene, bemerkt M. Szepes. Symbolisches Bildmaterial sollte in die Therapie mit einbezogen werden, wobei der Psychiater in den Verlauf mit behutsam lenkenden Suggestionen eingreift. Er führt die Patienten von gefährlichen Tendenzen weg. Indem er positiven Gefühlen den Vorrang einräumt, löst und verändert er vorhandene Verkrampfungen und Verhärtungen.

Die psychologischen Teillösungen, die viele Therapeuten anbieten, führen letztendlich nicht zum Erfolg, da sie auf wichtige metaphysische Fragen keine Antworten wissen, kritisiert M. Szepes. „*Dabei sind diese Fragen die Wurzeln alle seelisch-geistigen und der daraus resultierenden organischen Störungen*" (S.482). Hinter den Krankheiten der Seele und des Körpers stünden existenzielle Konflikte und Ängste. Ohne philosophische und religiöse Fragen zu berücksichtigen, könne man einen Patienten nicht heilen.

Bedrohliche Einflüsse

Das Böse tritt Schritt für Schritt in ein Leben ein.
William Paul Young

Psychiater sehen sich oft mit Fällen konfrontiert, die unlösbar scheinen, da sie ihr Wissensgebiet überschreiten. Viele Therapeuten haben Probleme damit, die Grenzen ihres Wissens anerkennen. Sie sollten besser nicht von vornherein behaupten, bereits alles zu wissen, mahnt der italienische Seelsorger G. Amorth: „Ich hatte mit verschiedenen

Psychiatern zu tun, die ganz außergewöhnliche Fälle mit einen Etikett versehen hatten, und sich so der Illusion hingaben, das Problem sei gelöst und erledigt, während sie doch gar nichts gelöst und auch nichts verstanden hatten" (S.15).

Daher komme es häufig vor, dass eine psychiatrische Behandlung und auch ein längerer Aufenthalt in einer Fachklinik die Patienten nicht von ihrem Leiden befreien. Sie fühlen sich weiterhin von dunklen Schattengestalten bedroht, hören geheimnisvolle Klopfzeichen oder in ihrem Haus verbreiten sich ekelhafte Gerüche. Manche fühlen sich körperlich betastet oder gar gewürgt.

In solchen Fällen sind die Störungen zugleich psychischer als auch dämonischer Natur, was die Mitarbeit eines Theologen erforderlich macht, erklärt Amorth. Sobald eine Person den Eindruck hat,
- von unsichtbarer Hand festgehalten zu werden,

oder wenn sie
- sich berührt fühlt ohne äußeren Anlass,
- Gestalten im Zimmer sieht, obwohl niemand anwesend ist,
- zeitweilig Lähmungen in irgendeinem Körperteil verspürt,
- Stimmen hört, die sie bedrohen oder
- sich sexuell angegriffen fühlt,

könne mit großer Wahrscheinlichkeit von dämonischer Einflussnahme ausgegangen erden. Exorzistische Maßnahmen seien leider in Verruf geraten mit dem Ergebnis, dass Betroffenen mit ihren Problemen weitgehend allein gelassen werden.

Bei dämonischer Beeinflussung existiert ein weites Spektrum verschiedener Intensitäten, die manchmal schwierig zu erfassen sind. Ärzte diagnostizieren in solchen Fällen Persönlichkeitsspaltung oder suggestiven Einfluss, ohne dass dabei klar wird, worum es sich eigentlich handelt.

Manchen Patienten gelingt es, der fremden Einflussnahme auch positive Seiten abzugewinnen. Aufgrund der Kämpfe und Auseinandersetzungen mit inneren Gegnern in den psychotischen Episoden geschieht es manchmal, dass Verhärtungen im Denken und im Gefühlsleben aufbrechen und letztendlich eine positive Veränderung spürbar wird, wie es A. Gehrke schildert (S.11f.). Die Stimmen, die er hörte, beruhten keineswegs auf Einbildung, sondern sie waren real, auch wenn sie nicht jedermann wahrnehmen konnte. Sie wurden für ihn irgendwann so dominant, dass er aus der realen Welt in die ‚Scheinwelt' der Stimmen hinüber wechselte. „Eben das Verrutschen der Wahrnehmungen und das Entrücken aus der realen Welt machten meines Erachtens die Psychose aus", schreibt er (S.84).

Die reale Wahrnehmung ‚verrückte' immer dann, wenn A. Gehrke über einen längeren Zeitraum hinweg mit den Stimmen, dieser ‚zweiten Existenz', in Kämpfe verwickelt war. Er sah einen unmittelbaren Zusammenhang zwischen der Auseinandersetzung mit den inneren Stimmen und den psychotischen Schüben.

Wahrscheinlich, so schlussfolgert er, lag das eigentliche Problem nicht ausschließlich in den nervenaufreibenden Stimmen, sondern an der Unfähigkeit, adäquat mit ihnen umzugehen. Er war letztendlich gezwungen, allein nach einer Lösung zu suchen, da ihm von außen keine adäquate Hilfe zuteil wurde.

Träume als Brücke zum Verständnis

„Der Verrückte ist ein Träumer im Wachen."
Immanuel Kant

Vom Traum wird gesagt, er sei der Bruder des Wahnsinns. Tatsächlich können Träume eine Brücke zum Verständnis von Psychosen sein. Manche Patienten erleben die Psychose auf eine träumerische Art, wobei Symbole eine große Rolle spielen. „Unser Unbewusstes wendet in der Psychose die gleichen Mittel an wie im Traum", schreibt S. Zerchin (S.234). In der schizophrenen Erkrankung sieht die Autorin einen Versuch, mit einer Lebenskrise fertigzuwerden. Für schizophrene Patienten sei es wichtig, Einblick in das Wesen der unbewussten Seite der Psyche, ihre Ausdrucksmittel und Tendenzen, zu bekommen.

In der Psychose findet eine Regression in andere Wahrnehmungsebenen statt, die zum Teil archaisch und bizarr anmuten. Kann dieser Einbruch ins Unbekannte vom Bewusstsein aufgefangen werden, wird eine Neuordnung und Neubelebung der Psyche möglich. Ist das Bewusstsein dagegen unfähig, die einströmenden Impulse zu assimilieren, entsteht eine bedrohliche Situation, denn die Inhalte nehmen eine chaotische Form an und gefährden die Einheit des Bewusstseins. Die daraus resultierende geistige Störung heißt dann treffenderweise Schizophrenie, Bewusstseinsspaltung.

Bereits Schopenhauer schrieb: *Der Traum ein kurzer Wahnsinn, der Wahnsinn ein langer Traum* und S. Zerchin argumentiert auf der Grundlage persönlicher Erfahrungen: „Die psychotischen Vorstellungen sind bildhaft wie der Traum, im Unterschied zum abstrakten Denken des normalen Bewusstseins. Ebenso wenig wie der Traum Anzeichen einer Geisteskrankheit ist, kann es die psychotische Vorstellung sein" (S.216).

Die Krankheit liege darin, dass psychotisches Erleben mit der Wirklichkeit verwechselt wird. Werden die Inhalte des psychotischen Denkens auf der Traumebene verstanden, verlieren sie ihren zwingenden Charakter und können ihren Sinn behalten. Beim Psychose-Erleben handelt es sich um eine symbolische Wirklichkeit. Die Autorin bekennt: „*Dieses Verstehen der Psychose auf der Traumebene hatte etwas zutiefst Befreiendes für mich.* Jetzt war ich endgültig gefeit gegen die Entwertung durch das psychiatrische Vorurteil, dass die Schizophrenie eine körperlich verursachte, erblich bedingte und unheilbare Geisteskrankheit sei" (S.226f.).

Die Erfahrung veränderter Bewusstseinszustände ist ein höchst eindrucksvolles Erlebnis, dem die einseitig negative Sichtweise der

Psychiatrie in keiner Weise gerecht wird. Solange Patienten den symbolischen Charakter dessen, was ihnen widerfährt, nicht erkennen, sondern es als ebenso real ansehen wie die normale Alltagsrealität, werden solche Sichtweisen als krankhaft eingestuft. Eine Annäherung kann nur durch ein Verständnis der aus dem Unbewussten aufsteigenden Impulse und ihre Einbeziehung in das Wachbewusstsein möglich werden.

Für Patienten wäre es eine enorme Hilfe, wenn der behandelnde Arzt ihrer spezifischen Symbolwelt Verständnis entgegen brächte und ihnen dabei helfen würde, den darin enthaltenen Sinn zu entschlüsseln. In diesem Fall wären sie in der Lage, das Erlebte in ihr Bewusstsein zu integrieren. Die Inhalte der Psychose, die Vorgeschichte des Patienten und der sich daraus ergebende Sinn sind von entscheidender Bedeutung für den Heilungsprozess.

Selbsterkenntnis und Psychose

Für wahre Erkenntnis ist es nie zu spät.

Eine psychische Krise ist ein Hinweis für die Betroffenen, sich auf einem falschen Weg zu befinden. Der innere Leidensdruck bringt sie dazu, sich mit der Erkundung ihres Innenlebens auseinander zu setzen. Sie lernen ihre persönliche Hölle kennen und erleben auch paradiesische Zustände. Kurze Einblicke in die Vollkommenheit trösten ein wenig über die Schrecken erregenden Erfahrungen hinweg.

Der Lebensweg ist kein vorherbestimmtes Schicksal, und daher ist jedes Individuum für seine Entscheidungen selbst verantwortlich. Lange Phasen der Traurigkeit, des Chaos, der inneren Erstarrung werden abgelöst von lichtvollen Erfahrungen. Vieles von dem, was ihnen widerfährt, ist doppeldeutig und entzieht sich einfachen Interpretationen.

Der Zustand des ‚Verrücktseins' hilft manchen Patienten dabei, zu mehr Selbsterkenntnis zu gelangen. Sie entwickeln Werkzeuge, die ihnen das bewusste Umgehen mit problematischen Situationen erleichtern. Die vielschichtige und komplizierte Welt des menschlichen Innenlebens beginnt sie zu beschäftigen. Ihre Gefühlswelt und Handlungsweisen als auch die Reaktionen der Mitmenschen werden ihnen einsichtiger.

Das gesamte Denken und Handeln, das bis dahin eine Rolle spielte, wird durch eine psychotische Erkrankung in Frage gestellt. Die Kriterien für die bisherigen Entscheidungen haben keinen Bestand mehr. Menschen lernen in der Regel entweder durch Erkenntnis oder durch leidvolle Erfahrungen. Leid übt einen starken Druck aus und erzwingt damit einen Wandlungsprozess.

Für Viele ist die Psychoseerfahrung derart traumatisierend, dass sie in eine tiefe Vertrauenskrise geraten und insgeheim fürchten, von einer Minute zur nächsten könnte alles um sie herum zusammenbrechen. Die existentielle Verunsicherung, die sie in ihren Grundfesten erschüttert hat, lässt sie fatalistisch werden. Wozu etwas aufbauen, wenn der Halt fehlt? Sie fühlen sich zerbrechlich und ohne Schutz. Bereits das Lesen einfacher Texte bereitet ihnen unüberwindliche Schwierigkeiten.

In späteren Phasen erkennen manche Patienten, dass Urvertrauen auch zurück gewonnen werden kann. Die Psychose hat einen Weg in ein anderes Leben gebahnt, dass ihnen besser entspricht. Eine Patientin erlebt die Psychose dementsprechend als „einen Befreiungsschlag. Als bräche sich eine seit langem im Erdinnern kräftig brodelnde Masse den befreienden Weg nach außen in einem Vulkan. Da haben sich durch die Psychose Energien einen Weg gebahnt und es war meine Chance, der erstickenden Kontrolle zu entkommen" (in: H. Hansen, S.171). Vorangegangen war eine mehrmonatige depressive Phase, die in der psychotischen Episode ihr Ende fand.

Eine andere Psychose-Erfahrene erzählt bei H. Hansen von ihrer schizophrenen Erkrankung, den sie als inneren Wandlungsprozess erlebt. Zehn Jahre nach ihrem ersten Klinkaufenthalt ereilt sie ein zweiter Schub, den sie ohne Medikamente überstehen will. „Nachdem ich die Psychopharmaka abgesetzt hatte, erlebt ich die sogenannte ‚Psychose' ungefiltert mit all ihrer Intensität. Sie verlief ebenso kraftvoll und gewaltig, aber ich hatte zehn Jahre Zeit gehabt und war auf gewisse Weise darauf vorbereitet. Das war meine Rettung...", berichtet sie (S.135).

In aufreibenden Phasen der Krise erhält sie Unterstützung seitens verständnisvoller Mitmenschen. Auch findet einen mutigen Arzt, der ihr Beistand leistet und dabei ihre eigenen Wünsche und Vorstellungen respektiert. „Dieses nochmalige und doch sehr andersartige Erleben des ‚Psychotischen' übte auf mich eine heilende, in meine Lebenskraft zurückführende Wirkung aus", erzählt sie. Die Psychose erlebt sie als Befreiung von einengenden Bewertungen und als eine Art Transformation.

Außergewöhnliche Zustände, die in der Psychose durchlebt werden, beinhalten häufig existentielle Themen, die zur Beschäftigung mit grundlegenden Fragen des Menschseins anregen. Ein Themenbereich ist dabei die Überwindung der Dualität von Gut und Böse. Auch grundsätzliche Fragen, die individuelle Vergangenheit anbetreffend, steigen vermehrt an die Oberfläche. Übersteht der Proband die schwierigen Zeiten, geht er gestärkt aus den Auseinandersetzungen hervor.

Zwei Seiten des Drogenkonsums

Vom Gebrauch einer Droge bis zum Missbrauch ist oft
nur ein kleiner Schritt.

Drogen verändern den Bewusstseinszustand und verschaffen Abwechslung im täglichen Einerlei. Zu allen Zeiten haben Menschen nach Methoden gesucht, der rauen Wirklichkeit zu entfliehen, sobald sie diese als öde oder als unerträglich empfanden. Wenn das Dasein zu schmerzhaft erscheint, um es länger ertragen zu können, verschaffen Rauschdrogen zuweilen eine gewisse Erleichterung. Die Konsumenten tauchen ein in das Reich der Bilder und der ekstatischen Gefühle, die außerhalb von Raum und Zeit zu liegen scheinen.

Drogen wie Morphin oder Amphetamine können nach Auffassung von E. Bragdon - richtig angewandt -, tiefgreifende positive Wirkungen entfalten. Ihre Eigenschaft als schmerzstillende Substanz macht einen Großteil ihres Wertes und ihres Reizes aus. Die missbräuchliche Verwendung führt allerdings zu destruktiven Auswirkungen und in die Krankheit. Die Liste derjenigen, die ihr Leben in Abhängigkeit von Drogen vergeudet haben und die ein früher Tod ereilte, ist unübersehbar lang.

Die Wirkung einer bestimmten Droge hängt zu einem großen Teil von der Absicht ab, mit der sie konsumiert wird und von dem Rahmen, in dem sie eingenommen wird. Spontane Drogenerfahrungen können bei einer angegriffenen Psyche einen Zusammenbruch herbeiführen, der einen Abwärtsstrudel auslöst und körperlichen und geistigen Zerfall nach sich zieht.

Es gibt Menschen, die psychedelische Drogen konsumieren, um die Grenzen ihrer gewöhnlichen Realität zu erweitern und sich einen Urlaub außerhalb von Raum und Zeit zu gönnen. Sogenannte ‚Designer-Drogen' sind mittlerweile sogar bis in die Chefetagen vorgedrungen. Sie regen sowohl die sinnliche als auch die intellektuelle

Aufmerksamkeit an und stärken – zumindest vorübergehend - das Selbstwertgefühl. Drogen wie Kokain und Crack vermitteln die Erfahrung persönlicher Macht und können ‚die Seele stehlen'. Menschliches Einfühlungsvermögen und der Wunsch, anderen behilflich zu sein, werden vermindert. Zudem wirken sie stark suchterzeugend.

Manche Drogenerfahrungen führen in transpersonale Bereiche, indem sie einen Zugang zu Erlebnissen freilegen, die ansonsten nicht zugänglich gewesen wären. Vor allem psychedelische Drogen können spirituelle Erfahrungen auslösen. Bei E. Bragdon beschreibt eine 30jährige Lehrerin ihr Erlebnis: „Ich stand mit allen Dingen in Verbindung! In mir war ein unglaubliches Gefühl der Liebe! - Um mich herum war alles von weißlichem Licht erfüllt" (S.244).

Etliche psychoaktive Pflanzen wurden in alten Kulturen seit undenklichen Zeiten für sakramentale Zwecke verwendet. Bei manchen psychedelischen Drogen ist nicht nachgewiesen, dass sie – in geringen Dosen eingenommen – wirklich gefährlich sind, bemerkt E. Bragdon (S.251). Drogen wie LSD vermitteln starke sensorische, emotionale und transpersonale Erfahrungen, die überwältigend und auch heilsam sein können. Lange Zeit hat man die psychoaktiven Substanzen mit Rausch und Betäubungsmitteln (Narkotika) sowie mit Aufputschmitteln verwechselt.

Ob ein Drogenerlebnis eine spirituelle Öffnung bewirkt oder zu einer Flucht aus der Realität wird, hängt davon ab, wie die Voraussetzungen sind. Es liegen Welten zwischen einer zweckgebundenen Einnahme bewusstseinsverändernder Substanzen und einem maßlosen Drogenkonsum, der lediglich der kurzlebigen Betäubung dient. Wenn ein vorübergehendes ekstatisches Erlebnis, ein ‚High', als Rechtfertigung für Drogenexzesse missbraucht wird, ist ein gesundheitlicher Schaden kaum zu vermeiden.

Viele ‚Trips' haben eine spirituelle Komponente. Derjenige, der sich auf eine psychedelische Reise begibt, sollte allerdings auf psychische Krisen und sich daraus ergebende Fragen vorbereitet sein.

Wenn es sich um intensive, aufwühlende Erlebnisse handelt, wird es notwendig, diese zu verarbeiten und zu integrieren. Ansonsten besteht die Gefahr, belastende Erfahrungen von der übrigen Persönlichkeit abzuspalten und den persönlichen Wachstumsprozess in sein Gegenteil zu verwandeln.

Psychedelische Drogen können einen Menschen dazu bringen, sein Ich ‚loszulassen', was in vielen spirituellen Gruppen als wünschenswertes Ziel angesehen wird. Die Aufgabe der Egozentriertheit gilt als eine der Voraussetzungen, um auf dem spirituellen Pfad voranzukommen. Dabei kann allerdings eine verhängnisvolle Situation entstehen, in der das Ich die Kontrolle völlig zu verlieren droht und Panikgefühle entstehen.

Die Befreiung vom Gefühl der Begrenztheit kann belebend oder bedrohlich wirken. Eine College - Studentin erzählt bei E. Bragdon von ihrem ersten Trip mit Meskalin. Sie fährt nach der Einnahme zu einem Freund, da sie das Gefühl hat, einen Menschen zu brauchen, an dem sie sich festhalten kann: „Als ich bei seinem Haus aus dem Auto stieg, fiel ich auf den Boden. Auf der Suche nach einer festen Verbindung mit der Erde krallte ich mich mit den Händen im Gras fest, um nicht aus dem Körper herausgezogen zu werden. Die ganze Welt war Bewegung, alles Leben und alle tote Materie war vom Leben kosmischer Energie durchpulst. Es gab nichts Festes" (S.254). Sie befürchtet, von dem Erlebnis verschlungen zu werden.

Die Einnahme von Drogen kann zum Eintritt in die Kammern des Unbewussten führen. Dort erwartet den Konsumenten entweder eine tiefgehende, heilsame Offenbarung oder ganz im Gegenteil eine Erfahrung, die möglicherweise die Grundfesten des Seins erschüttert. Wer bewusstseinserweiternde Substanzen nimmt, kann erleben, dass er sich einem überwältigenden und seinen Horizont übersteigenden Geschehen öffnet, das ihm neue Einblicke gewährt. Je chaotischer der Rahmen ist, desto größer ist die Wahrscheinlichkeit, dass auch das Erlebnis dementsprechend ausfällt.

Die psychische Befindlichkeit des Drogenkonsumenten spielt eine entscheidende Rolle, denn die Substanzen haben die Eigenschaft, die verdrängten Inhalte seines Unbewussten hervorzubringen und zu verstärken. Die Zahl derer, die von alptraumhaften Erlebnissen für immer gezeichnet sind, ist ein ernsthaftes Problem. In einigen Nervenkliniken wurden in den 1950er Jahren Versuche mit LSD an schizophrenen Patienten durchgeführt in der Hoffnung, die Krankheit zu lindern oder Aufklärung über die unmittelbare Ursache der Schizophrenie zu gewinnen. Die hochgespannten Erwartungen wurden allerdings enttäuscht. Ganz im Gegenteil destabilisierte die Substanz das ohnehin schwache Ich-Gefühl der Patienten und sorgte für eine tiefe Verunsicherung.

Wenn jemand LSD zu sich nimmt, zerfällt sein Innenleben in zwei Teile. Der eine Teil versinkt im Strudel phantastischer Vorstellungen und Empfindungen, während der andere bei Bewusstsein bleibt und das Ganze als Beobachter erlebt. Er schaut und registriert den Seelenfilm, ohne etwas dagegen ausrichten zu können. Unter LSD verzerren sich die Raumvorstellungen, und auch das eigene Körpergefühl verliert seine fest umrissenen Konturen. Die Größenverhältnisse ändern sich– ähnlich wie bei Alice im Wunderland – in winzig klein oder riesengroß. Materielle Gegenstände verlieren ihre Festigkeit. Menschen in der Nähe erscheinen als böse Hexe aus dem Märchen oder als zähnefletschendes Ungeheuer. Manche gelangen nach der Einnahme von LSD zu der Überzeugung, sie könnten durch Wände gehen oder fliegen, was fatale Unfälle zur Folge hat.

Besonders auffällig ist der Verlust des ‚Ich-Gefühls' unter LSD. Das Ich scheint in weite Ferne gerückt; man kann zwar noch hören und sehen, aber nicht mehr persönlich erleben. Nach dem Abklingen des Rausches ist die Erleichterung groß, wenn bisher Gewohntes wieder an Relevanz gewinnt und die ‚alte' Persönlichkeit zurückkehrt.

Durch die Einnahme von psychedelischen Substanzen ist die Zahl derer, die überaus wertvolle Einblicke in ihre eigene Innenwelt und in andere Realitäten gewinnen konnten, stark angestiegen. Daher ist es schwierig, ein abschließendes Urteil zu fällen.

Transpersonale Therapie

Ohne Kontrolle über den Geist gibt es keine
direkte Erfahrung.
Swami Rama

Die Bedeutung der spirituellen und transpersonalen Dimension in der Psychotherapie wird von Therapeuten und Wissenschaftlern unterschiedlich eingeschätzt. Die Erforschung des Unbekannten, des ‚Transzendenten', ist ein schwieriges Unterfangen und daher existiert eine große Zurückhaltung und Skepsis in der akademischen Welt.

Dennoch haben sich in den vergangenen Jahren in der psychotherapeutischen Praxis transpersonale Aspekte und Spiritualität fest etabliert. Transpersonal bezeichnet eine tiefere Ebene des Bewusstseins, welche die Alltagsidentität mit seinen festgefügten Rollenmustern überschreitet. Eine wachsende Anzahl von Therapeuten berichtet, dass sie in ihre therapeutische Arbeit die spirituelle Dimension mit einbeziehen (vgl.: J. Galuska). Zahlreiche Veröffentlichungen zeigen das gestiegene Interesse und auch den Bedarf an der Erforschung von außergewöhnlichen Bewusstseinsprozessen.

Therapeuten wie Ken Wilber fordern ein ‚integrales Denken' das von der Bereitschaft geprägt ist, bei Bedarf die eigene Perspektive zu wechseln und das eigene Tätigkeitsfeld von einem völlig neuen Gesichtspunkt aus zu betrachten. Integral bedeutet, andere Paradigmen nicht als unwissenschaftlich abzulehnen. Die Fähigkeit zum Perspektivwechsel könnte dazu beitragen, traditionelles Wissen sowie andere

Fachdisziplinen, wie die Philosophie und Religionswissenschaft, mit einzubeziehen.

Der heutige Bewusstseinsbegriff werde „leider von der Neurobiologie reduziert auf eine Gehirnfunktion, krass gesagt, auf eine Absonderung des Gehirns. Aber wie ist eigentlich Geist strukturiert, der das Gehirn untersucht und seine Funktionen interpretiert?" fragt Galuska. Die wichtigste Aufgabe einer transpersonalen Orientierung bestehe darin, „ihren Beitrag dazu zu leisten, das Bewusstsein mit all seinen Strukturen, seinem Aufbau, seiner Dynamik, seinen Entwicklungsmöglichkeiten mit zu erklären und dies für ein umfassendes Verständnis zur Verfügung zu stellen" (S.23f.).

In den Tiefen der geistigen Erkrankung, der wahnhaften Einbildungen, verberge sich die fehlende Selbsterkenntnis des Menschen, gibt M. Szepes zu bedenken (in: Der Berg der Adepten, S.408). Eine grundlegende Unzufriedenheit komme in nervösen Störungen zum Ausdruck. Ausgeprägte Schuldgefühle basierten nicht selten auf einer transzendenten Erinnerung. Intensive Ängste seien im Wesentlichen die Angst vor dem Tod.

Ein Therapeut, der in die Geheimnisse der Seele eindringen und innere Verletzungen heilen will, muss sich selbst von verborgenen Dissonanzen befreit haben, betont die Autorin. Dadurch, „dass man die Ketten verborgener Emotionen löst, werden Komplikationen hervorgerufen, die oft bedeutend schlimmer sind als die bereits bestehende Verwirrung. Denn das Ausleben, das Abreagieren, die Umwandlung von Emotionen führt meist vom Regen in die Traufe" (S.407). Daher ist größte Vorsicht im Umgang mit schwer gestörten Patienten geboten.

Die Patienten kommen in die Therapie mit schwerwiegenden Problemen, die oft spirituelle Inhalte und Prozesse betreffen. Daher ist ein vertieftes Wissen um die religiösen und spirituellen Seiten der Problematik notwendig, damit den Betroffenen dabei geholfen werden kann, deren pathologische Seite zu verstehen. Es genügt nicht, spirituellen Themen in den therapeutischen Prozess mit einzubeziehen, solange die Therapeuten lediglich über einen begrenzten Zugang zur Spiritualität verfügen.

Auch seelsorgerische Hilfe kann nicht die beabsichtigte Unterstützung bieten, wenn es dem Seelsorger selbst an tiefen religiösen Erfahrungen mangelt. Mitgefühl und fürsorgliches Eingehen auf den Hilfesuchenden reichen in einer nervenaufreibenden spirituellen Krise meist nicht aus.

Meditationsübungen und Gebete sind bei problematischen Verläufen ebenfalls nicht angesagt. Eine - zumindest zeitweilige - Distanzierung von spirituellen Themen ist notwendig sowie die Aufarbeitung der Geschehnisse, die nicht verarbeitet werden konnten. Therapeutische Anleitung kann sehr hilfreich sein, sofern es dem Therapeuten gelingt, sich in die inneren Prozesse hineinzuversetzen.

Eine bewusstseinsorientierte Psychotherapie richtet ihre Aufmerksamkeit auch auf bislang vernachlässigte Bereiche des Daseins. Zur Seelenheilkunde gehört es, offen zu sein gegenüber Fragen nach dem Seinsgrund und Einheitserlebnissen, bemerkt J. Galuska. „Diese Dimensionen sind im Menschen ebenso wirksam, wie neurotische Konflikte und destruktive Interaktionsmuster" (S.8). Er zeigt Wege auf, wie aus einem transpersonalen Bewusstsein heraus spirituelle Konflikte verstanden und überwunden werden können.

Die transpersonale Therapie verbindet Spiritualität und Therapie im Sinne einer tiefgreifenden und umfassenden Bewusstseinstransformation. Ein erfolgreicher therapeutischer Prozess basiert auf einer grundlegenden Erkenntnis seines inneren Selbst und des Mysteriums des Daseins. Das Individuum eignet sich die Fähigkeit an, seine eigenen Kräfte zu verstehen und zu beherrschen, seine Gefühle und seinen Willen zu lenken und das alltägliche Leben eigenmächtig zu gestalten. Damit wird es in die Lage versetzt, seine Emotionen und Leidenschaften in aufbauende Energien umzuwandeln.

Eine transpersonale Orientierung nutzt veränderte und erweiterte Bewusstseinszustände für den Heilungs- und Entwicklungsprozess. Dazu bedarf es allerdings einer weitreichenden Kenntnis der Regeln und Gesetze, die mit einem veränderten Bewusstsein verbunden sind. Die Herausforderungen der Globalisierung und die damit einhergehenden Probleme scheinen eine allgemeine tiefgreifende Bewusstseinsveränderung zu erfordern.

Eine Psychotherapie des Bewusstseins richtet sich nicht allein auf die ‚reduzierte Psyche' als Ort der inneren Konflikte, sondern auf die Tiefe und Weite des menschlichen Geistes, der das Unbekannte begreifen lernt und seine Reichweite immer weiter ausdehnt. In einer spirituell orientierten Therapie besteht die übergeordnete Sinn des Lebens in der Erweiterung der Selbsterkenntnis und spirituellen Entwicklung, die schließlich die bedingungslose Zuwendung zu allem, was im Kosmos existiert, zum Ziel hat.

Für den spirituellen Lehrer O.M. Aivanhov ist Geistesgestörtheit gleichzusetzen mit der Abwesenheit von Licht im Geist und im Herzen eines Menschen. (Vgl.: Das Licht, lebendiger Geist, S.54.) Die Dunkelheit der Seele bedrohe den Intellekt, da Zweifel, Unruhe und sonderbare Ideen Einzug halten können. Lichtvolle Energie sei ein Schutz, der dunkle Mächte fernhält. Seelisch kranke Patienten würden nicht aufgrund einer lichtvollen Schwingungsfrequenz in psychiatrische Kliniken befördert, sondern durch die Unordnung ihres leidenschaftlichen Lebens, erklärt der Autor.

Die Aufgabe des Menschen besteht darin, sich zu vervollkommnen, da Stillstand im Kosmos nicht existiert. „Der Kosmos kennt nur zwei Möglichkeiten: entweder vorwärts zu schreiten durch den Erwerb von Tugenden, durch Selbsterkenntnis und Selbstvervollkommnung, oder zurückzufallen durch Missachtung der kosmischen Gesetze. Eine dritte Variante gibt es nicht", erläutert W. Augustat (S.94). Er bedauert die Hilflosigkeit der naturwissenschaftlichen Medizin auf dem Gebiet der geistigen Erkrankungen, die nach wie vor offensichtlich sei.

Der Begriff Gesundheit betrifft vor allem den Geist des Menschen, denn ein geistiger Schaden ist tiefgreifender in der Konsequenz als eine körperliche Krankheit. „Eine medizinische Wissenschaft, die einzig vom körperlichen und damit vom niedersten Anteil des Menschen ausgeht und durch grobstoffliche Behandlung und Einflussnahme das Feinstoffliche unterdrücken will, kann keine grundlegenden Heilungen erzielen" (S.161).

Ausgangspunkt einer transpersonalen Psychotherapie ist das Unbekannte, das Geheimnisvolle. Das beobachtende Bewusstsein erforscht seine eigene Struktur und wendet sich dem umfassenderen Seinsgrund als solchem zu. Doch bei näherer Betrachtung gibt es auch Kritikpunkte.

Dass eine Erweiterung des Gewahrseins durchaus ihre Tücken hat, wie spirituelle Krisen deutlich zeigen, wird bei solch anspruchsvollen Zielsetzungen vernachlässigt. Die Frage ist berechtigt, ob hier Psychotherapie nicht über das Ziel hinausschießt, da für eine Erforschung des Bewusstseins, das seine engen Grenzen sprengt, psychische Gesundheit die Voraussetzung ist. Therapie in dieser umfassenden Weise zu praktizieren, könnte im Einzelfall Grenzen überschreiten und eine ohnehin schwer belastete Psyche überfordern.

Eine vereinfachende Herangehensweise bei einem Themenkreis, der eine differenzierte Betrachtungsweise erfordert, hilft den Patienten, die mit fundamentalen Problemen konfrontiert sind, eher wenig. Die idealisierende transpersonale Behandlung ist kaum geeignet, wenn es darum geht, handfeste Konflikte in den Griff zu bekommen.

G. Peltzer bemerkt dazu: „Der transpersonale Zustand kann nicht willentlich hervorgebracht werden, er bricht in den Alltag hinein, er erscheint, er zeigt sich. Wenn uns das unvorbereitet trifft, wird es uns binden und es kann Ursache von Krisen und psychischer wie körperlicher Krankheit sein. Wenn wir vorbereitet sind, kann es befreiend wirken" (ebd., S.266). Es geht darum, die Angst, die Schockwirkung und die damit verbundenen Schmerzen auszuhalten und zu lernen, damit umzugehen.

Krisen können unter Umständen auch als Chance zum Lernen begriffen werden. „Rückfälle zu vermeiden ist ein wichtiges, aber kein unbedingtes Ziel", meint T. Bock. „Das Leben bringt Krisen mit sich, für sehr dünnhäutige Menschen auch das Risiko, den Boden der Realität vorübergehend wieder zu verlieren. Das um jeden Preis vermeiden zu wollen, kann bedeuten, das Leben zu verpassen. Eine solche absolute Strategie kann Negativsymptome und Depressionen geradezu bedingen" (S.140f.).

Geist und Seele können dem Körper Gesundheit und Kraft vermitteln. Aus dem Kosmos strömen laufend feinstoffliche Energien auf den lebendigen Organismus ein. Teilweise entstehen sie auch im Menschen selbst. Seine Aufgabe ist die Beherrschung dieser geistigen Substanz, um nicht unangenehmen oder gar schädlichen Beeinflussungen schutzlos ausgesetzt zu sein. Viele Krankheiten, auch psychische Störungen aller Art, lassen sich behandeln mittels ätherischer Beeinflussung. Bisher ist wenig bekannt von den Kräften, die das gesamte Sein durchfließen und auf das Leben einen Einfluss ausüben.

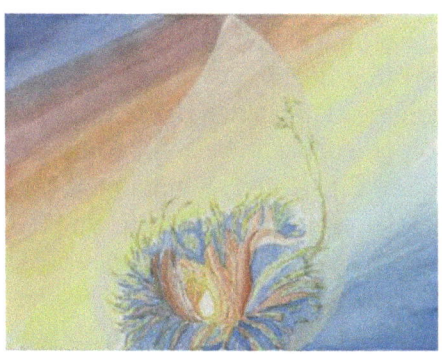

Psychose oder spirituelle Krise?

Religiöse Erfahrung bleibt, was sie ist, unabhängig davon,
ob sie einem Heiligen oder einem psychotischen
Menschen zuteil wird.

Krise und Transformation

Die zahlreichen Berichte über problematische Entwicklungen in spirituellen Transformationsprozessen sind ein Zeichen dafür, dass einiges schief läuft, auch wenn diese Thematik in esoterischen Foren oft vernachlässigt wird. Es ist daher ein Anliegen dieses Buches, auf die existierenden Hindernisse hinzuweisen, denen sich viele Interessierte, die sich mit spirituellen Übungen befassen, meist unvorbereitet und völlig überraschend ausgeliefert sehen.

Werden die Schwierigkeiten deutlich sichtbar, stehen die Betroffenen in der Regel allein da, denn spirituelle Lehrer und Heiler erweisen sich häufig als inkompetent und ahnungslos, wenn es darum geht, mit der speziellen Problematik umzugehen. Sie entziehen sich gern der Verantwortung, sobald in einem ihrer Seminare Entwicklungen zutage treten, mit denen sie nicht gerechnet haben, indem sie die Zusammenhänge schlichtweg leugnen.

Eine spirituelle Krise und ein psychotischer Zusammenbruch können sehr dicht beieinander liegen, vor allem zu Beginn des krisenhaften Verlaufs. Von einer adäquaten Behandlung im Anfangsstadium kann es abhängen, ob eine Chance besteht, aus der Erfahrung spirituellen Nutzen und tiefere Einsichten zu gewinnen.

E. Bragdon bemerkt: „Spirituelle Krisen sind ein Weckruf, eine Aufforderung, sich um Ganzheit zu bemühen... Der eine mag so veranlagt sein, dass er eine solche Zeit nur ein- oder zweimal im Leben hat, ein anderer erlebt vielleicht ständig Höhen und Tiefen, die ihm immer neu die Gelegenheit zum spirituellen Aufbruch geben. Vielleicht ist die Vorstellung hilfreich, dass hinter diesem Weckruf eine eigenständige Kraft steht, die ihn immer dann erklingen lässt, wenn die Zeit für einen neuen Energiestoß reif ist" (S.321).

Während die akute Phase manchmal nur Stunden anhält, kann die Interpretation des Erlebten eine lange Zeit in Anspruch nehmen. In diesem Zeitraum sind viele Betroffene auf eine geduldige und verständnisvolle Hilfe von außen angewiesen. Der geistige Aufbruch lässt sie, wenn auch nur vorübergehend, zu einem Bedürftigen werden, der die Unterstützung anderer benötigt.

Ein spiritueller Zusammenbruch kann als eine der Methoden geistiger Ebenen eingestuft werden, bestimmte Individuen zur ‚Ganzheit' zu verhelfen. Dazu gehört, dass die Probanden gefordert sind, sich mit Anteilen ihres Bewusstseins auseinanderzusetzen, die bisher außerhalb ihrer Wahrnehmung lagen. Oft dauert es mehrere Monate oder sogar Jahre, bis sie gelernt haben, mit den eingetretenen Veränderungen fertig zu werden. In diesem Zeitraum sind sie oft nahezu unfähig, ihren normalen alltäglichen Verpflichtungen nachzukommen.

Falls sich jemand ohne ausreichendes Hintergrundwissen den geistigen Ebenen öffnet, stößt er nicht selten auf Hindernisse, mit denen er in keiner Weise gerechnet hat. Viele stolpern ahnungslos in eine Falle, aus der sie sich später nur mühsam und mit erheblichem Aufwand wieder befreien können. Häufig müssen sie für ihren Irrtum teuer bezahlen und geraten unter einen immensen Druck, den die unsichtbare Welt ausnutzt, um ihre Macht auszuspielen und die Persönlichkeit unter ihre Kontrolle zu bringen.

Der spirituelle Entwicklungsprozess nimmt häufig einen krisenhaften Verlauf, der dem Kandidaten alles abfordert. Daher scheuen die meisten Menschen davor zurück, dieses Risiko einzugehen. Je weniger die Bedingungen, unter denen eine umfassende Transformation stattfindet, bekannt sind, desto weniger Menschen sind bereit, sich diesem Reifungsprozess zu unterziehen.

Die Negative Macht

Seitens der geistigen Welt ist offenbar eine ganze Anzahl von Kräften am Werk, die nicht sehr vertrauenswürdig sind. Bei J.P. Johnson wird eine *Negative Macht* erwähnt, mit der sich ein Kandidat bei seinem Kampf um geistige Befreiung auseinandersetzen muss. „Dieser Kampf läutert und stärkt uns und macht uns für die Heimreise tauglich", erklärt er freimütig (S.34f.). Die *Negative Macht* sei Teil der *Großen Hierarchie*, in der sie allerdings eine untergeordnete Stellung einnimmt. Sie gelte als Urheber der Naturgesetze und als Herrscher über die physische Welt.

Die *Negative Macht* unterstehe den Anordnungen aus höherer Ebene und sei nicht frei von Unvollkommenheiten: „Tatsächlich sprechen auch die Meister von einer Macht der Dunkelheit, von einer Negativen Macht, die aber dem Höchsten Herrn unterworfen ist. Diese Macht herrscht über die Regionen von Geist und Materie und stellt die dunkle Seite der Schöpfung dar", berichtet Johnson. Es sei die Aufgabe des sogenannten Bösen, den Geist der Menschen zu reinigen, bis er schließlich die Bereitschaft zeigt, den ‚Willen seines Vaters' zu erfüllen. Geist und Körper müssten geläutert und sodann auf höhere Schwingungen abgestimmt werden.

Dass eine solche ‚Läuterung' nicht in jedem Fall gelingt, sondern viele in den Abgrund stürzt, zeigt die enorme Anzahl derjenigen, die beim Kampf um ihr ‚Seelenheil' auf der Strecke bleiben und in psychiatrischen Einrichtungen ein trauriges Dasein fristen. Andere versinken in Depressionen oder nehmen sich das Leben, weil ihr Weg sie auf Abwege führte, aus denen sie nicht mehr herausfanden.

Dem gedemütigten Opfer bleibt häufig nichts anderes übrig, als sich den höheren Geistebenen zu unterwerfen und um Hilfe zu bitten.

Nicht selten ist von einer ‚Übergabe' an die ‚höheren Mächte' die Rede. Die Freiheit der persönlichen Entfaltung, die allenthalben gepredigt wird, ist damit hinfällig. Die ‚höheren Geistebenen' nutzen die Zwangslage eines Mensch, der auf Abwege geraten ist, ebenso hemmungslos aus wie die Geister der Astralebenen. Dies alles geschieht angeblich ‚zum Besten' seiner seelischen Entwicklung.

Der ‚Großen Hierarchie', die solches in Kauf nimmt, geht es offenbar darum, Macht über die menschliche Persönlichkeit zu gewinnen. Das ganze ‚Spiel' erscheint höchst zweifelhaft und es stellt sich die Frage, welcher Art die Grundsätze beschaffen sind, die in den unsichtbaren Bereichen vorherrschen. In der Mehrzahl geht es allem Anschein nach um das Durchsetzen von Autorität und das Ausnutzen einer jeden Schwäche, die sich ein Proband zuschulden kommen lässt.

Das Opfer wird auf Problemfelder, denen es seine Aufmerksamkeit widmen soll, nicht in konstruktiver Weise aufmerksam gemacht, sondern die Konflikte werden solange verstärkt, bis sie nicht mehr zu übersehen sind und der Betroffene daran verzweifelt. Oft ist ein Aufenthalt in einer psychiatrischen Klinik unvermeidlich. Dies geschieht deswegen, weil der Betreffende sich, nichts Böses ahnend, zu vertrauensselig für unsichtbare Kräfte geöffnet hat. Das Vertrauen wurde enttäuscht und die Frage stellt sich, nach welchen Wertmaßstäben die Geistebenen handeln.

Allem Anschein nach ist eine auf Autorität aufbauende destruktive Beeinflussung im Spiel, was besonders im Erlebnisbericht von Hannah Green deutlich wird. Sie wird von Geistwesen solange in die Mangel genommen und malträtiert, bis sie schwer gestört in eine psychiatrische Klinik eingewiesen wird. Auf ihre Frage an die Wesenheiten, warum sie so unaussprechliches Leid ertragen muss, erhält sie die zynische Antwort: *„ Weil deine Hüter Sadisten sind!"* (S.129). Dies ist eine durchaus zutreffende Erklärung für das Vorgehen von Wesen, die der Bezeichnung *Hüter* in keiner Weise gerecht werden.

Es ist an der Zeit, die Vorgehensweise der geistigen Welt, die sich gegen die Menschheit richtet, kritisch zu hinterfragen und Probleme nicht klein zureden oder einfach zu übergehen, wie dies allzu oft in gewissen Kreisen geschieht. Ganz im Gegenteil sollten Leute, die sich für spirituelle und magische Themen interessieren, nachdrücklich auf Fallstricke und Hindernisse aufmerksam gemacht werden. Zuviel vertrauensselige Offenheit erzeugt zwangsläufig Konflikte, mit denen sich die Betreffenden auseinandersetzen müssen.

Die amerikanische Schauspielerin Mimi Rogers spielte in dem Film *Dunkle Erleuchtung (The Rapture)* von 1991 eine Frau (Sharon), die Mitglied in einer Sekte wird. Deren Führer prophezeit den nahenden Weltuntergang und die ‚Erlösung' seiner Mitglieder. - Einige Jahre später hat Sharon eine Vision: Ihr verstorbener Ehemann fordert sie aus dem Jenseits heraus dazu auf, mit ihrer Tochter Mary in die Wüste zu gehen und dort auf die Erfüllung der Prophezeiung zu warten. Sharon setzt die Aufforderung in die Tat um.

Eine Katastrophe bahnt sich an, als die Vorräte zur Neige gehen und die Situation sich zuspitzt. Sharon ‚opfert' ihre Tochter für einen höheren Zweck und hat anschließend im Gefängnis reichlich Gelegenheit, ihre Tat aus tiefster Seele zu bereuen. Von spiritueller Suche und Erleuchtung ist sie gründlich kuriert.

Die in dem Film gezeigten Verirrungen kommen in ähnlicher Weise auch im wirklichen Leben vor. Mediale Menschen werden bspw. von ihren geistigen Führern mit dubiosen Versprechungen auf einen Berg geschickt, wo sie tagelang auf ein Raumschiff warten, dass sie angeblich in eine ‚bessere Welt' entführen soll. Natürlich trifft das Raumschiff niemals ein und den Suchenden, die auf dem Berge ausharren, ergeht es so wie den beiden Gestalten in Becketts *Warten auf Godot*: Sie könnten dort bis zum Jüngsten Tage sitzen, doch das Raumschiff wird niemals eintreffen. Eine bittere Pille für die Getäuschten, wenn ihnen klar wird, dass Leichtgläubigkeit im Kontakt mit unsichtbaren Wesenheiten in die Irre führt – manchmal im wahrsten Sinne des Wortes!

Den Prüfungen, die geistige Wesenheiten den nach spirituellen Wahrheiten Suchenden auferlegen, ist nicht jeder gewachsen. Die ‚Prüfer' zeigen vielfach eine tyrannische Seite, mit der sie die Probanden immer tiefer in ein auswegloses Labyrinth hineinführen. Leider verfügen viele nicht über ein gesundes Maß an Kritikfähigkeit, das ihnen erlauben würde, ausgeübte Zwänge – von wem auch immer – zu hinterfragen und übertrieben autoritäres Vorgehen als das zu erkennen, was es ist: antiquiert und nicht mehr zeitgemäß.

Während sich Mystiker den übersinnlichen Bereichen in meditativen Versenkungen oder innerhalb spiritueller Praktiken nähern, betreten psychotische Menschen die unsichtbaren Bereiche unvorbereitet und oft unfreiwillig. Adepten öffnen die Pforten der Wahrnehmung, doch im Gegensatz zu Schizophrenen sind sie fähig, die grobstoffliche Ebene von feinstofflichen Dimensionen zu unterscheiden und üben somit die Kontrolle über das Geschehen aus.

Eine Erfahrung, die alles psychotische Erleben miteinander verbindet, ist das Eindringen von etwas Fremdem, Negativem ins eigene Leben. Infolge eines gewaltsamen Übergriffs oder anderer schädlicher Vorkommnisse öffnen sich die feinstofflichen Energiezentren zu einer Zeit, in der die Betroffenen in keiner Weise darauf vorbereitet sind. Das Hören von Stimmen, Gedankenlautwerden, körperliche Berührungen, von außen eindringende Einflüsse auf Denken und Wollen, scheinen von einer unbekannten Macht auszugehen.

Quälende Zwangsgedanken vermitteln manchmal den Eindruck, langsam aber sicher verrückt zu werden. Mit einiger Übung können unerwünschte Gedankengänge und Beeinflussungen zurückgedrängt und überwunden werden, während negative Aufmerksamkeit sie noch verstärkt.

Sobald sich die Pforten in übersinnliche Welten unbewusst öffnen als Folge heftiger, zerstörerischer Erlebnisse und Situationen, befin-

349

den sich die Betroffenen in der Opferrolle. Oft werden sie von furchterregenden Visionen erschreckt und hören Stimmen, denen sie auf Gedeih und Verderb ausgeliefert sind. Niedere Geistwesen nehmen die günstige Gelegenheit war, sich ihnen zu nähern und sich mit ihnen zu verbinden. In einer solchen Situation ist ein notwendiger Schritt die konsequente Distanzierung von astralen Geistenergien und die Ablösung von ihnen.

Psychosen: Ein zweischneidiges Schwert

Die schizophrene Welt wird gemeinhin als
◻ eine Mischung aus Mystizismus und menschlichem Inferno,
◻ aus durchdringender und zugleich verzerrter Sicht,
◻ aus göttlichen und dämonischen Kräften,
◻ übersteigerter Sexualität und Sinnlichkeit,
◻ aus intaktem Verstand bis zu Genialität und geistigem Defekt beschrieben.

Es gibt Psychosen, die ein Leben im Laufe der Zeit zerstören und die Psyche in einen Abgrund stürzen. In anderen Fällen führt die psychotische Erkrankung zu neuen Erkenntnissen und bereichert letztendlich ein Leben.

Viele psychotische Symptome zerstören ein Leben rücksichtslos bereits in jungen Jahren. Die Betroffenen geraten in ausweglose Situationen und befinden sich bald am unteren Rand der Gesellschaft. Sie hören Stimmen, die ihre Persönlichkeit ständig entwerten und das Selbstwertgefühl auf eine nachhaltige und infame Weise zerstören. Eine immer weiter eskalierende Symptomatik und die soziale Randexistenz führen in die Verzweiflung und zu Selbstmordneigung.

Nicht selten kommt es bei Menschen, die an magisch-mystischen Inhalten interessiert sind, zu einem nervlichen Zusammenbruch, in dem sie darum kämpfen, dem Ansturm von Gefühlen, Gedanken, seltsamen Wahrnehmungen und Energieströmen standzuhalten und die überwältigenden Erlebnisse zu verarbeiten. Die Inhalte des Unbewussten überfluten den Verstand. Die innere Welt scheint auf der Lauer zu liegen und Unglück hervorzubringen, ganz ähnlich wie die Büchse der Pandora, die nach dem Öffnen Katastrophen heraufbeschwört.

Es kann vorkommen, dass die Krise zu einer völligen Lähmung der normalen Aktivitäten führt, so dass die Betroffenen nicht länger in der Lage sind, ihre täglichen Pflichten in der Familie und am Arbeitsplatz zu bewältigen.

Die Betroffenen verlieren weitgehend die Kontrolle über ihre Gefühlswelt und werden von einer neuen Art, die Welt zu sehen, in ihren Bann gezogen. Das magische Denken gewinnt die Oberhand und die Mächte des Guten und Bösen werden klar unterscheidbar. Die Sinne sind derart geschärft; dass alles von einer besonderen Bedeutung durchdrungen scheint.

In der Krise werden die Betroffenen gänzlich von ihrer subjektiven Realität aufgesogen und tauchen hinab in die unmittelbare Erfahrung. Sie fühlen sich als Teil eines uralten Mythos, in dem grundlegende Themen wie Gott und Teufel, Gut und Böse, Himmel und Hölle eine fundmentale Bedeutung gewinnen.

Die Psychose ist eine überaus rätselhafte Erkrankung. Eine schlüssige Antwort auf die Frage, warum manche Menschen die Psychose als feindselig und zerstörerisch, andere aber als aufbauend und bereichernd erleben, ist nicht leicht zu erkennen. Ob er den Anfeindungen in seinem Innern gewachsen ist, hängt vor allem von der Einstellung des jeweiligen Menschen und seinem Umgang mit Problemsituationen ab.

Während manche Patienten Stimmen hören, die sie permanent bedrängen und beschimpfen, berichten andere von konstruktiven Gedankeneingebungen, die eine Selbstschädigung verhindern. Der Mensch, der seine eigene Identität und seinen Wert nicht ständig in Frage stellt, hat es leichter, einen Sinn in den psychotischen Erlebnissen zu erkennen. Auch eine feste Verankerung in bestimmten Wertvorstellungen hat positive Auswirkungen, die eine tiefgehende Verunsicherung verhindern können. Wer einen festen Halt in seiner Identität und in klaren Wertvorstellungen gefunden hat, lässt sich nicht so leicht in die Irre führen.

Seelische Dunkelheit

Menschen, die in religiösen Glaubensvorstellungen verankert sind, bezeichnen die krisenhaften Zustände, der sie überfallen, als ‚dunkle Nacht der Seele'. Die vielzitierte dunkle Nacht, bemerkt Johannes vom Kreuz, sei ‚das Einströmen Gottes' in den Menschen. Gleichzeitig stellt er die sinnreiche Frage, warum der Mensch sie dunkle Nacht nennt, wenn sie doch eine göttliche Lichtquelle ist? (S.103)

Seine Erklärung, weshalb die ‚göttliche Weisheit' schmerzlich und qualvoll ist, warum sie Nacht und Finsternis mit sich bringt, lautet: Die menschliche Persönlichkeit sei unzulänglich und müsse gereinigt werden, daher wirke das erhabene Licht niederdrückend und dunkel. Da die Unvollkommenheiten einer Läuterung unterzogen werden, müsse die Seele leiden und Schmerzen ertragen. „Wenn daher dieses göttliche Licht der Kontemplation in einen Menschen hineinstößt, der noch nicht ganz und gar erhellt ist, bewirkt es in ihm geistliche Finsternis, weil es nicht nur über ihn hinausgeht, sondern ihm den Vorgang des natürlichen Begreifens sogar entzieht und verdunkelt" (S.104).

Das Ziel der Läuterung sei es, alle gewöhnlichen Neigungen und Eigenschaften im Menschen auszumerzen. „So sehr zerstückelt und zerschneidet das Göttliche den Wesenskern des Geistes – dadurch dass es ihn in tiefe und unauslotbare Finsternis hineinzieht..., dass der Mensch sich... in einen grausamen geistlichen Tod aufgelöst und zerschmolzen fühlt" (S.107f.).

Die Seele leidet Höllenschmerzen; sie fühlt sich dem ‚Zorn Gottes' verfallen und wird ‚zunichte' und ‚leer' gemacht. Ihr Erinnerungsvermögen lässt empfindlich nach; sie wird zerstreut und vergesslich. Sämtlich Neigungen und unvollkommenen Angewohnheiten werden ihr ausgetrieben, bis der Geist demütig, sanft, subtil, einfach und feinfühlig geworden ist.

Das Erkenntnisvermögen des unvollkommenen Menschen reicht offenbar nicht aus, um diesen Vorgang zu begreifen. So gewinnt er den bedrückenden Eindruck, Gott sei gegen ihn eingestellt. Er fühlt sich verstoßen und steht Todesängste aus, da er sich als Gegner Gottes sieht. Das löst in ihm große Trauer und Schmerz aus.

Auch in der Gegenwart spielt die ‚dunkle Nacht' immer noch eine bedeutsame Rolle, wie die Berichte psychisch kranker Menschen zeigen. Eine der wichtigsten Voraussetzungen, um die ‚dunkle Nacht der Seele' zu überwinden ist es, ein Verständnis dafür zu gewinnen, was geschieht. Die dunkle Nacht ist als eine Prüfung aufzufassen, ein dunkles Tal, das Leid, Kummer, Trauer und Verzweiflung erzeugt. Warum geschieht dies?

Um das alltägliche Bewusstsein zu erweitern, müssen viele Aspekte des gewohnten Selbst umgewandelt werden. Raum wird geschaffen für etwas Neues. Zu diesem Zweck ist eine ‚Läuterung' erforderlich. Alles das, was die Seele spirituell verunreinigt hat, soll fortgespült werden, damit neue Kräfte die Seele durchströmen können mit bahnbrechenden Folgen.

Fluchttendenzen sowie eine kämpferische Einstellung gegenüber der leidvollen Situation vertiefen den Schmerz und die Verwirrung zusätzlich. Widerstand zieht den Umwandlungsprozess in die Länge. Es hat wenig Zweck, die starken Gefühle, die an die Oberfläche drängen, zu verleugnen. Wenn man in den Schmerz hineingeht und ihn intensiv durchlebt, besteht am ehesten die Chance, ihn zu überwinden.

Die dunkle Nacht kann einige Tage, Wochen, Monate oder Jahre andauern. Tatsächlich kann sich die Läuterung über einen langen Zeitraum hinziehen. Wenn der Leidende glaubt, er habe die Hölle nun hinter sich gelassen, dann, wenn er sich am sichersten fühlt, wird er aufs Neue noch härteren seelischen Schmerzen ausgesetzt, als es die vorangegangenen waren.

Derart niederdrückende Erfahrungen über einen längeren Zeitraum sind für manche Menschen nur schwer zu ertragen. Sie verfallen in eine depressive Grundstimmung, die ihnen keinen Raum lässt für Entfaltung. Kein Hoffnungsschimmer wird sichtbar.

Die dunkle Nacht ist ein Kennzeichen der spirituellen Krise. Sie ist mit zahlreichen energetischen Umwandlungsprozessen verknüpft, die für den Organismus eine Belastung bedeuten. Die Seele sucht währenddessen Abstand zur äußeren Welt und zieht sich zurück, da Ruhe und Entspannung dabei helfen, die krisenhafte Zeit zu überwinden. Wenn ihr dies gelingt, steigt sie wie Phönix aus der Asche empor und hat Kummer und Leid hinter sich gelassen.

Innere Kämpfe

Die Psyche des Menschen wird zeitweise als ein überdimensionales Schlachtfeld angesehen, auf dem ein kosmischer Wettkampf zwischen den Mächten von Gut und Böse, Licht und Dunkelheit, ausgetragen wird. Die Betroffenen erleben sich selbst als Mittelpunkt dramatischer Ereignisse, die für die Zukunft der ganzen Welt von Bedeutung scheinen.

Eine zeitliche Regression zurück zu den Anfängen, in eine andere Dimension der Existenz, findet statt. Elementare Gegensätze kämpfen um die Vorherrschaft und zeigen sich in ihrer ganzen Deutlichkeit: Kräfte, die danach streben, alles Sein zu zerstören, treten in einen kosmischen Konflikt mit den Kräften der Erhaltung und der Regeneration. Dabei geht es vorrangig um die Themen Ich-Aufgabe,

Opfer, Martyrium, Auflösung, Tod und Verdammnis, Himmel und Hölle etc.

Einige religiöse Führer sind selbst zutiefst vom Elend und Leid der menschlichen Existenz durchdrungen und richten ihr Augenmerk vorwiegend auf die dunklen Seiten des Lebens. Sie verkündigen den unaufhaltsam näher rückenden Weltuntergang, ohne nach den Glaubenssätzen zu fragen, die derartig apokalyptische Vorstellungen hervorrufen. Tagtäglich konzentrieren sie ihre Aufmerksamkeit auf negative Vorkommnisse in der Welt und tragen damit zur Existenz der persönlichen Erfahrungen bei, die ihre pessimistischen Grundannahmen zu bestätigen scheinen.

Der geistige Erneuerungsprozess kann erstzunehmende pathologische Züge annehmen. Erschreckende, alptraumhafte Halluzinationen erschweren das Voranschreiten beim Prozess der ‚Erneuerung'. Außergewöhnliche Erfahrungen, die das Nervenkostüm stark belasten und sich mehrfach wiederholen, wirken wie ein Hindernislauf mit Barrieren und Fallgruben. Das Hauptproblem besteht darin, auf die Erlebnisse entweder übertrieben ängstlich zu reagieren oder ihnen vehementen Widerstand entgegensetzen.

Jedesmal, wenn ein Proband den unangenehmen Erfahrungen verstärkt seine Aufmerksamkeit widmet und sich in Kämpfe verwickeln lässt, läuft er Gefahr, darin gefangen zu werden und sich in der Folge nur schwer davon lösen zu können.

Auch gesteigertes Interesse führt zu einem Verhaftetsein an die Erfahrungen. Viele der ungewöhnlichen Erlebnisse, der rätselhaften Phänomene, vielfarbigen Lichter oder ekstatischen Zustände, wirken überaus anziehend. Wenn jemand an dem Rätselhaften und Außergewöhnlichen Gefallen findet, möchte er es festhalten und möglichst oft wiederholen. Dabei tappt er in eine Falle, indem er sich daran bindet. Als Folge davon tritt ein Stillstand in der Entwicklung ein.

Der Pfad der Befreiung fordert, alles Bisherige loszulassen, auch die Freude an außergewöhnlichen Zuständen und die Früchte der

Praxis. Der Kandidat darf weder dem Gefühl innerer Macht noch dem Gleichmut, der Verzückung oder den Lichterscheinungen verhaftet sein. Das Ziel der Versenkung liegt jenseits der Begrenzungen des Körpers und Geistes. „Der Buddha hat erklärt, das einzige Ziel seiner Lehre sei nicht Verdienst oder gute Taten, Verzückung, Einsicht oder Glückseligkeit, sondern allein das Nirvana, eine wirkliche Befreiung auf allen Gebieten. Das und nur das ist der Zweck jeder wahren Lehre" (in: St. und Chr. Grof, Spirituelle Krisen, S.187).

Erst dann, wenn der Proband alles zurückgelassen hat, was ihm etwas bedeutete, schreitet er zur nächsten Stufe weiter, der ‚dunklen Nacht'. Tiefere Wahrnehmungsebenen werden zugänglich. „An diesem Punkt wird das Ausmaß der Konzentration und Aufmerksamkeit noch größer und wir können wirklich sehen und fühlen, wie sich die ganze Welt vor unseren Augen aufzulösen beginnt" (ebd., S.197). Die innere und äußere Welt scheinen zu zerfallen; das gesamte Bezugssystem geht verloren.

Die Mechanismen des Werdens und Vergehens werden offenbar. Wohin sich die Aufmerksamkeit auch gewendet, überall macht sich Auflösung und Verwesung bemerkbar. Das Empfinden, Teile des Körpers beginnen zu schmelzen und zu verfaulen, verursacht eine unaussprechliche Qual. Die Probanden werden von Angst und Unruhe ergriffen; ein tiefes Grausen breitet sich in der Seele aus. Oft haben sie Visionen vom eigenen Tod oder dem Tod nahestehender Menschen und sehen Friedhöfe und Leichenfeiern vor sich. Es hat den Anschein, als ob alles - der eigene Körper genauso wie geliebte Angehörige - verloren ginge. Alles wird zur Quelle von Tod und Zerstörung. Eine Anteilnahme am Kummer der ganzen Welt überkommt das Gemüt.

Der lange und tiefgreifende Prozess der Verwandlung und Auflösung erschüttert die Identität in ihren Grundfesten. Wem es gelingt, sich nicht von den zutiefst beunruhigenden Erfahrungen überwältigen zu lassen und in ihnen gefangen zu sein, entwickelt mit der Zeit einen unerschütterlichen inneren Gleichmut. Er sagt sich immer wieder: ‚Auch das wird vorübergehen' und setzt den destruktiven Eindrücken keinen nennenswerten Widerstand entgegen.

Die Festigkeit der Welt ist ins Wanken geraten, doch auch diese Erfahrung verliert ihren Schrecken. Die Anspannung geht allmählich in einen Zustand innerer Ruhe und Gelassenheit über. Weder Missgeschicke noch freudige Ereignisse rufen einen sichtbaren Widerhall in der Seele hervor. In der christlich-mystischen Tradition wird diese Haltung als ‚göttliche Apathie' bezeichnet.

Die neu gewonnene innere Ausgewogenheit ermöglicht den Zugang zu außergewöhnlichen Geisteszuständen. Menschen, die in Meditation gehen, begegnen einem Nichts, einem Abgrund, einer bodenlosen Leere, erklärt Bhagwan Shree Rajneesh (in: Das Buch der Geheimnisse, S.108f.). Ein Übender, der in der meditativen Versenkung diesem Nichtsein näher kommt, wird von Ängsten überfallen, denn er hat das Empfinden, gleich sterben zu müssen. - An diesem Punkt kehren viele um und wenden sich nie wieder nach innen. Gelingt es ihnen, sich ihrer Angst zu stellen, sobald sie auf diese Leere stoßen, werden sie erfahren, dass sie selbst tief im eigenen Innern leerer Raum sind.

Die Schamanenkrankheit

Die Symptome, von denen angehende Schamanen berichten, weisen einige unübersehbare Parallelen zu Psychosen auf, daher sollen sie hier kurz erwähnt werden. Mitglieder indigener Völker, die ihrer Berufung zum Schamanen anfangs ablehnend gegenüberstehen, werden nicht selten durch Krankheit und Leid dazu gezwungen, die ihnen übertragene Aufgabe anzunehmen. Dies führt schließlich die Genesung herbei. Wer die Berufung konsequent verweigert, muss mit harten Strafen rechnen. Manche sind über Jahre hinweg bettlägerig, leiden unter großen Schmerzen und können kaum Nahrung zu sich nehmen. Nur diejenigen, die sich letztendlich den Anweisungen aus der Geisterwelt fügen, können mit einer Besserung ihres Zustandes rechnen.

Widerstand gegen den Prozess der Entwicklung zum Heiler ist eine natürliche Reaktion gegen das Ungewohnte und Unheimliche, das damit einhergeht. Vom Schamanen wird verlangt, rituell mit Geistern zu verkehren und regelmäßige Heilsitzungen abzuhalten. Der ‚Auserwählte' sträubt sich gegen die große Verantwortung, die er als Schamanenheiler zu übernehmen hat und die ihm die Möglichkeit eines alltäglichen, unbeschwerten Lebens raubt.

Erst nach schweren Schicksalsschlägen, wie wirtschaftlichem Ruin, dem Tod von nahen Verwandten oder schweren, lebensbedrohlichen Krankheiten, beginnen viele der ‚Berufenen' eine Ausbildung zum Heiler.

Die Schamanenkrankheit verhilft mit aller Macht übersinnlichen Eindrücken zum Durchbruch, häufig ohne Einwilligung und ohne Rücksicht auf die Wünsche des ‚Berufenen'. Traumatische Erfahrungen schaffen einen günstigen Nährboden für veränderte Bewusstseinszustände. Ein lebensbedrohlicher Schock bringt alle psychischen Strukturen zum Einsturz. Auf den Ruinen des vormaligen Bewusstseins entfaltet sich eine neue Offenheit für geistige Einflüsse.

Die zentrale Frage lautet, warum der Eintritt in eine umfassendere Wahrnehmungsebene häufig mit Krankheit und Leid verbunden ist? Eine wesentliche Rolle spielt dabei wohl die Läuterung des Innenlebens und das Entfernen von Unreinheiten. Neben der körperlichen Säuberung ist die psychische und spirituelle Reinigung von Belang. Der Läuterungsvorgang kann viele Formen annehmen, wie: Krankheitssymptome, Schwitzen, Erbrechen, Fieber, Erschöpfung, Depression oder Einsamkeit.

Aus den leidvollen Erfahrungen resultiert eine erhöhte Sensibilität für das Leid anderer, was angehenden Schamanen später bei der Behandlung von Kranken zugute kommt. Schamanen sind ausgestattet mit besonderen Fähigkeiten, wie ‚sehenden Augen' und ‚hörenden Ohren'. Doch sie sind auch Menschen mit ‚gespaltener Seele' und ‚gespaltenem Herzen', heißt es bei St. und Chr. Grof (in: Spirituelle Krisen, S.143). Sie wurden von der geistigen Welt berufen, auch gegen ihren eigenen Willen. Nun sind sie ‚von Geistern gefangen' und der geistigen Welt verpflichtet.

Die Einfühlung in die Hilfesuchenden geht oft so weit, dass der Schamanenheiler die Krankheitssymptome, das Unwohlsein und die Schmerzen, an sich selbst wahrnimmt. Er ‚übernimmt' zeitweilig das Übel der Kranken und bringt es anschließend in sich zum Verschwinden. Das leidvolle Durchstehen einer Krankheit am eigenen Leib ermöglicht ihm die richtige Beurteilung und wirksame Behandlung. Eine solche Berufung anzunehmen erfordert ein beachtliches Maß an Opferbereitschaft auf seiten des Heilers.

Erlösung im Nirvana?

Die Vorstellung von der Seelenwanderung ist vor allem in Indien weit verbreitet. Buddha hat sie nicht als Verheißung, sondern ganz im Gegenteil als schweres Schicksal bezeichnet, dem es zu entrinnen gilt. Der indische Gläubige richtet sein gesamtes Streben darauf, vom ewigen Kreislauf der Wiedergeburten erlöst zu werden und ins Nirwana einzugehen. Der lebensbejahende Glaube an eine Wiederverkörperung auf der Erde wird umgewandelt in eine weltabgewandte Erlösungslehre (vgl.: V. und V. Trimondi, S.46).

Im Buddhismus ist das Nicht - Verhaftetsein ein wichtiges Thema. Alles Entstandene löst sich irgendwann wieder auf. Nur derjenige, der weder am Reichtum noch am Leben, nicht an der Liebe oder am Paradies haftet, kann ins Nirwana eingehen. Die Forderung besteht darin, sich von allem bisher Gekannten zu lösen, unabhängig davon, wie schwierig oder schmerzhaft sich das gestaltet.

Zum Entwicklungsprozess der Seele gehört der Verzicht auf alles das, was menschliche Empfindungen, was Freude oder Leid hervorruft. Das letztendliche Ziel der Befreiung, das Aufgehen im Nirvana, wird in buddhistischen Schriften meist in eher farblosen oder unverständlichen Metaphern beschrieben. Der Zustand der absoluten, alles enthaltenden Leere erscheint wenig anziehend.

Die Individualität verliert sich im Zustand des undifferenzierten, alles umfassenden Seins und lässt dabei die bisher gemachten Erfahrungen hinter sich. Die buddhistischen Lehren stehen einer Evolution des menschlichen Geistes, wie die westliche Kultur sie auffasst, fern.

Daher stößt das Konzept einer unbegreiflichen Leere und des Aufgehens im Nirvana nicht immer auf Zustimmung. Bei der medialen Schriftstellerin Jane Roberts wird das buddhistische Nirvana als ein Zustand vollkommener Ruhe und Wunschlosigkeit beschrieben, der durch die Auslöschung individuellen Lebens und das Aufgehen der Seele im ‚Weltengeist' erreicht wird.

Seth, ihr Botschafter aus der geistigen Welt, kritisiert die buddhistische Vorstellung vom Nirvana in aufschlussreichen Worten: *„Es gibt nichts Tödlicheres als das Nirvana. Eure christlichen Vorstellungen vermitteln euch wenigstens noch eine schummerige Hoffnung auf ein Paradies, in dem eure Individualität zumindest noch zum Ausdruck kommen kann, doch das Nirvana kennt keinen solchen Trost. Es verspricht euch vielmehr die Auslöschung eurer Persönlichkeit und eine Seligkeit, die die Integrität eures Wesens zerstört. Vor solcher Seligkeit kann man nur fliehen!"* (In: Die Natur der persönlichen Realität, S.195).

Es sei falsch, betont Seth nachdrücklich, die für alle Kreaturen charakteristische Lebensfreude zu ersticken und die starken körperlichen Neigungen der Seele zu verleugnen. „Versucht nicht, euch von völlig natürlichen Emotionen zu befreien, ihr werdet sonst um ihre große spirituelle und körperliche Dynamik betrogen" (S.283).

Das buddhistische *Nirvana* ist keineswegs identisch mit christlichen Vorstellungen vom Himmel bzw. den reinen Lichtebenen; es ist vielmehr ein Konstrukt aus dem fernöstlichen Lehrgebäude, das über einen langen Zeitraum von den Gedankenkräften gläubiger Mönche erschaffen wurde, um ihren Anhängern eine Heimat zur Verfügung zu stellen, in der sie sich zuhause fühlen können. Auch das ‚klare Licht', das gläubigen Tibetern erscheint, entspricht nicht der westlichen Auffassung von lichten Ebenen, in die christliche Gläubige zurückkehren.

Selbst auf den hohen Geistebenen existieren Unterschiede, die allerdings weitgehend unbekannt sind. Jede Glaubensrichtung oder religiöse Gemeinschaft hat ihren eigenen ‚Himmel'; so könnte man sagen. Die Erwartungen der Gläubigen in den einzelnen Religionen sind grundverschieden und üben einen entscheidenden Einfluss auf die Lichtsphären aus.

Der Unterschied zwischen Nirvana und christlicher Lichtebene ist allerdings nur graduell und nicht einfach zu beschreiben. Zur Anschauung könnte man sich zwei Gefäße - gefüllt mit einer Flüssigkeit - vorstellen, in der die Zusammensetzung und Färbung der wässrigen Substanz Unterschiede aufweist.

Auf den hohen Geistebenen sind individuelle Schranken nicht mehr von Bedeutung. Ein erweitertes Bewusstsein erkennt sich in seiner Ganzheit jenseits aller Grenzen.

Die religiöse Sinnsuche

Lange bevor eine Psychotherapie im modernen Sinne existierte, kümmerten sich Schamanen und Heiler um die seelischen Nöte ihrer Mitmenschen. Später waren auch Mönche und christliche Seelsorger bemüht, das Leid ihrer Anhänger zu lindern. In der Spätmoderne vertraute man eher auf die naturwissenschaftlich basierte Medizin und Psychologie, die von sich behauptete, eine ernsthafte seelische Problematik zu erkennen und zu behandeln.

Der technisch-naturwissenschaftliche Ansatz der Moderne, dessen Hauptinteresse der Symptomerfassung mit wissenschaftlichen Methoden gilt, lehnt andere Herangehensweisen strikt ab. Der Gesichtspunkt, dass viele Menschen von existentiellen Zweifeln geplagt werden und nach einem tieferen Sinn im Leben suchen, wird im Psychologiestudium, das sich vorwiegend mit neurowissenschaftlichen Fragestellungen beschäftigt, nicht behandelt.

Probleme, die im eigentlichen Sinne nicht in ihren Zuständigkeitsbereich gehören, werden an die naturwissenschaftlich orientierte Psychologie und Psychiatrie herangetragen, obwohl existentielle Fragen und spirituelle Krisen mit den methodischen Ansätzen der Naturwissenschaft nicht lösbar sind. Die Verknüpfung von Therapie und Spiritualität lässt aus diesem Grunde noch sehr wünschen übrig.

Viele Menschen, die eine psychische Erkrankung durchmachen, befassen sich intensiv mit der Suche nach einem Sinnerfüllten Leben. In der Folge entstehen grundsätzliche Fragen, auf die sie in therapeutischen Gesprächen keine wirklich zufrieden stellenden Antworten erhalten. Es sind Fragen wie:

♦ Warum bin ich so überaus sensibel?

♦ Liegt ein Sinn in meiner seelischen Erkrankung?

♦ Bin ich der Psychose ausgeliefert?

♦ Existieren andere Möglichkeiten damit umzugehen, als Psychopharmaka zu schlucken?

♦ Hat eine psychische Krankheit karmische Ursachen?

♦ Wie kommt es zu den außerordentlichen Wahrnehmungen, die andere Menschen nicht kennen (z.B. visuelle Halluzinationen, Stimmen hören und dgl.)?

Mit solchen Fragestellungen stehen die Patienten meist allein da. Doch seit einigen Jahren scheint sich das Blatt zu wenden. Die akademische Psychiatrie musste ernüchtert feststellen, dass die häufigsten psychischen Störungen, wie Depressionen oder Angsterkrankungen, heute nicht erfolgreicher behandelt werden können als noch Jahrzehnte zuvor.

Die Unzufriedenheit mit dem, was bisher therapeutisch erreicht werden konnte, wächst in der psychiatrischen Zunft. Daher wird nach neuen Wegen gesucht. Religiöse und spirituelle Fragen, die in der Psychiatrie lange tabuisiert waren, gewinnen zunehmend an Bedeutung. Bei der Prävention depressiver Verstimmungen spielt der Begriff der Achtsamkeit als Therapieansatz eine wichtige Rolle.

Die Zeiten ändern sich in raschem Tempo. In einer Studie der LWL Klinik Münster wurde bei einer Erhebung in drei Kliniken nach dem Interesse an Religiosität und Spiritualität bei Patienten mit schizophrenen oder affektiven Störungen gefragt. Das Ergebnis war eindeutig: Von 216 befragten Patienten schätzten sich 61% als religiös, 14% als sehr religiös und nur 25% als nicht religiös ein. (In: Psychiatrische Praxis 2013, 40 (01): Religiöse und spirituelle Einstellungen psychiatrischer Patienten.)

Da religiöse und spirituelle Fragen bei vielen Patienten einen hohen Stellenwert einnehmen, sollten sie noch stärker als bisher in Forschung und Praxis mit einbezogen werden. Obwohl Psychologie und Spiritualität nicht von den gleichen Voraussetzungen ausgehen, sind die Psychotherapeuten nun herausgefordert, die metaphysische Dimension ernstzunehmen.

Dennoch sollte der therapeutische Nutzen einzelner spiritueller Praktiken einer genauen Prüfung unterzogen werden, denn eine unkritische Vermengung von Psychotherapie und Spiritualität ist kein Allheilmittel zur Konfliktbewältigung. (Vgl. dazu im Internet: D. Hell: Spiritualisierung der Psychotherapie.)

Im Verlauf eines spirituellen Transformationsprozesses kann es zu massiven Blockaden kommen, die eine Unterstützung von außen erforderlich machen. Ein therapeutischer Begleiter sollte sich darüber im Klaren sein, dass die Hilfestellung im Kontext einer Erweiterung des Bewusstseins und einer Öffnung nach innen stattfindet. Damit eine sinnvolle Begleitung möglich ist, sollte der Therapeut versuchen, die Klagen seiner Patienten ernstzunehmen und nicht als Halluzinationen abtun.

Die tiefe Verunsicherung, unter der manche Probanden leiden, erfordert eine adäquate Begleitung, für die in spirituellen Traditionen in der Regel ein geistiger Lehrer zuständig ist. Psychotherapeutische Deutungen finden normalerweise im Rahmen des eigenen Bezugssystems statt. Wer das erweiterte Gewahrsein eines Patienten während einer spirituellen Öffnung nicht nachvollziehen kann, passt seine Interpretationen dem eigenen eng begrenzten Rahmen an. Auf diese Weise entsteht leicht eine Abwertung und Pathologisierung der beobachteten Phänomene.

Ein ausreichendes empathisches Verständnis zu entwickeln ist nicht immer einfach, da viele Therapeuten und Helfer sich nicht ohne weiteres in spirituelle Grenzerfahrungen einfühlen können. Die innere Resonanz, die gewöhnlich vorhanden ist, bleibt aus. Mit der Zeit lernt der Begleiter, sofern er sich darum bemüht, subtile innere Schwingungen wahrzunehmen, Momente der Stille, die ihn offener werden lassen für die Erfordernisse der jeweiligen Situation.

Eine geistig-seelische Entwicklung kann die Probanden über die Grenzen der Alltagswelt hinausheben in eine Welt der Geister, Götter und Dämonen. Schizophrene Patienten erzählen, sie hätten durch einen Spalt in das geöffnete Himmelstor geschaut und der Anblick sei unbeschreiblich schön gewesen. Viele Menschen in spirituellen Krisen berichten über ganz ähnliche Erfahrungen, die allerdings nicht immer positiv gefärbt sind.

Himmlische, aber auch höllische Welten erschließen sich dem geistigen Auge. Eine Patientin erzählt, wie sie der ‚Atem Gottes' in Form des Windes umschmeichelte und eine wohlige Wärme sie umhüllte, die in der Realität mit nichts zu vergleichen sei. Eine geheimnisvolle Vereinigung mit religiösen Gestalten, mit Christus, Maria, den Engeln oder Gott findet statt. In der schizophrenen Ekstase sind die Patienten nicht mehr bei sich, sondern sie fühlen sich ‚ver-rückt' in körperlose Räume jenseits des Alltäglichen. Manche geraten in euphorische Zustände, reden plötzlich in Sprachen, die ihnen unbekannt sind oder sagen die Zukunft voraus.

In einer bis dahin unbekannten Intensität stürmen Eindrücke auf die Psyche ein. Sie wird überflutet von Energieströmen, die sie in dieser Form zuvor nicht kannte. Auch die umgebende Natur wird mit einer außerordentlichen Empfindsamkeit zur Kenntnis genommen. Die Idee, durch Blicke, Gesten oder allein die Kraft der Gedanken in den Ablauf der Dinge eingreifen zu können, ist häufig anzutreffen.

Einige Schizophrene gelangen in jenen Grenzbereich zwischen Himmel und Erde, in dem die Zeit außer Kraft gesetzt ist. „Die Aufhebung der Zeit scheint ein wesentliches Merkmal jeder mystisch-ekstatischen, aber auch schizophrenen Erfahrung zu sein", erklärt R. Mundhenk (S.45). Ein Patient berichtet, es gäbe für ihn in bestimmten Phasen seines Erlebens weder Vorher noch Nachher; alles geschehe zugleich. Für Momente könne er vorstoßen in den Raum der Ewigkeit, in dem Gegenwart, Vergangenheit und Zukunft zu einer Einheit verschmelzen.

Psychotische Menschen sind davon überzeugt, die Rätsel des Lebens und der Welt gelöst zu haben. Alles tritt - in Zusammenhang mit Lichterlebnissen - vor ihrem inneren Auge plötzlich klar zutage. Sophie Zerchin beschreibt ihr Erleben: „Wie bei einem Fächer schienen alle Erscheinungen des Lebens, die sonst beziehungslos wirken, von einer gemeinsamen Mitte auszugehen und in ihr miteinander verbunden zu sein" (S.221).

Die Einsicht in neue Sinnzusammenhänge ist Teil der psychotischen Erfahrung. Es gibt keine Zufälle mehr; alles ist in geheimnisvoller Weise aufeinander bezogen. Die psychotische Wahrnehmung gewährt einen Blick durch das Vordergründige hindurch auf die grundlegenden Zusammenhänge der Dinge. Die Bewusstseinserweiterung vermittelt das Gefühl, über neue, ungeahnte Kräfte zu verfügen.

Psychose oder spirituelle Krise?

In den Gedankengängen psychotischer Menschen kommt religiösen Inhalten eine große Bedeutung zu, die von transzendenten Erlebnissen noch bestärkt wird. Es gibt eine Fülle von Gemeinsamkeiten zwischen spirituellem und psychotischem Erleben, doch daneben existieren auch bedeutsame Unterschiede:

◘ Psychotische Episoden treten spontan auf. Sie wirken archetypisch und widersprüchlich.

◘ Während ein spiritueller Mensch problemlos zwischen verschiedenen Bewusstseinszuständen unterscheiden kann, bleibt die veränderte Erfahrung der Alltagswahrnehmung in der Psychose bestehen. Die Selbst- und Fremdwahrnehmung wird starr und unbeweglich. Es wird unmöglich, einen Wechsel zwischen verschiedenen Bewusstseinszuständen zu vollziehen.

◘ Die Fähigkeit zu symbolischer Differenzierung geht verloren: Ein normaler Apfel wird z.B. nicht nur mit dem biblischen Apfel der Versuchung verglichen, sondern im wahnhaften Denken wird er tatsächlich zum Apfel der Versuchung.

◘ Ein grundlegender Unterschied zwischen religiösem und psychotisch-verrücktem Erleben ist die Desintegration des Ich. Wenn die klaren Umrisse des Ich-Empfindens, das Gefühl für die persönliche Identität, verloren geht, wird es kaum noch möglich, eine Distanz zu anderen Menschen herzustellen und sich in deren Position zu versetzen.

Ein Psychosekranker ist ein fragiler, dünnhäutiger Mensch, der sich aus einem ihn heillos überfordernden, verwirrten Geisteszustand in ein obskures Refugium zu retten versucht, dass ihm allerdings letztlich zum Verhängnis wird, weil er darin gefangen ist. Von einem spirituellen Durchbruch auszugehen oder eine ‚heilige Krankheit' anzunehmen, wäre eine unzulässige Verharmlosung und würde diesen Unterschieden nicht gerecht werden.

Es gilt, eine grundlegende Unterscheidung zu treffen zwischen
▶ psychotischen Erkrankungen bzw. ‚verrücktem' Erleben,
▶ spirituellen Krisen und einem Kundalini-Aufstieg sowie
▶ religiösen oder mystischen Erfahrungen.
Allen drei Erlebnisformen gemein ist die Erfahrung eines besonderen Bewusstseinszustandes, in dem Einsichten in verborgene Wirklichkeiten gelingen, die hinter der Alltagsrealität liegen und die normalerweise dem Bewusstsein verschlossen sind.

In psychiatrischen Fachkreisen wird nach wie vor die Ansicht vertreten, eine psychiatrische Behandlung sei mit Spiritualität nicht vereinbar, denn religiöse Zwangsvorstellungen seien eher die Ursache psychiatrischer Probleme und weniger eine Hilfe bei deren Lösung. Die Bedenken sind zum Teil durchaus berechtigt, da ein großer Anteil der Problematik mit einer fehlerhaften, rigiden religiösen Erziehung zusammenhängt.

Viele schizophrene Patienten fühlen sich verfolgt vom Teufel oder Dämonen, plagen sich wegen vermeintlicher Sünden und fürchten das göttliche Strafgericht. Sie haben Angst vor den Drohbotschaften der christlichen Kirche, vor höllischen Strafen, vor Marter, Hinrichtungen, Weltuntergängen und dem Tod.

Die christliche Religion mit ihrer Androhung eines göttlichen Strafgerichts und unsäglicher Höllenpein für sündhafte Menschen kann verstärkend an psychotischen Prozessen beteiligt sein. Das Gottesbild, das vielen bereits im Kindesalter eingepflanzt wird, lässt sich von dämonischen Vorstellungen kaum unterscheiden. Eine besonders dogmatische, auf engen moralischen Vorstellungen basierende Erziehung führt leicht zu überdimensionierten religiösen Phantasien. Daraus können sich religiöser Fanatismus, Angstzustände oder ein unbezwingbarer Schuldwahn entwickeln. Doch religiöse Überzeugungen haben auch eine heilsame, die Gesundheit förderliche Seite. Diese kann bei einem aussichtslos scheinenden Schicksal eine Wende zum Guten herbeiführen.

Auch wenn ein Patient nicht imstande oder bereit ist, sich mit den eigenen inneren Abgründen auseinanderzusetzen, kann der Glaube an eine ihn geistig unterstützende Kraft eine große Hilfe sein. Die Bedeutung religiöser Überzeugungen für den Gesundungsprozess darf nicht unterschätzt werden.

Die seelsorgerische Arbeit von kirchlicher Seite ist allerdings in erster Linie die eines Trostspenders für Gläubige, die in ihrer Existenz tief erschüttert sind. Die Bedeutung der spirituellen Dimension wird dabei leider oft übersehen. In der psychiatrischen Praxis gilt eine zu intensive Herangehensweise an die persönlichen Schattenanteile als problematisch, weil eine Auseinandersetzung mit ihnen die Gefahr eines Rückfalls mit sich bringt. Viele Patienten beklagen sich über den entwürdigenden Umgang, der ihnen in psychiatrischen Behandlungen widerfährt, da er ihren Geist abtötet. Dies empfinden sie als Angriff auf ihr innerstes Wesen selbst.

Psychische Krankheiten können als eine Art Gefangenschaft in einer absonderlichen, starren Vorstellungswelt betrachtet werden. Ein Patient sollte auf seinem Weg alle mögliche Unterstützung erhalten, die nicht nur medikamentöse Behandlung, sondern auch spirituelle Gesichtspunkte mit einschließt.

Es ist nicht einfach, akute psychotische Symptome unter Kontrolle zu bringen. Wenn man aber aus Unsicherheit und Ängsten heraus einen großen Teil seiner selbst unterdrückt, geht die Lebensfreude verloren. *Angst hat die Tendenz, sich auszubreiten und auch auf andere Lebensbereiche überzugreifen.* Daher bedeutet es einen großen Schritt nach vorn, sich der bedrohlichen Problematik zu stellen und darüber hinauszuwachsen.

Immerhin steigt das Interesse an religiösen Themen und meditativen Übungen, so dass Spiritualität allmählich Eingang in die psychotherapeutische Praxis findet. Die Schaffung eines Referats *Religiosität und Spiritualität* bei der Deutschen Gesellschaft für Psychiatrie, Psychotherapie und Neurologie (DGPPN) im Jahr 2012 reflektiert diese Entwicklung. (Vgl.: S. Pfeifer, Spiritualität in der Psychiatrie, in: Pro Mente Sana Aktuell, Heft 2/14.)

Zahlreiche Forschungsarbeiten belegen den Zusammenhang zwischen geistigen Interessen und psychischer Gesundheit. Die neueren Veröffentlichungen, die zum Teil von den Psychose-Erfahrenen selbst stammen, zeigen eine Wertschätzung des psychotischen Erlebens als einer außergewöhnlichen Form menschlicher Erfahrung mit eigener Bedeutung.

Doch längst nicht alle Patienten haben das Bedürfnis, spirituelle und religiöse Themen in die Therapie mit einzubeziehen, denn sie stellen religiöse Überzeugungen in einen Zusammenhang mit der Erfahrung von Einengung, Dogmatismus und Enttäuschung.

Therapeuten, die religiöse Fragestellungen in die Therapie mit einbringen, sollten darauf entsprechende Rücksicht nehmen. Es geht darum, Sinnfragen, religiöse Konflikte oder spirituelle Deutungen in die Therapie mit einzubeziehen, ohne dem Patienten irgendwelche Überzeugungen aufzudrängen. Auch darf über das Interesse an spirituellen Themen der therapeutische Auftrag nicht vernachlässigt werden.

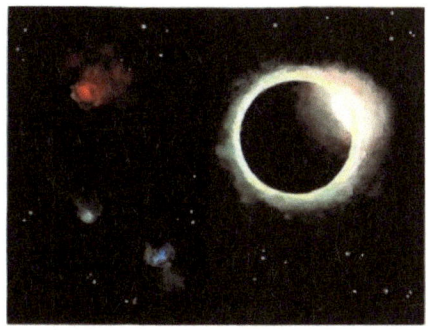

369

Beratungsstellen: Stand: 1.02.20

Bundesverband Psychiatrie - Erfahrener e.V.
Wittener Str. 87
44789 Bochum
Mail: info@bpe-online.de

SEN – Deutschland e.V.
(Spiritual Emergence Network)
Graf Dürckheimweg 5,
79682 Todtmoos-Rütte
Internet: www.senev.de/Kontakt.htm

Ein Netzwerk für spirituelle Entwicklung und Krisenbegleitung. SEN vermittelt Selbsthilfe-Aktivitäten und führt eine bundesweite Liste von Therapeuten.

Fachklinik Heiligenfeld
Euerdorfer Str. 4-6
97688 Bad Kissingen
Internet: www.heiligenfeld.de

Eine Fachklinik für Psychotherapie, Psychosomatik und Psychiatrie. Es gibt ein spezielles Behandlungsprogramm für die psychotherapeutische, medizinische und psychiatrische Behandlung religiöser und spiritueller Störungen.

IGPP – Institut für Grenzgebiete der Psychologie
und Psychohygiene e.V.
Wilhelmstr. 3a
79098 Freiburg i. Br.

Mail: igpp@igpp.de
Tel.: 0761/207-2152; Beratung: Mail: beratung@igpp.de

Das IGPP in Freiburg ist nicht nur Forschungsstelle, sondern auch
Anlaufstelle für Ratsuchende mit außergewöhnlichen Erfahrungen.
Ein Beratungsteam, bestehend aus mehreren Psychotherapeuten, bietet einen Informations- und Beratungsservice an. Das Beratungskon-
zept verbindet psychotherapeutische Kompetenz mit dem Kenntnis-
stand parapsychologischer Forschung.
Eine Beratung kann per Telefon, schriftlich (Brief oder E-Mail) oder
im persönlichen Gespräch gegeben werden.

Verein: „Irre menschlich Hamburg"
Mail: info@irremenschlich.de

Netzwerk für Stimmenhörer
Internet: www.stimmenhoeren.de

INTERVOICE
www.intervoice.org

Literaturverzeichnis

Aderhold, V.:
- *Die akute Schizophrenie als Prozess der Selbst - Gestaltung*; (Med. Diss.) Köln 1994

Aivanhov, O. M.:
- *Eine universelle Philosophie*; Reihe ,Izvor' Nr. 206, 2.Aufl., Fréjus 1989
- *Die geometrischen Figuren und ihre Sprache;* Reihe ,Izvor' Nr. 218, 3.Aufl., Fréjus 1993
- *Das Licht, lebendiger Geist*; Reihe ,Izvor' Nr. 212, 3.Aufl., Fréjus 1989

Amorth, G.:
- *Dämonische Mächte unserer Zeit. Exorzisten im Gespräch mit Psychiatern*; Fremdingen 2002 (Reine: Seelsorge, H. 2)

Arundale, G.S.:
- *Das Licht auf dem geistigen Pfad. Die Gesetzmäßigkeiten des spirituellen Weges*; Grafing 2011

Ashworth, D.:
- *Tanz mit dem Teufel? Das Dunkle in der Lichtarbeit – ein Selbstschutzbuch für Reiki-Praktiker, Heiler und Therapeuten*; 3.Aufl., Saarbrücken 2016

Asshauer, E.:
- *Tulkus. Das Geheimnis der lebenden Buddhas*; erw. Neuausgabe, Grafing 2004

Augustat, W.:
- *Die Botschaft aus Schambhala*; Bergisch Gladbach 1997

Bardon, F.:
- *Der Weg zum wahren Adepten*; 13.Aufl., Freiburg im Breisgau
  1994

Behnke, H.:
- *Die sexuellen Halluzinationen bei schizophrenen Psychosen in
  phänomenologischer und differentialdiagnostischer Sicht*;
  (Diss. Med.), Bonn 1967

Benedetti, G.:
- *Todeslandschaften der Seele: Psychopathologie, Psychodynamik
  und Psychotherapie der Schizophrenie*; 5.Aufl., Göttingen 1991

Bergemann, W.:
- *Verrückt oder erleuchtet?* (In: Psychologie Heute, Heft 6/2006)

Besant, A.:
- *Initiation. Der Weg zur Vollendung des Menschen*; Grafing 2013
- *Theosophie und moderne psychische Forschung;* sechs Vorträge,
  Leipzig 1907
- *Uralte Weisheit. Eine Einführung in das theosophische Weltbild;
  Weltbild*; neu überarb. Ausgabe, Grafing 2006

Bessermann, P.:
- *Der versteckte Garten. Die Kabbala als Quelle spiritueller
  Unterweisung*; Frankfurt am Main 1996

Bhagwan Shree Rajneesh:
- *Das Buch der Geheimnisse. 16 Reden des Meisters der Meditation über das ,Vigyana Bhairava Tantra'*, München 1981
- *Esoterische Psychologie*; 3.Aufl., Zürich 1991

Bock, T.:
- *Eigensinn und Psychose: ,Noncompliance' als Chance*; Neumünster 2006

Bock, T., Dörner, K., Naber, D. (Hg.):
- *Anstöße zu einer anthropologischen Psychiatrie*; Bonn 2004

Bösch, J.:
- *Parapsychiatrie – Wege der Ganzwerdung*; München 2013

Bragdon, E.:
- *Spirituelle Krisen - Wendepunkte im Leben*; Freiburg im Breisgau 1991

Brennan, J.H.:
- *Experimentelle Magie. Einführung und Praxis*; 2.Aufl., Basel 1987

Brentrup, M. und Kubitz, G.:
- *Rituale und Spiritualität in der Psychotherapie*; Göttingen 2015

Brunton, P.:
- *Yogis. Verborgene Weisheit Indiens*; Berlin 1961

Bulwer-Lytton, E.:
- *Zanoni*; Darmstadt 2004

Bychowski, G.:
- *Metaphysik und Schizophrenie. Eine vergleichend – psycho-logische Studie*; Berlin 1923 (Abhandlungen aus der Neuro-logie, Psychiatrie, Psychologie und ihren Grenzgebieten. Heft 21)

Castaneda, C.:
- *Die Kunst des Träumens*, 2.Aufl., 13.-16. Tsd, Frankfurt am Main 1994
- *Die Lehren des Don Juan: ein Yaqui-Weg des Wissens*, überarb. Ausgabe, Frankfurt am Main 1991
- *Der Ring der Kraft: Don Juan in den Städten*; 172.-174. Tsd, Frankfurt am Main 1993
- *Der zweite Ring der Kraft*; 105.-107. Tsd, Frankfurt am Main 1993

Cazotte, J.:
- *Der verliebte Teufel* (orig.: Le Diable amoureux); Frankfurt a. M. 1982

Coelho, P..
- *Das Schwert des Magiers. Zwölf Einweihungen auf dem Jakobs-weg*; München 1995

Collins, M.:
- *Bruchstücke aus dem Denken und dem Leben. Erlebnisse und Erfahrungen auf dem Pfade zum Allerhöchsten*; München o.J.
- *Licht auf den Pfad und ein Essay über Karma*; 7.erw.Aufl., Grafing 2001

Conrad, K.;
- *Die beginnende Schizophrenie. Versuch einer Gestaltanalyse des Wahns*; Stuttgart 1958

Cutomo, C.:
- *Medialität – Besessenheit – Wahnsinn*; Flensburg 1989

Dahlke, R.:
- *Krankheit als Sprache der Seele: Be-Deutung und Chance der Krankheitsbilder*; 8.Aufl., München 1992

Daskalos (S. Atteshlis):
- *Esoterische Lehren. Die Botschaft des ‚Magus von Strovolos'*; München 1991

David-Néel, A.:
- *Heilige und Hexer. Glaube und Aberglaube im Landes des Lamaismus*; Leipzig 1931
- *Im Banne der Mysterien*, München 1998
- *Meister und Schüler. Die Geheimnisse der lamaistischen Weihen*; Leipzig 1934

Denning, M. und O. Phillips:
- *Psychischer Selbstschutz: die Entwicklung positiver Kräfte*; 3.Aufl., Freiburg im Breisgau 1997

Dethlefsen, T.:
- *Schicksal als Chance. Das Urwissen zur Vollkommenheit der Menschen*; München 1979

Dethlefsen, T. und R. Dahlke:
- *Krankheit als Weg. Deutung und Be-Deutung der Krankheitsbilder*; 4.Aufl., München 1990

Drury, N.:
- *Der Schamane und der Magier. Reisen zwischen den Welten*;
München 1997

Eming-Erdmann, A.:
- *Psychopathologie von und Verhalten nach imperativen akustischen Halluzinationen*; (Med. Diss.) Aachen 2001

- *Der Eremit. Erlebnisse in der Schule der Weißen Bruderschaft im Himalaya*; 3.Aufl., St. Goar 1993

Feild, R.:
- *Ich ging den Weg des Derwisch*; Reinbek bei Hamburg 1985
- *Schritte in die Freiheit: Die Alchemie des Herzens*; 14.- 16. Tsd, Reinbek bei Hamburg 1994

Ferrari, W.:
- *Hüter der Berge, Flüsse und Seen. Entdeckungseisen in die Zauberwelt der Druiden*; 2.Aufl., Bern u.a. 1998

Finzen, A.:
- *Schizophrenie – die Krankheit verstehen*; 3.Aufl., Bonn 1995

Fortune, D.:
- *Mondmagie: das Geheimnis der Seepriesterin*; 3.Aufl., Woldert 2003
- *Selbstverteidigung mit PSI*; Interlaken 1987

Fraser, G.A.:
- *Im Licht der Engel*; Grafing 1997

Freud, S.:
- *Gesammelte Werke*: Bd I, Bd XV, Bd XVI, London 1940

Galuska, J. und A. Pietzko (Hrsg.):
- *Psychotherapie und Bewusstsein. Spirituelle und transpersonale Dimensionen der Psychotherapie*; Bielefeld 2005

Gehrke, A.:
- *Ausbruch aus dem Angstkäfig: Ein Stimmenhörer berichtet*; Neumünster 2003

Gemsemer, K.:
- *Zwischen Psychose, Psychosomatik und Spiritualität. Psychotherapie in Grenzbereichen. Zwischen 1990 und 2012* (s. Internet: www.gemsemer.de/texte.php)

Goodman, F.D.:
- *Ekstase, Besessenheit, Dämonen. Die geheimnisvolle Seite der Religion*; Gütersloh 1997

Gopi Krishna:
- *Das plötzliche Erwachen von Kundalini*. In: White, J.: Kundalini - Energie

Green, H.:
- *Ich hab dir nie einen Rosengarten versprochen. Bericht einer Heilung*; 116.-165. Tsd, Reinbek bei Hamburg 1979

Grof, St.:
- *Das Abenteuer der Selbstentdeckung. Heilung durch veränderte Bewusstseinszustände*; Reinbek bei Hamburg 1994
- *Impossible – Wenn Unglaubliches passiert. Das Abenteuer außergewöhnlicher Bewusstseinserfahrungen*; München 2008

Grof, St. und Chr.:
- *Jenseits des Todes. An den Toren des Bewusstseins*; München 1984
- *Die stürmische Suche nach dem Selbst. Praktische Hilfe für spirituelle Krisen*; München 1991

Grof, St. und Chr. (Hg.):
- *Spirituelle Krisen. Chancen der Selbstfindung*; München 1990

Gudat, R.:
- *Ich bin ver…rückt. Spirituelle Krisen – der Sprung ins Nichts*; Aachen 2006

Haas, J.U.:
- *Schamanentum und Psychiatrie. Untersuchung zum Begriff der ‚arktischen Hysterie' und zur psychiatrischen Interpretation des Schamanentums zirkumpolarer Völker*; (Geowiss. Diss.), Schwelm/Westfalen 1976

Haich, E.:
- *Einweihung;* 3.Aufl., Ergolding 1991

Hansen, H. (Hg.):
- *Der Sinn meiner Psychose. Zwanzig Frauen und Männer berichten*; 2.Aufl., Neumünster 2013

Hasselmann, V. und F. Schmolke:
- *Welten der Seele. Trancebotschaften eines Mediums*; München 1993

Hassenkamp, B.:
- *Kundalini-Erwachen. Das namenlose Kind auf dem Weg zum ICH BIN*; Aachen 2006

Herrera, G.:
- *Das Tor: Reise nach Yeyecoaloyan*; München 1993

Hodapp, B.O.:
- *Der Magische Spiegel als Tor zu anderen Welten*; 2.Aufl., Darmstadt 2005

Hoffmann, ETA:
- *Die Spukdichtungen*; Weimar 1924 (6. Bd der Gesamtausgabe)

Hofmann, L.I.:
- *Spiritualität und Religiosität in der psychotherapeutischen Praxis. Eine bundesweite Befragung von Psychologischen Psychotherapeuten*; Diss. phil, Freiburg i.Br. 2009

Huysmans, J.-K.:
- *Tief unten*; Stuttgart 1994

Huxley, A.:
- *Die Teufel von Loudun*; München 1995

Jacob, Ch.:
- *Wahnformen und Halluzinationen bei Patienten mit paranoider Schizophrenie*; (Med. Diss.) München 1992

Jakoby, B.:
- *Gesetze des Jenseits. Botschaften von Gregory*; München 2009

Johannes vom Kreuz:
- *Die dunkle Nacht*; vollständ. Neuübers., 2.Aufl., Freiburg u.a. 1995

Jung, C.G.:
- *Der Inhalt der Psychose*; 2. Aufl., Leipzig und Wien 1914
- *Psychiatrische Studien*; Zürich und Stuttgart 1966
- *Psychologie und Religion*; Zürich 1947
- *Synchronizität als ein Prinzip akausaler Zusammenhänge*;
  Olten 1995 (Gesammelte Werke, Bd 8)

Kalweit, H.:
- Liebe und Tod. Vom Umgang mit dem Sterben; Burgrain 2006

Kardec, A.:
- *Das Buch der Geister*; 4.Aufl., Freiburg im Breisgau 1991
- *Das Buch der Medien*; Freiburg im Breisgau 1987

Laing, R. D.:
- *Das geteilte Selbst*; Köln 1972

Lamm, M.:
- *Swedenborg. Eine Studie über seine Entwicklung zum Mystiker
  und Geisterseher*; Leipzig 1922

Leadbeater, C.W.:
- *Der Alltag aus spiritueller Sicht. Wie unsichtbare Kräfte unser
  tägliches Leben beeinflussen*; Grafing 2007

Lempa, G. und H. Böker:
- *Theorie und Therapie der schizophrenen Psychose aus psycho-analytischer Sicht*; München 1999. (In: Psychotherapie, 4. Jg. Bd 4, H. 1)

Lenssen, W.:
- *Der Ruf der Mayas. Eine Schamanenreise*; 2. Aufl., München 2008

Lessing, U. (Hg.):
- *Wenn die Seele aufbricht. Subjektive Erfahrungen mit der Psychose*; Dortmund 1999

Li Hongzhi:
- *Falun Gong: der Weg zur Vollendung*; München 1998

Long, M.F.:
- *Kahuna-Magie. Das Wissen um die weise Lebensführung* ; 3.Aufl., Freiburg im Breisgau 1994

Markides, K.C.:
- *Feuer des Herzens: Heiler, Weise und Mystiker*; München 1991
- *Heimat im Licht. Die Weisheit des ,Magus von Strovolos'*; München 1988

Meadows, K.:
- *Das Netz der Kraft*; München 1993

Meurois-Givaudan, A. und D.:
- *Essener Erinnerungen. Eine Rückbesinnung auf die wahren Wurzeln des Jesus von Nazareth;* München 1993
- *Vom Geist der Sonne: die Friedensbotschaft der Lichtgestalt aus Damaskus*; München 1993

Miers, H.E.:
- *Lexikon des Geheimwissens*; München 1993

Müller, K.E.:
- *Heiler – Geister – Rituale*; München 1997 (Beck'sche Reihe 2072)

Müller, M.:
- *Über Heilungsmechanismen in der Schizophrenie*; Berlin 1930
  (Abhandlungen aus der Neurologie, Psychiatrie, Psychologie und
  ihren Grenzgebieten, Heft 57)

Mundhenk, R.:
- *Sein wie Gott. Aspekte des Religiösen im schizophrenen Erleben
  und Denken*; 3.Aufl., Neumünster 2007

Orban, P.:
- *Die Reise des Helden. Die Seele auf der Suche nach sich selbst*;
  9.-10.Tsd, Frankfurt am Main 1995

Osho:
- *Esoterische Psychologie*; 3.Aufl., Zürich 1991

Preist, R.:
- *Mein Leben in zwei Welten. Zwischen Schizophrenie und Alltag*;
  Neumünster 2012

Rijckenborgh, J. van:
- *Der kommende Neue Mensch*; Haarlem 1954

Roberts, J.:
- *Die Natur der persönlichen Realität: ein neues Bewusstsein als Quelle der Kreativität*; 3. Aufl., Genf 1988
- *Seth und die Wirklichkeit der Psyche: unbekannte Realität*; Bd 1:
Die multidimensionale Existenz; Bd 2:
- *Das Seth - Material*; 3.Aufl., Genf 1989

Roethlisberger, L.:
- *Der sinnliche Draht zur geistigen Welt*; 2.Aufl., Freiburg im Breisgau 1996

Romme, M. und S. Escher:
- *Stimmenhören verstehen. Der Leitfaden für die Arbeit mit Stimmenhörern*; 2.Auf., Psychiatrie-Verlag 2013

Rudolph, H.:
- *Die Gefahren des Okkultismus*; 3.-5.Aufl., Leipzig 1921 (Theosophische Kulturbücher für wahre Lebenskunst und Lebensweisheit, Nr. 8)
- *Wie schütze ich mich gegen psychische Beeinflussung?* 3-5.Aufl., Leipzig 1925 (Theosophische Kulturbücher für wahre Lebenskunst und Lebensweisheit, Nr. 9)

Sacks, O.:
- *Drachen, Doppelgänger und Dämonen. Über Menschen mit Halluzinationen*; 2.Aufl., Reinbek bei Hamburg 2015
- *Der Mann, der seine Frau mit einem Hut verwechselte*; 23.Aufl., Reinbek bei Hamburg 2003

Sagan, S.:
- *Entity possession: freeing the energy body of negative influences*; Rochester, Vermont 1997

Sannella, L.:
- *Kundalini-Erfahrung und die neuen Wissenschaften*; 2.Aufl,
  Stuttgart 1994

Schache, R.:
- *Das Gott - Geheimnis. Die Reise Ihrer Seele durch die Schöpfung*;
  München 2010

Scharfetter, C.:
- *Der spirituelle Weg und seine Gefahren: Spiritualität, Begriff,
  Typen, Bewusstseinsbereiche, Induktoren und Inhalte, Meditation,
  spirituelle Krise, Sekten und totalitäre Kulte; eine Übersicht für
  Berater und Therapeuten*; 5., unveränd. Aufl., Stuttgart 1999

Schenk, A.:
- *Schamanen auf dem Dach der Welt. Trance, Heilung und Initiation
  in Kleintibet*; Graz 1993

Schiller, L.:
- *Wahnsinn im Kopf*; Köln 2008

Schindler, M.:
- *Kanal-Sein für ,Gott in uns '*; Phoenix-Netzwerk o.J.
- *Reinheitsgebote: Ethik und Gebote, Intensitätsstufen, mediale
  Ethik*; Phoenix-Netzwerk, Wedel 2007
- *Was man tun kann: SOS-Nothilfe für mediale und sensitive
  Menschen* (br.); Phoenix-Netzwerk, Wedel 2007

Sechehaye, M.-A.:
- *Die symbolische Wunscherfüllung. Darstellung einer neuen
  psychotherapeutischen Methode und Tagebuch der Kranken*;
  Bern und Stuttgart 1955

Siry, Chr.:
- *Traum und Erwachen. Eine Seelenreise auf dem Jakobsweg;*
  Burgrain 2005

Steiner, R.:
- *Die Geheimwissenschaft im Umriss;* 30.Aufl., Dornach 1989
  (Bibliografie Nr. 13)
- *Individuelle Geistwesen und ihr Wirken in der Seele des Menschen;*
  Dornach 1974
- *Die Schwelle der geistigen Welt;* Aphoristische Ausführungen,
  6-10.erweit.Aufl., Berlin 1921
- *Die Stufen der höheren Erkenntnis;* Dornach 1931 (Sonderdruck
  aus ‚Luzifer-Gnosis')
- *Wie erlangt man Erkenntnisse der höheren Welten?* (Ausgewählte
  Werke Bd 4) 11-13. Tsd., Frankfurt am Main 1987

Stekel, W.:
- *Sadismus und Masochismus. Für Ärzte und Kriminologen;* Berlin
  1925 (Störungen des Trieb- und Affektlebens, Bd VIII: Sadismus
  und Masochismus)

Strindberg, A.:
- *Okkultes Tagebuch;* Hamburg 1964

Süllwold, L. und G,. Huber:
- *Schizophrene Basisstörungen;* Berlin u.a. 1986

Szepes, M.:
- *Der Berg der Adepten. Das erste Buch Raguel;* München 1993

Taube, R.:
- *Im Wahn der Zeichen. Leben mit Schizophrenie*; o.O. 2011

Trimondi, V. und V.:
- *Der Schatten des Dalai Lama. Sexualität, Magie und Politik im tibetischen Buddhismus*; Düsseldorf 1999

Tweedie, I.:
- *Der Weg durchs Feuer: Tagebuch einer spirituellen Schulung durch einen Sufi-Meister*; 3.Aufl., Interlaken 1992

Und ich sah einen neuen Himmel: Die Ramala-Offenbarung; 4.Aufl., München 1988

Utsch, M., Bonetti, R. & Pfeifer, S.:
- *Psychotherapie und Spiritualität. Mit existentiellen Konflikten und Transzendenzerfahrungen professionell umgehen*; Berlin 2014

Vilayat Inayat Khan:
- *Weihnachts-Seminar in Waldmichelbach/Odenwald*: 26. bis 30. Dezember 1993; Hrsg.: R.v. Dobberke, Witzenhausen 1994
- *Weihnachts-Seminar in Waldmichelbach/Odenwald*: 26. bis 30. Dezember 1994, Hrsg.: R.v. Dobberke, Witzenhausen 1995

Vivekananda (Swami):
- *Raja-Yoga. Mit den Yoga-Aphorismen des Patanjali*; 2.Aufl., Freiburg im Breisgau 1990

Wälti, E.:
- *Kundalini – Energie – Richtlinien für das Erwachen.* (PSI – Mitteilungen, 8.2002)

Wandel, J.:
- *Geistige Freiheit* (br.); Berlin o.J.
- *Das höhere Selbst* (br.); Berlin o.J.
- *Impressionen aus einer höheren Welt* (br.); Berlin o.J.
- *Die Religion der Zukunft* (br.); Berlin o.J.

Waßmann, B.:
- *Channel-Medien zwischen Licht und Schatten.* Frankfurt am Main 2016 (Reihe: Tore in die unsichtbare Welt, Bd 3)
- *Dämon oder Engel? Begegnungen in der anderen Realität.* Frankfurt am Main 2016 (Reihe: Tore in die unsichtbare Welt, Bd 2)
- *Übergriffe aus dem Jenseits: Gibt es Geister und Dämonen?* Frankfurt am Main 2016 (Reihe: Tore in die unsichtbare Welt, Bd 1)

Watson, L.:
- *Das geheime Leben der Dinge. Warum Computer und Autos ein Eigenleben führen*; Amerang 2015
- *Die Grenzbereiche des Lebens*; Frankfurt am Main 1980

Wyrsch, J.:
- *Über akute schizophrene Zustände, ihren psychopathischen Aufbau und ihre praktische Bedeutung*; Leipzig u.a. 1937

Zerchin, S.:
- *Auf der Spur des Morgensterns. Psychose als Selbstfindung. Ein Erlebnisbericht*; München u.a. 1990

Zumstein, C.:
- *Der schamanische Weg des Träumens*; München 2003

Zutt, J. (Hrsg.):
- *Ergriffenheit und Besessenheit. Ein interdisziplinäres Gespräch über transkulturell-anthropologische und – psychiatrische Fragen*; Bern 1972

Die Autorin

Birgit Waßmann war Bankkauffrau, studierte Pädagogik und arbeitete einige Jahre in einer psychiatrischen Klinik, bis sie die geheimnisvolle Welt der Spiritualität und Parapsychologie für sich entdeckte und erforschte. Sie arbeitete eine zeitlang als mediale Beraterin und entschloss sich, ihre unkonventionellen Erfahrungen und Überzeugungen in schriftlicher Form zur Verfügung zu stellen.

Meine Homepage: Birgitwassmann.blogspot.com
Mail-Adresse: birgitwassmann33@gmail.com

Bereits erschienen:

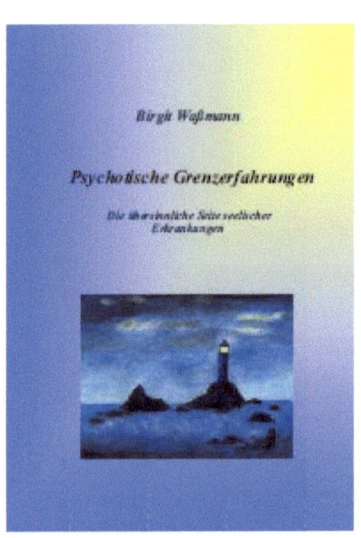

Trotz einer großen Anzahl an Publikationen, die sich mit psychotischen Fehlentwicklungen und deren Hintergründen befassen, finden sich erstaunlich viele Defizite hinsichtlich der Zusammenhänge von spiritueller Entwicklung und psychotischen Auffälligkeiten.

Dieses Buch ist ein Versuch, das bisher vernachlässigte Gebiet, bei dem es um spirituelle Aspekte der Psychosenentstehung geht, hervorzuheben und ausreichendes Hintergrundwissen bereit zu stellen.

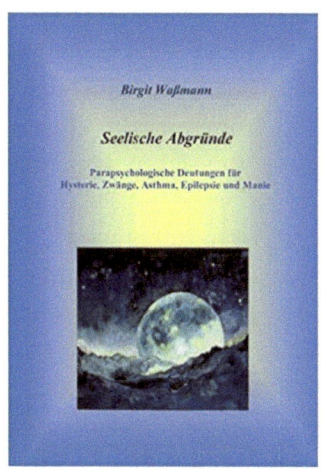

Die Fragen nach den Ursachen seelischer Erkrankungen sind zum überwiegenden Teil leider immer noch nicht ausreichend geklärt Das menschliche Bewusstsein ist zu vielfältigen Wahrnehmungen fähig, die den Rahmen der allgemein akzeptierten und anerkannten ‚Normalität' sprengen.

Bei der Suche nach der Entstehung psychischer Krankheitssymptome finden sich häufiger, als erwartet, Antworten im magisch-mystischen Bereich.

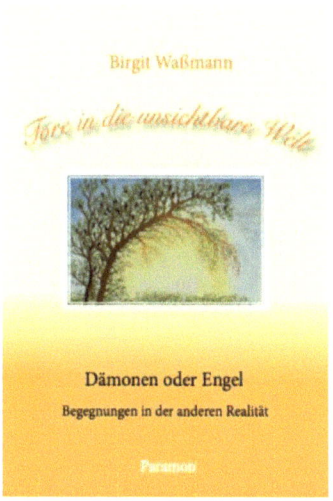

Das gesteigerte Interesse an spirituellen Themen ist ein fruchtbarer Nährboden für falsche Propheten. Mögliche Gefahren werden leicht unterschätzt und nicht immer ist klar zu erkennen, ob die Wesen, die sich melden, Engel oder Dämonen sind.

Wo liegen die Unterschiede und gibt es auch Gemeinsamkeiten?

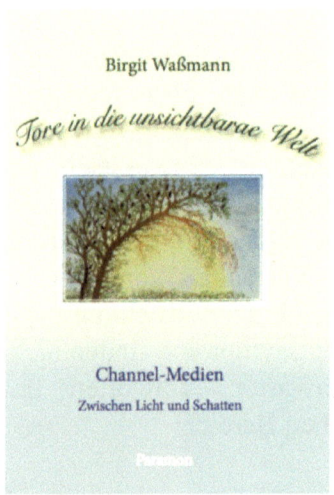

Birgit Waßmann

Tore in die unsichtbarae Welt

Channel-Medien
Zwischen Licht und Schatten

Paramon

Die unsichtbaren Sphären sind geheimnisvoll und oft undurchschaubar. Nicht selten schleichen sich unbemerkt Wesen der Astralebenen in die Kontakte von Medien ein.
Das Wissen um die Voraussetzungen und Bedingungen des Channelings kann dabei behilflich sein, gefährliche Irrwege zu vermeiden und mediale Kontakte mit der gebotenen Vorsicht aufzunehmen.

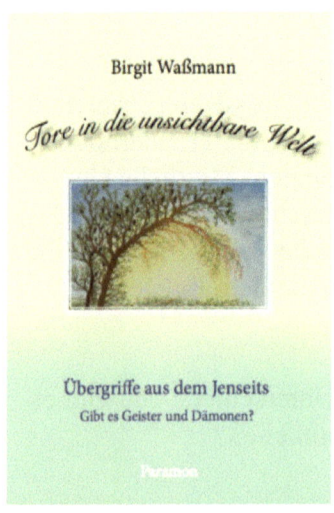

Birgit Waßmann

Tore in die unsichtbare Welt

Übergriffe aus dem Jenseits
Gibt es Geister und Dämonen?

Paramon

Für Menschen, die eine Reise in unbekannte Welten antreten ist es mitunter schwierig, die damit verbundenen Proleme zu erkennen. Spiritistische Praktiken wie Wahrsagen, Pendeln, automatisches Schreiben oder Kontakte mit Verstorbenen sind aufregend und faszinierend.
Mit welchen Übergriffen ist zu rechnen und welche Mittel der Gegenwehr gibt es?

392